KLAUS MEDICUS

Das Geheimnis intelligenter Zellen

Die phänomenale Wirkung der Quanten-Intelligenz

Was Sie niemals über Ihre eigene Macht erfahren dürfen:
Der Geist ist stärker als die Gene!

amadeus-verlag.com

Amadeus Verlag GmbH & Co. KG
Birkenweg 4
74576 Fichtenau
Fax: 07962-710263
www.amadeus-verlag.com
E-Mail: amadeus@amadeus-verlag.com

Druck:
CPI – Ebner & Spiegel, Ulm
Satz und Layout:
Jan Udo Holey
Umschlag- und Grafikgestaltung:
Marc Logo (www.jibber.ch)

ISBN 978-3-938656-29-7

INHALTSVERZEICHNIS

Vorwort von Dr. Udo Jakobitsch

Der neue Medicus!

An Ganzheitlichkeit und an Neuem war ich als Arzt schon immer sehr interessiert. Im Jahr 2009 hatte ich deshalb die große Freude und Ehre, *Klaus Medicus* kennenzulernen. Schon sein Name hatte mich beflügelt, den Workshop zu besuchen. Obwohl ich damals nicht ahnen konnte, dass dies kein „Künstlername" ist, habe ich ihn als einen wahren „Medicus" kennengelernt. Bei ihm habe ich erfahren, wie ich mich im großen Feld der Möglichkeiten bewegen und mit Leichtigkeit und Freude präzise wahrnehmen kann, was meine Seele, mein Geist und mein Körper mir sagen. Dafür bin ich Klaus sehr dankbar.

Die Schwerpunkte in meiner Praxis sind Naturheilkunde und Funktionelle Medizin. Mir geht es hauptsächlich um die Betrachtung und Verbesserung gesunder Funktionen von Darm, Leber, Nieren, Haut und der Lymphdrüsen, also der sogenannten Entgiftungsorgane. Außerdem beschäftige ich mich mit den Auswirkungen unserer Ernährung und unseres Verhaltens auf Körper, Geist und Seele. Falls Sie sich nun fragen, ob das nicht normal praktizierte Medizin ist, ist meine Antwort darauf: ja und nein. Wir Ärzte sind ausgebildet und fast dazu verpflichtet, aus den Symptomen, den Laborwerten und den bildgebenden Untersuchungen Pathologien zu finden, um daraus eine Diagnose zu erstellen. Die Problematik war und ist dabei aus meiner Sicht, dass der persönliche und individuelle Hintergrund nicht in Betracht gezogen wird und dass die Diagnose eines krankhaften Zustands diesen förmlich zusätzlich einmauert und so eine Wirklichkeit erschafft. Nehmen wir als Beispiel die mächtige Diagnose *Krebs*, die für viele einem Todesurteil gleichkommt: Stellen Sie sich nur einmal vor, wie es wäre, wenn der Arzt stattdessen sagen würde: *„Sie sollten Ihr Immunsystem stärken und Ihre Selbstheilungskräfte fördern!"* Doch genau die Fragen, ob der Körper das nicht selber heilen kann und wie man ihn dabei unterstützen könnte bzw. welche unbewussten Überzeugungen und Verhaltensweisen einer Erkrankung zugrunde liegen können, werden ebenfalls viel zu selten gestellt. Ohne Bewusstsein für die Fähigkeiten des körpereigenen Warnsystems und seines Heilungspotentials wird der Mensch leicht zum mehr oder weniger Gefangenen seiner Diagnose und seines Leidens. Die Möglichkeit, Symptome als Versuch seines Körpers zu sehen, der ihm etwas mitteilen möchte, bekommt er nicht. Damit fehlt auch das Verständnis, dass diese Erkrankung ein Prozess ist. Das Resultat: Die meisten Patienten geben im Glauben, selbst keinen Einfluss auf ihren Gesundheitszustand zu haben, ihre eigene Kraft, ihr Heilungspotential und ihre Schaffensenergie an der Pforte zum Krankenhaus oder der Tür des Arztes ab. Sie vergessen, sich selbst zu fühlen, ihre innere Intelligenz wahrzunehmen und danach zu handeln, obwohl ihr Körper sie doch genau dazu herausfordert. Und genau an dieser Stelle setzt die Arbeit von Klaus Medicus an. Und davon handelt das Buch, das Sie in Händen halten.

Gemeinsam mit meiner Frau Heliodora nutzen wir die im Buch beschriebene *Q!-Methodik* für uns selbst und setzen sie bei den Menschen ein, die zu uns in die Praxis kommen – mit immer wieder verblüffenden Ergebnissen und Erfolgen. Oft wirken dabei meine Behandlung, die Vitalfeldtherapie meiner Frau und *Q!* zusammen.

An dieser Stelle möchte ich jedoch von einem ganz besonders eindrücklichen Erlebnis mit *Q!* berichten: Vor einigen Monaten kam eine Dame in meine Praxis, die bereits eine Ärzte- und Therapeuten-Tortur absolviert hatte und, wie ich später erfuhr, seit über zehn Jahren zur Psychotherapie ging. Etwa sieben Monate bevor sie zu mir kam, wurde bei ihr eine Chlamydien-Infektion diagnostiziert, die zu einer schweren, chronischen Bronchitis führte. Zwei verschiedene Antibiotika-Therapien blieben ohne Erfolg und eine homöopathische Behandlung ebenfalls. Ich begann bei ihr mit einer Phytotherapie und meine Frau behandelte sie mit ihrem Vitalfeldgerät. Das war durchaus eine Herausforderung, denn ihre Bronchitis war so stark, dass sie kaum einige Minuten liegen konnte, ohne zu husten. Bei ihrem dritten Termin schien es beinah tatsächlich so, als ob auch wir nichts für sie tun konnten. Da meiner Frau jedoch im Gespräch mit ihr einige essentielle Überzeugungen zu den Themen *Selbstliebe* und *Selbstvertrauen* aufgefallen waren, boten wir ihr eine *Q!-Sitzung* an. Die Dame machte aufgeschlossen mit und es lief sehr schön. Doch nach diesem Termin hörten wir drei Wochen nichts mehr von ihr. Überraschend stand sie dann mit einem riesigen Blumenstrauß in der Praxis, um sich zu bedanken, weil sie seit der Arbeit mit ihren Überzeugungen keinen Husten mehr hatte! Mittlerweile ist nun über ein halbes Jahr vergangen und bis heute ist der Husten nicht wieder aufgetaucht. Dieses Erlebnis hat uns beide nochmals in unserer Arbeit bestärkt und uns beeindruckt, was über die Arbeit mit inneren Überzeugungen und vor allem einer wertfreien Haltung möglich ist.

Ich schätze Klaus Medicus auch in seinen Seminaren als Vortragenden, da er sehr entspannt und mit Humor an die Dinge des Lebens herangeht. Und ich bin mit ihm einer Meinung: Lassen Sie sich nicht von Symptomen und Diagnosen unterkriegen, sondern lassen Sie sich inspirieren, Ihren eigenen Weg zu innerer Freiheit, Lebensfreude, Selbstverantwortung, Zufriedenheit und Gesundheit zu gehen. Wählen Sie einen Weg, der nicht die Bekämpfung der Symptome in den Vordergrund stellt, sondern bei dem es um Ihr eigenes Erleben geht: Lernen Sie, die persönliche Botschaft Ihrer Symptome zu verstehen und finden Sie die Verbindung zur Intelligenz Ihrer Zellen. Dabei geht es keinesfalls darum, dass Sie moderne Medizin meiden sollen. Ich empfehle Ihnen aber, aufmerksam zu bleiben, Gewahrsein zu entwickeln und all Ihre Sinne zu nutzen. So finden Sie den Weg, der Ihre Augen zum Leuchten bringt. In diesem Sinne wünsche ich Ihnen viel Freude beim Lesen dieses Buches und ein Leben mit leuchtenden Augen.

Herzlich, Ihr

Udo Jakobitsch

Dr. med. Udo Jakobitsch leitet in Aldrans/Innsbruck (Tirol) ein holistisches Gesundheitszentrum – zusammen mit seiner Frau Heliodora, die als Heilpraktikerin tätig ist. Darüber hinaus arbeitet er mit einem Netzwerk von Therapeuten. (www.jakobitsch.at)

Krank, weil man behandelt wurde...

„Zusammenfassend kann für den Krankenhausbereich eine Größenordnung von fünf bis zehn Prozent ***unerwünschter Ereignisse****, zwei bis vier Prozent* ***Schäden****, einem Prozent* ***Behandlungsfehler*** *und 0,1 Prozent* ***Todesfälle****, die auf Fehler zurückgehen, angenommen werden... Zum Vergleich: Das sind etwa fünfmal so viele Todesfälle wie im Straßenverkehr.“*(1)

Dr. med. Heike Le Ker, Neurologin

Diese Zahlen beziehen sich nur auf einen Bruchteil *iatrogener Erkrankungen*. Darunter werden Erkrankungen zusammengefasst, die durch ärztliche bzw. allgemein-heilerische Behandlungen entstehen (*iatros* ist ein Wort für *Arzt* bzw. *Heilkunst* aus dem alten Griechenland; *iatrogen* bedeutet *krank durch Heilbehandlungen*). Das letzte Lehrbuch über *iatrogene Erkrankungen* erschien im Deutschen 1967 im Georg Thieme Verlag, Stuttgart. Es war eine Übersetzung des Buchs von Dr. David Spain aus dem Amerikanischen von 1963. Obwohl das Thema *iatrogener Erkrankungen* immer brisanter wurde, gibt es keine Veröffentlichungen dazu. Nach einer Studie aus dem Jahr 2000 waren die *iatrogenen Erkrankungen* zur Todesursache Nummer 1 in den USA angestiegen. In Europa fehlen konkrete Zahlen, es gibt keine Forschungsprojekte und in den USA ist es in den vergangenen Jahren sehr still dazu geworden. Die Studie bezieht sich nur auf Statistiken aus Krankenhäusern – es ist also *nur ein Teil* iatrogener Erkrankungen erfasst. Dieser Teil spricht jedoch für sich:

- 12.000 Todesfälle jährlich durch unnötige Untersuchungen;
- 27.000 Todesfälle jährlich durch Behandlungs- oder Medikationsfehler;
- 80.000 Todesfälle jährlich durch Krankenhauskeime;
- 106.000 Todesfälle jährlich durch Nebenwirkungen von Medikamenten.

Die amerikanische Studie wurde am 26.7.2000 im *Journal of American Medical Association* veröffentlicht. Autorin der Studie ist Barbara Starfield, M.D., vom *Department of Health Policy Management* der *John Hopkins School of Hygiene and Public Health*. Es gibt keine Veröffentlichung der Studie in Deutschland, Österreich oder in der Schweiz.

Einleitung: Jedes Symptom *ist* eine Botschaft

Viele Menschen leben mit inneren Einstellungen, Überzeugungen und einer Haltung, die seit frühester Kindheit auf ihrem *Bio-Computer* aufgespielt und in ihren Zellen abgespeichert sind. Diese alten Programme und Überzeugungen unterstützen sie häufig wenig dabei, mit den Anforderungen des modernen Alltags gut zu leben. Vielen Menschen bleibt es so dauerhaft versagt, inneren Frieden, Glück, Erfolg, physische wie psychische Gesundheit, Lebenskraft und Liebe zu erleben. Und wer daran etwas verändern möchte, wird mit dem scheinbar unerschütterlichen Glauben konfrontiert, entweder „Pillen" schlucken zu müssen, die eigene Vergangenheit zu analysieren, Kindheit, Jugend, manchmal sogar die ganze Familiengeschichte „aufzuarbeiten" oder von einer anderen Behandlung abhängig zu werden, die verspricht, die vorhandenen Symptome „wegzumachen". Eine gigantische Industrie und unzählige Manufakturen legen dabei den Fokus auf die ***Beseitigung von Symptomen***. Und immer mehr Menschen rutschen in den Teufelskreislauf, der durch die Vorstellung entsteht, unermüdlich *gegen Symptome kämpfen* zu müssen. Unser geistiger Fokus ist rein auf ein Defizit fixiert. Erschöpfung und das Gefühl, in einem Hamsterrad gefangen zu sein, sind oftmals die Folge. Aber muss das wirklich so sein? Gibt es keinen Weg, die Potentiale eines umfassenden Heilseins und die vielen in uns schlummernden Möglichkeiten für unser Glück selbstbestimmt zu entfalten?

Diesen Weg gibt es sehr wohl! Und er liegt in unseren Zellen verborgen, insbesondere in unserem Kopf, mitten im Gehirn. Denn dort sitzt unser intelligentes, emotionales Zentrum. Bildlich gesprochen ist es das zentrale Steuerungssystem unseres Geistes, mit dem wir in jedem Moment alles erreichen können. Das System kommuniziert unsere Überzeugungen und inneren Einstellungen präzise und exakt über unsere Zellen, über unseren Körper. Es ist unser emotionales Zentrum und trägt den Namen *limbisches System*. Das klingt sehr technisch, aber es ist der Name, der diesem wichtigen Teil unseres Gehirns vor vielen Jahren von Menschen gegeben wurde. Zu jener Zeit war noch nicht bekannt, was seine Aufgabe ist. Die Informationen, die das *limbische System* in unsere Zellen sendet, scheinen aus einer Intelligenz zu stammen, die viel umfassender ist, als unser bewusster Verstand und unser *IQ* (Intelligenz-Quotient) zu begreifen fähig sind. Wir könnten auch von *Universeller Intelligenz* oder *Weisheit* sprechen. Das sind nur verschiedene Worte für ein und dasselbe, für das, was wir bis heute nicht mit unserem bewussten Verstand begreifen können. Zentral für den Zusammenhang, wie wir uns aus lebenshemmenden Mustern befreien können, ist, dass jeder Mensch über ein genaues, exakt arbeitendes Navigationssystem verfügt. Dieses geniale Instrument tragen wir alle immer mit uns herum. Wir wissen nur oft gar nicht, was wir in uns haben. Es ist uns nicht bewusst. Wir nehmen es nicht wahr und verpassen damit die Chance, auf dieses großartige Potential zu Erfolg, Heilsein und Lebensfreude zurückzugreifen. Wie wir zu diesem Bewusstsein finden und es zu unserem Wohl im Alltag einsetzen können, davon handelt dieses Buch. Es gibt nichts weg-zu-machen, es interessiert kein Defizit, es geht ausschließlich um die Entdeckung unserer eigenen, inneren Kraft. Im Bereich beruflichen Gelingens nehmen wir diese Kraft als Klarheit war, im Bereich Gesundheit beispielsweise als ein starkes Immunsystem.

Im ersten Schritt werden Sie die Potentiale kennenlernen, die Ihnen in jedem Moment zur Verfügung stehen. Im zweiten Schritt zeige ich Ihnen, wie sich die Entfaltung oder Nicht-Entfaltung dieser Potentiale auf fast alle Lebensbereiche auswirkt. Im dritten Schritt schließlich lernen Sie, das in Ihnen längst vorhandene, perfekte Navigationssystem aktiv zu nutzen. Denn was hilft Ihnen ein Navi, wenn Sie nicht wissen, wie Sie es bedienen? Ich lade Sie ein, Schritt für Schritt Ihr eigenes Potential freizusetzen. Sie bekommen konkrete, praktische Hinweise an die Hand, um mit Ihrer inneren Weisheit zu arbeiten.

Ich möchte Ihnen an dieser Stelle zwei Beispiele mit auf den Weg geben, die zeigen, wie wir unsere innere Kraft erleben können:

Erstes Beispiel: Sabine
„*Krank*"-Sein – wie wirklich ist die Wirklichkeit?

Sabine litt seit Jahren unter *chronischem Asthma*. Sie erlebte wiederholt schlimmste Erstickungsanfälle, die typische Symptome für diese diagnostizierte Krankheit sind. Bei meiner Arbeit interessiert mich allerdings nicht, wie ich Sabines Symptom beseitigen oder „wegmachen"

kann, sondern ich lasse das Symptom einfach Symptom sein. Es geht immer um den Menschen und sein Leben als Ganzes. Aus welchem Lebensbereich ein Symptom stammt, spielt überhaupt keine Rolle; die zugrunde liegenden Überzeugungen, die sich zeigen, sind immer die gleichen – unabhängig davon, ob es um ein Thema aus dem Bereich Gesundheit, Beziehungen, Lebensfreude oder Wohlstand geht. Und wenn wir ein Symptom „wegmachen", ohne seine Botschaft zu verstehen, wird unser Zellsystem sie über das nächste Symptom erneut transportieren – so lange, bis wir sie endlich wahrnehmen. Ein Symptom „wegzumachen" ist als Vorgehensweise entsprechend irgendwie unsinnig. Wir reduzieren uns zum mechanischen System, zum „Objekt", das repariert werden kann, und schotten uns so von unserer eigenen Kraft ab.
Es gibt aber mindestens eine ganz andere Vorgehensweise, als sich auf das Defizit zu fokussieren, nur setzt sie einen Paradigmenwechsel voraus: Anstatt das Symptom „wegmachen" zu wollen, können wir den Fokus auf die Botschaft richten, die das Symptom transportiert. Doch um diese Botschaft zu vernehmen, gibt es nur einen einzigen Experten auf der Welt: Und das sind Sie selbst! Keine Tabelle, kein Konstrukt, kein Glaube, sondern nur Ihr Gewahrsein im Moment lässt Sie die Botschaft aus Ihrem Inneren verstehen. Sobald wir hingegen zu einer Tabelle greifen, in der die Bedeutung von „Krankheitsbildern" erklärt ist, begeben wir uns auf den Weg in unseren bewussten Verstand. Das mag schön und interessant sein, bringt uns allerdings weg von unserer Wahrnehmung im Moment. Dieses Buch handelt davon, wie es gelingen kann, selbst zum Experten für das eigene Wohlbefinden zu werden. Es handelt auch davon, wie man Menschen dabei begleitet, diese Fähigkeit in sich selbst zu entdecken und sie zu entwickeln. So kommen wir in die Lage, zu erkennen, dass wir ein lebendes System sind, und nur so können wir uns als Subjekt erleben.
Sabine aus unserem Beispiel hat *erlebt*, dass ihre Erstickungsanfälle genauso schnell wieder gingen, wie sie kamen. Seit über zwei Jahren hat sie keine Erstickungsanfälle mehr. Sie wurde aber durch meine Arbeit nie von irgendetwas geheilt, sondern sie hat lediglich das Potential ihres Heilseins entdeckt, das schon immer in ihr angelegt war. Das ist etwas völlig anderes als Heilung zu erfahren: Geheilt werden kann ich nur von einem Defizit. Potentiale können sich dagegen nicht im Fokus aufs De-

fizit entfalten. Da bringt sich eine ganz andere geistige Haltung zum Ausdruck. Und unsere geistige Haltung, unsere Überzeugungen, sind entscheidend dafür, welche Wirklichkeit wir erleben. Der Schlüssel für diese Potentialentfaltung unserer Überzeugungen liegt in der Information, in der Botschaft des Symptoms. Jedes Symptom *ist* eine Botschaft. Wenn wir gegen Symptome kämpfen, ist das so, als würden wir die Hinweisschilder zu unserem Gesundsein abmontieren. Auf diese Weise mit Symptomen umzugehen, ist aus einer veränderten Perspektive einfach absurd. Doch es gibt eine Besonderheit, die es dabei zu berücksichtigen gilt: **Die Informationen, welche die Symptome enthalten, sind *emotional codiert.***

Um sie zu „verstehen", begeben wir uns auf die Ebene des *limbischen Systems*. Nur so kommen wir mit einem Informationsfeld in Kontakt, dessen Botschaften von unserem Gehirn verarbeitet werden können. Unser gesamtes Zellsystem ist emotional koordiniert. Daher ist es auch so schwierig, über diese Zusammenhänge zu schreiben, denn diese Ebene ist über Begriffe und Benennungen nicht zugänglich. Wir können sie nur erfahren, diese Kraft, die in uns selbst angelegt ist und zu der wir den Kontakt verlieren, sobald wir daran gewöhnt sind, Diagnosen zu stellen oder zu bekommen. Doch die Bezeichnung einer Krankheit ist selbst nur eine Benennung, die den Menschen auf einen vermeintlichen Mangel reduziert. Um unser volles Potential zu leben, kann es zunächst nur darum gehen, die ureigene Sprache unseres Inneren wieder zu erlernen. Dieses Buch möchte Ihnen dabei helfen. Sie lernen Ihre eigenen inneren *Hinweisschilder im Jetzt zu verstehen*, anstatt sie abzumontieren oder gegen sie anzukämpfen. Denn wer die Hinweisschilder nicht zu lesen vermag, wird leicht zum Don Quijote, der gegen die Windmühlen der Symptome kämpft. Genau dieses Bild des Kämpfens gegen Windmühlen beschreibt sehr treffend die Wirklichkeit dessen, was wir unser „modernes Gesundheitswesen" nennen. Wundert es dabei noch, dass wir eine „Kostenexplosion" erleben?

Sabine hat gelernt, die Botschaft, die Informationen, die in ihren Symptomen liegen, voller Freude zu erleben. Sobald wir die Informationen der Symptome wahrnehmen und uns daran orientieren, sind wir frei, unsere eigenen Entscheidungen zu treffen und geben die Verantwortung für unser Wohlbefinden nicht mehr blind nach außen ab. Sobald wir dazu gebracht werden, *„Symptome zu bekämpfen“*, tun wir uns nichts Gutes. Wir sind mit einem genialen Navigationssystem ausgestattet. Und es ist schon unglaublich, wie wenig uns dies bewusst ist. Dieses Bewusstsein erlebbar zu machen, dazu möchte ich Sie mit diesem Buch ermuntern. Begeben Sie sich mit Leichtigkeit, Freude und Begeisterung auf eine Entdeckungsreise zu Ihrem genialen inneren Navigationssystem. Erfahren Sie sich im gegenwärtigen Moment und setzen Sie sowohl Ihr Gesundheitspotential als auch Ihr Lebenspotential frei.

Nur den gegenwärtigen Augenblick können wir erleben:
Vergangenheit und Zukunft sind immer virtueller Natur.

Im Moment des Erlebens wird sowohl aus virtuellen Vergangenheiten als auch aus virtueller Zukunft das einzig erfahrbare Jetzt! Und diese Wirklichkeit *wirkt*: Nur von einem erfahrenden Subjekt kann sie im Jetzt erlebt werden.

Zweites Beispiel: Hedwig
„*Ich bin hypersensibel!*“ – Ist das *wirklich* so?

Hedwig war seit Jahren fest davon überzeugt, dass sie hypersensibel sei, denn das wurde ihr schließlich von allen Experten, an die sie sich wandte, gesagt. Die „Diagnose“ wurde mehrfach bestätigt. Aber ist sie nicht vielleicht gerade dadurch erst zu ihrer erlebten Wirklichkeit geworden? Und ist das wirklich ihre einzige Wirklichkeit?
Wir leben heute im *Glauben an Diagnosen*. Und in dieser gängigen Diagnose-Gläubigkeit lebte auch Hedwig. Können Sie sich noch erinnern? Vor wenigen Jahrzehnten gab es die Diagnose *Hypersensibilität* nicht einmal. Ist es nicht verwunderlich, wie ständig neue Krankheiten *erfunden* werden? Sie haben richtig gelesen: Diagnosen werden nicht *ge*funden, sie werden *er*-funden! Symptome werden in einen Namen überführt, eine Bezeichnung, die den Menschen per se auf etwas reduziert; die den Menschen zu einem Objekt macht. Die *Hypersensibilität*, die Hedwig bescheinigt wurde, machte sich in ihrem Leben etwa so bemerkbar, dass sie teilweise nicht in vollen Waggons öffentlicher Ver-

kehrsmittel unterwegs sein konnte und nur alleine Aufzug fuhr. Aus Verzweiflung und auf Empfehlung eines Kollegen kam sie schließlich zu mir in den *Q!-Grundlagen-Workshop* mit dem Thema *Jedes Symptom ist eine Botschaft*. Sie fragte sich, ob das wohl auch für ihre Hypersensibilität gelte. Meine Erklärung, dass Hypersensibilität kein Symptom, sondern eine Bewertung sei, überraschte sie. *„Jede Diagnose ist eine Bewertung."* Den Unterschied zwischen den Ebenen können Sie sich durch einen einfachen Test bewusst machen: Bewertungen lassen sich nicht wahrnehmen. Bewertungen muss man glauben. Symptome dagegen kann man wahrnehmen. Nur das, was wir wahrnehmen können, kann eine Botschaft enthalten. Mich interessieren bei meiner Arbeit also nur die Informationen, die jetzt, in diesem Moment, in einem Menschen auftauchen, wenn er oder sie an das Symptom denkt. Bewertungen interessieren mich nicht. Die überlasse ich den Menschen, die sich bevorzugt gedanklich innerhalb von Glaubenssystemen bewegen. Bei meiner Arbeit geht es ausschließlich um das, was wir wahrnehmen. Es geht um die subjektiv erlebte Wirklichkeit im Jetzt, im gegenwärtigen Moment. Ich begleite Menschen dabei, die Botschaft, die Information, die in ihren Symptomen enthalten ist, in der Kraft der Gegenwart zu erleben. Es geht für mich darum, Gewahrsein für die Steuerungsebene unserer Zellen zu entwickeln. Die einzige Wirklichkeit, von der wir sicher wissen, dass sie *wirklich* ist und *wirkt*, ist unsere *subjektive Erfahrung* im Augenblick. Es ist das, was wir als erfahrendes Subjekt im *Jetzt* erleben. Alles andere beruht auf einem *Glauben* an ein Bewertungssystem oder eine von jemandem anderen postulierte Wahrheit.
Hedwig hatte zunächst keine Idee, was ich ihr damit sagen wollte. Für sie klang das alles wie spanische Dörfer. Jedoch war sie neugierig geworden. So stellte sie sich spontan für die erste Demo zur Verfügung. *„Was nimmst Du wahr, wenn Du an das denkst, was Du als ‚hypersensibel' bewertest, Hedwig?"*, fragte ich sie. Sie spürte kurz in sich hinein und beschrieb einige Körperphänomene wie ein Zusammenziehen in der Brust, Schweißausbrüche und ein völliges Verlieren der Konzentration, eine extreme innere Enge. Am schlimmsten seien diese Erscheinungen, sobald es im Außen eng werde, wie etwa in überfüllten Zügen oder Aufzügen. Es sprudelte nur so aus Hedwig heraus, worunter sie seit Jahren litt. Die Symptome waren ihr aus *ihrer Erfahrung* sehr gut be-

kannt. Die Diagnose dagegen hatte sie einfach irgendwann *geglaubt*, weil es ja alle Experten sagten.
Meine nächste Frage war, ob sie die Phänomene der Symptome auch im Zusammenhang mit anderen Menschen kenne, und Hedwig bejahte das spontan und überrascht: *„Ja, mein Vater hat mir auch überhaupt keinen Freiraum gelassen!"* Meine Antwort darauf: *„Das ist ja spannend!"* Das wiederum entlockte Hedwig nur ein fragendes Lächeln und ich erläuterte ihr, dass genau das ein wichtiger Hinweis auf eine ihrer innersten Überzeugungen sei, eben keinen Freiraum zu haben. Jede relevante Information taucht im gegenwärtigen Moment auf. Es gibt für sie keine Vergangenheit und keine Zukunft. Der nächste Moment ist immer jetzt – und jetzt und jetzt und jetzt...
Ich forderte Hedwig auf, den Fokus ihres Gewahrseins stattdessen ganz konkret auf die Informationen zu richten, die sie im gegenwärtigen Augenblick wahrnehme.
Im Workshop arbeitete Hedwig dann mit verschiedenen Techniken rund um das Thema: *„Ich kann mit Leichtigkeit meine eigenen Grenzen spüren."* – *„Ich genieße es, meinen Raum mit meiner Präsenz zu füllen."* – *„Ich bin mir wichtig!"* Diese Sätze werden nicht wie klassische Affirmationen angewandt, stattdessen laden sie dazu ein, den Augenblick verändert zu erleben. Und dieser Ebenenwechsel ist von grundlegender Bedeutung. Es geht bei meiner Arbeit nie darum, die individuellen Möglichkeiten durch Benennungen einzugrenzen, sondern darum, dass mein Gegenüber sein ganzes Sein im gegenwärtigen Augenblick erlebt und erfährt, dass es selbst entscheidet, wie es sich in diesem Moment fühlt. Es geht um das Erleben im Jetzt.
Hedwig wird also nicht „therapiert", sondern sie erlebt eine Veränderung dessen, was im Augenblick *ist*. Sie lernt, ihr *limbisches Navi* zu nutzen, dessen Botschaften über das Gehirn verarbeitet werden. „Nur" ihr eigenes, verändertes Bewusstsein steht im Mittelpunkt der Arbeit, niemand von außen verändert etwas. Hedwig lernt, dass sie die Überzeugungen der Enge loslassen und den Moment verändert wahrnehmen kann. Das innere Bild der Enge fühlt sich für sie plötzlich ganz anders an. Das ist das direkte *Erleben* einer veränderten Wirklichkeit. Sie kam in die Lage, ihre eigenen Erfahrungswelten verändert wahrzunehmen.

Knapp zwei Wochen nach dem Workshop bekam ich von Hedwig eine E-Mail. Ihre Rückmeldung spricht Bände: *„Meine ‚Hypersensibilität' ist einfach weg. In manchen Situationen merke ich manchmal eine Unbehaglichkeit, aber wenn ich mir die Situation dann bewusst mache, löst sie sich auf. Im Zug bin ich inzwischen so entspannt, dass ich am Morgen zum Teil aufpassen muss, dass ich nicht einschlafe und das Aussteigen verpasse. Mein Alltag fühlt sich generell ganz anders an. Ich bin insgesamt viel entspannter und klarer in meinen Entscheidungen und Aussagen, und das größte Geschenk ist, dass meine Traurigkeit, die ich permanent verspürt habe, komplett weg ist. Vielen Dank, lieber Klaus, ich freue mich schon sehr auf den Aufbaukurs."* Ist es nicht geradezu unfassbar, was sich verändern kann, sobald wir einen Zugang zu unserer inneren Macht, zum Bewusstsein unserer eigenen Schöpferkraft bekommen, indem wir unseren Fokus auf die Botschaft der Symptome richten? Das bedeutet, die Ketten im Gehirn zu sprengen, an denen wir hängen!

Mit den Botschaften der Symptome zu arbeiten, ist ein radikaler Abschied von Diagnosen. Die Diagnose *hypersensibel*, von der Sie hier im zweiten Beispiel gelesen haben, wurde wie gesagt erst vor 25 Jahren in den USA erfunden. Mittlerweile leiden nach Angaben der „Industrie", die sich mit Diagnosen und Krankheiten beschäftigt, über 20 Prozent der westlichen Bevölkerung darunter. Ist es in Anbetracht der geschilderten Erfahrungen nicht beeindruckend, wie wir *Wirklichkeiten* erschaffen, die *wirken*? Als Nebenwirkung schaffen sie gesellschaftliche Abhängigkeitsstrukturen.

„Wir hängen an den selbstgeschmiedeten Ketten unserer Überzeugungen."[2]

Prof. Dr. Gerald Hüther, Hirnforscher

Beipackzettel
zu Risiken und Nebenwirkungen

Wann Sie dieses Buch auf keinen Fall lesen sollten!

Seit über zwei Jahrzehnten begleite ich Menschen in persönlichen, teilweise sehr grundlegenden Veränderungsprozessen.

Dabei konnte ich häufig Zeuge vieler wundervoller transformierender Erfahrungen werden, die das Leben so bietet. Zahlreiche berufliche Anliegen und Themen aus den Bereichen Partnerschaft, Erfüllung, Erfolg, innerer Frieden und generell Klarheit zu erleben, stehen bei vielen Menschen auf der Rangliste der Wünsche nach grundlegender Transformation ganz oben. Doch nur in einem Lebensbereich scheinen unsere Überzeugungen fast vollständig auf die von unserem Erleben losgelöste Existenz eines Mangels fixiert zu sein: im Bereich unseres ***Gesund***-*Seins* bzw. unseres ***Krank***-*Seins*. Und das ist der Grund, warum ich zahlreiche Beispiele in diesem Buch aus diesem Bereich gewählt habe. In keinem anderen Lebensbereich hält sich so hartnäckig der materialistische Glaube, dass ausschließlich über den Fokus auf das „Wegmachen" eines Defizits Veränderung eintreten kann.

In keinem anderen Lebensbereich reduzieren wir uns bereitwillig zu mechanischen Systemen, die repariert werden können. In keinem anderen Lebensbereich arbeiten als Leistungsanbieter so viele Menschen, die hervorragende Spezialisten für das Beseitigen von Defiziten sind. Ich kann tausendmal denken oder vor mich hinsagen, gesund zu sein - solange ich nicht auf Zellebene davon überzeugt bin, kann ich es gerade auch sein lassen.

Vor allem in dem Bereich unseres Gesundseins geht es um uns als Ganzes: Es geht darum, uns in allem, was uns ausmacht, gewahr zu sein. Alles, was ist, können wir als ein Gleichnis erleben, als eine Einladung, uns selbst in unserer Ganzheit jeden Augenblick mehr gewahr zu sein. Sobald wir bereit sind, uns auf innere Erlebniswelten einzulassen, können wir oft nur noch staunend beobachten, was geschehen kann.

Die Wirklichkeit jedes Augenblicks offenbart genau das, was Du glaubst!

Mein Anliegen ist es, ein Verständnis dafür aufzuzeigen, dass es zu allem, was wir heute als *alternativlos* und *modern* bewerten, mindestens eine vollständig andere Möglichkeit existiert, uns der wahrgenommenen Wirklichkeit zu nähern.

Diese Varianten zum heute noch üblichen Denken machen oft große Unterschiede, weil die als „normal" erlebten Risiken und Nebenwirkungen vollkommen fehlen. Damit richtet sich dieses Buch an all die Leser, die Interesse haben, mehr über die Möglichkeiten eines grundlegenden Paradigmenwandels unseres Denkens, Fühlens und Handelns zu erfahren und darauf brennen, diese Veränderungen selbst erleben zu wollen.

All denjenigen, die mit unseren heutigen, mechanistischen Ansätzen zufrieden sind und kaum Interesse daran verspüren, etwas Neues kennenzulernen, und vor allem, sich nicht auf Neues einlassen wollen, kann ich nur empfehlen, dieses Buch gleich wieder zur Seite zu legen. Sie haben die Wahl! Seien Sie sich bitte bewusst, dass die Lektüre dieses Buches Ihr heutiges Denken, Fühlen und Handeln erschüttern könnte.

Denn es geht darum, ein zunehmendes Gewahrsein für die Botschaften von Symptomen zu entwickeln und dies zur Gewohnheit werden zu lassen.

Wer dagegen Heilung sucht oder sich auf sonstige Weise mit dem „Wegmachen" von etwas Defizitärem im Leben auseinandersetzten will, für den ist dieses Buch und der darin beschriebene Ansatz vollkommen ungeeignet.
Dieses Buch könnte sogar schaden, da es in der Lage ist, festgefügte Überzeugungen zu erschüttern und Sie über notwendige Veränderungen in Ihrem Fühlen, Denken und Handeln anregen könnte.
Wenn Sie das nicht wollen, sondern nur ohne das vermeintliche Defizit in ihrem Leben genauso weitermachen wollen wie gewohnt, wenden Sie sich an einen Arzt, Apotheker oder Heilungsanbieter Ihres Vertrauens und vergessen Sie bitte sofort, dieses Buch jemals in die Hand genommen zu haben!

Dieses Buch richtet sich ausdrücklich an all die Menschen, die sich ihrer Überzeugungen, ihrer geistigen Haltung und ihrer inneren Einstellungen zunehmend gewahr werden möchten. Es bietet Information zu allem, was es für das Gelingen eines erfüllten, von Liebe getragenen Lebens braucht.

Stellen wir uns einmal vor, was sich verändern würde, wenn niemand mehr versuchen würde, so zu leben, wie andere es erwarten. Wenn jeder Mensch im Stande wäre, sich selbst und jeden anderen Menschen in seiner Einzigartigkeit und in seinem ganzen Potential zu sehen und anzuerkennen.

1. Kapitel: Wie sich verborgene Potentiale entfalten

1.1 Ein Paradigmenwandel zu Beginn

Die Zahl körperlich schwer erkrankter und seelisch leidender Menschen ist in der zweiten Hälfte des 20. Jahrhunderts dramatisch angestiegen, und die Entwicklung scheint sich zu Beginn des 21. Jahrhunderts in atemberaubender Geschwindigkeit fortzusetzen. An Meldungen wie die folgende haben wir uns längst gewöhnt: *„Bis 2025 könnten jährlich 20 Millionen Menschen weltweit an Krebs erkranken – rund 40 Prozent mehr als derzeit. Zu diesem Ergebnis kommt eine Studie der Weltgesundheitsorganisation (WHO). In den kommenden zwei Jahrzehnten sei gar ein Plus von rund 70 Prozent möglich.“*[(3)] (dpa, 4.2.2014) Und das, obwohl die ärztliche Kunst in den westlichen Ländern doch scheinbar so enorme Fortschritte gemacht hat und die medizinische Versorgung immer besser wird. Wir haben technisch perfekt ausgestattete Krankenhäuser, beste Arztpraxen, ein riesiges Angebot an Diagnoseverfahren, ständige Vor-„Sorge“-Untersuchungen, modernste Pillen, pharmazeutische Drogen, neueste Therapieformen und unglaubliche chirurgische Techniken für und gegen alles, was wir uns nur vorstellen können. Wir scheinen kurz davor zu stehen, dass alles therapiert, herausgeschnitten und ersetzt werden kann. Nahezu alles kann repariert werden, fast wie bei Maschinen.

Aber eben nur *nahezu* alles. Und zu dem, was noch fehlt, wird unter Hochdruck geforscht. In die universitäre Wissenschaft fließen seit Jahrzehnten Unsummen von Steuergeldern, um eine wirksame Therapie gegen jede Volkskrankheit wie etwa Krebs, Diabetes, Herzerkrankungen, Parkinson oder Alzheimer zu entwickeln. Milliarden werden neben der Forschung auch für „Aufklärungs“-Kampagnen zu allen nur denkbaren Krankheiten ausgegeben. Die Zahlen der Neuerkrankungen sprechen dennoch eine andere Sprache. So wird mehr oder weniger erfolglos daran gearbeitet, sämtliche Krankheiten *„endgültig zu besiegen“*. Und dort, wo die Krankheit noch nicht wuchert, werden durch Vor-„Sorge“ und Aufklärungsmaßnahmen immer tiefer gehende Ängste geschürt.

Hier ist es wichtig, einmal kurz innezuhalten und sich anzuschauen, was diese Wirklichkeit, in der wir täglich leben, mit uns anstellt: Wir befinden uns in einem System, das uns von der Rettung von außen und einer „Erlösung" vom Leiden, die auch von außen kommt, abhängig macht. Die geschürten Ängste halten uns in der *Kampf-oder-Flucht-Reaktion* unseres Gehirns fest. Wie wir im weiteren Verlauf dieses Buches noch sehen werden, ist das in etwa so, als ließen wir unser Gehirn auf Notstromaggregat laufen. Wir leben unsere Potentiale nicht aus – weder die Potentiale unseres Erfülltseins noch die unserer wahren Größe noch die unseres Gesundseins. Es reicht gerade so zum Überleben. Um ein erfülltes Leben zu führen, brauchen wir den Zugang zu weiteren Bereichen in unserem Gehirn – Bereiche, in denen wir den Zugang zu ganz anderen Botenstoffen finden, die in uns produziert werden. Diese Potentiale schlummern vor sich hin, bis wir sie wahrnehmen und verarbeiten. Durch Ängste werden Menschen aber zu „Patienten" gemacht, die „behandelt" werden müssen. Sie werden zu passiv Leidenden gemacht, die nur darauf warten können, durch einen Spezialisten von ihrem Leid erlöst zu werden. *„Die Erlösung kommt von außen!"* hallt als Glaube seit weit über tausend Jahren durch die Welt. Allgemein geht es heute immer darum, Krankheiten zu „bekämpfen": *„Du musst gegen das Böse kämpfen!"* ist der Schlachtruf der „Industrie", deren Geschäftszweck Krankheiten sind. Doch führt uns das nicht nur tiefer in die eben beschriebene *Kampf-oder-Flucht-Reaktion* unseres Gehirns? Leiden wir in Wirklichkeit unter diesem historischen Paradigma, an der aktuellen Struktur unseres Denkens und Fühlens? An dem *Glauben* an die Wirklichkeit des Gegen-das-Böse-kämpfen zu müssen? An der einschränkenden Weise, mit der wir unser Gehirn verwenden? An dem Glauben, Symptome *wegmachen zu sollen*, anstatt die präzisen Symptom-Botschaften zu vernehmen? Sind Symptome wirklich das „Böse", gegen das wir kämpfen müssen, oder sind sie einfach die Hinweisschilder einer *Universellen Intelligenz*, die in uns liegt und die uns auf etwas aufmerksam machen möchte, das sich eben nicht im Begriff einer Diagnose erschöpft? Leiden wir vielleicht nur an unserem Glauben, dass wir reine Materie seien, wie technische Geräte, die man nur zu reparieren braucht? Mit Chemie und Physik kann man alles reparieren?

Es ist Ihre Wahl, die Welt auf diese Weise zu betrachten. Wenn Sie aber gerne Neues entdecken möchten, kommen Sie mit mir auf diese Reise zu den in Ihnen selbst verborgenen Potentialen – zu Potentialen Ihres Erfülltseins wie auch den Potentialen Ihres Gesundseins.

Schauen wir uns zunächst die aktuelle Wirklichkeit einmal genauer an: Seit Jahrzehnten verkünden alle universitären Krebsforschungszentren dieser Welt, dass unter Hochdruck daran gearbeitet werde, ein Heilmittel und eine wirksame Therapieform gegen Krebs zu entwickeln. Gleichzeitig wird über große Medienkampagnen lautstark erklärt, dass es keine einzige ernsthafte Alternative zur „Industrie, die Krankheiten bekämpft" gäbe. Die Paradoxie dieser Argumentation ist unvorstellbar. Im Klartext heißt das: *„Wir haben nichts wirklich Sinnvolles zu bieten, arbeiten aber daran, irgendwann einmal etwas zu haben – aber woanders als in der allein selig machenden milliardenschweren Krankheits-Bekämpfung-Industrie zu suchen, macht keinen Sinn, weil alles andere unseriös ist."* Und inmitten dieses gigantischen Spiels zeigen uns alle Statistiken, dass wir immer kränker werden. Doch dieses *Immer-kränker-werden* als Gesellschaft sei nicht weiter schlimm, weil man fast alles so gut wie noch nie in der Geschichte der Menschheit behandeln könne. Wir könnten uns glücklich schätzen, im post-modernen Zeitalter zu leben. Erleben wir in diesem Sinne gerade die *Post-Gesundheit der Post-Moderne*? Wir dürfen nicht vergessen, **dass Kranksein in unserem heutigen Verständnis von Volkswirtschaft ein Geschäft und einen Zuwachs des Bruttosozialprodukts bedeutet**. Ein Krebspatient ist im Durchschnitt für die immer weiter verzweigten Märkte mehrere hunderttausend Euro wert. Diese Märkte blühen und gedeihen umso besser, je dauerhafter und gravierender ein Mensch erkrankt. Und das gilt für jede Krankheit! Insbesondere Epidemien in Form unserer heutigen „Zivilisations-Krankheiten" sind von der wirtschaftlichen Seite aus gesehen gigantische Zuwachsmärkte. Glück, inneren Frieden und Gesundheit zu erleben, verspricht dahingegen – wirtschaftlich betrachtet – keine Renditen. Mit unserer inneren Weisheit in Verbindung zu kommen und uns von unseren Überzeugungen her die Grundlagen für eine hohe Vitalität und ein starkes Immunsystem zu schaffen, ist nicht förderlich für die Rendite. Zwar wird immer häufiger die Wirkfähigkeit von Meditations- und Achtsamkeitstrainings sogar wissenschaftlich bestätigt, auf die grundlegende Vorgehensweise, nämlich Symptome „wegmachen" und sich „reparieren" lassen zu wollen, hat das aber bisher noch keinen Einfluss genommen. Meditation wird dadurch zu einer Therapieform reduziert – um den *„Heilungsprozess zu unterstützen"*. Die Paradigmen unseres Denkens, unseres Fühlens, unseres Lebens bleiben in dieser Form die alten. *„Ein bisschen inneren Frieden zu finden"*, wird uns dadurch versprochen, während wir gleichzeitig die Krankheit „bekämpfen". Jedem Menschen, der bereits erleben durfte, wie sich durch Meditation die erlebte Wirklichkeit grundlegend verändern kann, muss diese Reduktion auf Heilung eines Defizits nur ahnungslos oder zynisch erscheinen. Den Botschaften der Symptome zu lauschen, die Überzeugungen, die uns tagtäglich steuern, zu erkennen und sie, wo nötig, zu verändern und mit unserer inneren Intelligenz, unserer inneren Weisheit in Verbindung zu kommen, könnte Menschen zu einem glücklicheren, gesünderen und selbstbestimmteren Leben verhelfen. Aber das würde den Erträgen der *Industrie, die sich mit Krankheit beschäftigt*, enorm schaden. Es wäre schlecht für unsere Wirtschaft! Wenn die Menschen gesund und glücklich wären, gäbe es keine hohen Renditen und kein Wachstum. Nein, das darf nicht sein! Eine De-Industrialisierung dieser „Industrie" würde womöglich unser postmodernes Wirtschaftssystem zum Erliegen bringen.

Nehmen Sie sich für die folgende Frage einmal kurz Zeit zum Nachdenken:

Kann eine Volkswirtschaft ökonomisch sein, wenn die Menschen für deren florierendes Wachstum krank sein müssen?

Unter *ökonomisch* verstehe ich, dass das Wirtschaftssystem den „Wohl-Stand" der Menschen fördert. Darüber sprach bereits der Begründer der Nationalökonomie, Adam Smith, in seinem Werk *Der Wohlstand der Nationen* im Jahre 1776. Wenn wir krank sind, stehen wir bekanntlich nicht „wohl" im Leben.

Spüren Sie doch dazu einfach mal in sich hinein. Was löst dieser Satz *„krank sein müssen"* in Ihnen aus? Wie fühlt sich das an? Kann es sein, dass wir heute tatsächlich in einer so fatalen Denkstruktur gefangen sind? Provokant auf den Punkt gebracht, hieße das ja: Je mehr der Krebs in vielen Menschen wächst, je mehr Demenz zunimmt, je stärker Volksseuchen ausufern, je häufiger ADS diagnostiziert und Ritalin „verordnet" wird, desto besser geht es der Wirtschaft. *„Identifiziere Dich mit einer oder mehreren Krankheits-Diagnosen und lasse Dich dauerhaft ‚behandeln', dann förderst Du die Wirtschaft!"* Die Botschaft, die sich hinter der Fassade dieser „Industrie" versteckt, ist eine extrem menschenverachtende. Die vielen Rädchen im Getriebe des sogenannten „Gesundheitssystems", die ihren Job machen, bekommen von den unbewussten Botschaften oftmals wenig mit. Ärzten, Krankenpflegern, Apothekern oder Heilpraktikern, denen es ein Herzensanliegen ist, Menschen zu heilen, leiden genauso unter dem System wie die Patienten selbst. Aus meiner Erfahrung kann ich sagen, dass viele Menschen, die in diesem kranken Industriesystem arbeiten, darunter leiden und selbst daran erkranken. Die unterschwellige Botschaft des aktuellen Systems ließe sich so formulieren:

„Du bist nichts, Deine Krankheit ist alles! Du bist Gold wert für die Industrie der Krankheitsmärkte. Du bist wertvoll für die Rendite, solange Du nicht Deinen eigenen Wert erkennst. Und wir werden nichts unversucht lassen, die Wege zu verschleiern, die Dich diesen Wert erkennen lassen könnten."

Menschen werden zu nutzbaren Wirtschaftsobjekten gemacht. In der Sprache der Wirtschaft werden Menschen dann „Cash-Cows". Als je kränker sie sich identifizieren, desto lukrativer sind sie für diejenigen, die daran verdienen.

Wer sich heute gegen irgendetwas behandeln lässt, bekommt gleich einen ganzen Drogen-Cocktail mitgeliefert – gegen die angeblich unvermeidlichen „Nebenwirkungen". Das ganze System beruht auf dem Glauben, dass *Symptome das Böse seien*, dass sie bekämpft werden müssten. Unsere Post-Moderne ist ein archaisches Glaubenssystem, das sich in den Deckmantel der Wissenschaft hüllt. Diese Form von Wirtschaft schadet nicht nur den Menschen, sondern sie kann schlicht nicht wirtschaftlich sein. Sie ist nur lukrativ für die Investoren der Firmen, die daran verdienen. Für diese einfache Erkenntnis bedarf es keiner komplizierten volkswirtschaftlichen Modelle. Das Fundament einer solchen Wirtschaft sind – und das ist wichtig festzustellen – unsere einschränkenden Denk- und Glaubensstrukturen. Wir leiden unter dem Glaubenssystem des nackten Materialismus – ein Glaubenssystem, für das nur Materie existiert. Meine Intention mit diesem Buch ist es, aufzuzeigen, dass das, was wir heute als „normal" bewerten, Teil eines uns sehr einschränkenden Weltverständnisses und damit Teil einer materialistischen Doktrin ist. Und unter dem Joch dieses absolutistischen Dogma eines Glaubenssystems tun sich alle Menschen, die darin gefangen sind, nichts Gutes. Das gilt sowohl für die Kunden als auch die

Leistungsanbieter, die als Menschen darin arbeiten und an die Allmacht dieses Systems glauben.

Innerhalb dieses Glaubenssystems spielt ein bestimmtes Wissenschaftsverständnis eine tragende Rolle: Alles könne bis ins Kleinste analysiert werden, die Summe der Teile sei das Ganze. Wir bräuchten nur die richtigen Diagnosen und schon könnten wir (fast) alles richten. Doch das Ganze, unsere Ganzheit, ist mehr als die Summe unserer Teile. **Bewusstsein, Geist und Information sind elementare Bereiche, die in diesem verengten Weltbild keinen Platz haben** – vor allem in der heute so eng verstandenen Medizin der Pharmakonzerne, die aus diesem Verständnis ihren Nutzen ziehen. „Heilkunst" scheint in erster Linie auf die „richtige" Gabe von Produkten weniger Pharmafirmen verkümmert zu sein.

Doch brauchen wir dazu gar nicht nur auf die Pharmakonzerne zu schauen; es reicht schon ein Blick in die Geschäftsberichte von Industriegiganten wie *General Electric*, *Siemens*, *ABB* oder *Philips*. Die Sparten *Health Care*, in denen technische Krankenhausausstattungen und hochwertige Geräte für Arztpraxen entwickelt und hergestellt werden, sind als die Bereiche mit den stärksten Renditen ausgewiesen. Ihr scheinbar unbegrenztes Zukunftspotential wird in den Geschäftsberichten für Investoren angepriesen. Knochentrockene Börsenanalysten kommen beispielsweise in ganz alltäglichen Börsensendungen unseres Staatsfernsehens geradezu ins romantische Schwärmen, wenn es um die Prognosen für die wirtschaftliche Entwicklung von Aktien aus dem sogenannten Bereich „Heilung" geht. Daneben wird ebenfalls in unseren Staatsmedien vom *„Milliardenmarkt Pflege"* gesprochen.

Sind das nicht bizarre Zusammenhänge? Die Investitionen für teuerste technische Geräte müssen sich binnen weniger Jahre amortisiert haben. Also brauchen wir ständig neue Diagnosemethoden, die durch immer mehr „Vor"-Sorge und „Früh"-Erkennung gerechtfertigt werden. Die Millionen-Investitionen müssen sich tragen! Es muss immer „normaler" werden, ein Dauerkunde der Krankheits- und Pflegeindustrie zu werden. Denn das ist gut für die Wirtschaft und schürt existentielle Ängste, die wiederum wichtig sind, um Menschen in den Ketten ihres eigenen Gehirns gefangen zu halten. Menschen, die sich dauerhaft in einem hirnphysiologischen Zustand von Ängsten aufhalten, sind am Leichtesten manipulierbar.

Genau an dieser Stelle liegt einer der wichtigsten Bereiche, an dem wir wirtschafts- und gesellschaftspolitisch dringend Veränderung brauchen. Diese Veränderung kann nur mit einer Veränderung unserer Geisteshaltung beginnen – eine Geisteshaltung, die von Selbstbestimmung und Gewahrsein durchdrungen ist, eine Geisteshaltung, die auf die Botschaften der Symptome gerichtet ist. Sobald wir beginnen, gegen etwas zu kämpfen und etwas als das „Böse" erkennen, hängen wir bereits wieder an den Ketten in unserem Kopf. Welches „Böse" wir dabei bekämpfen, ob die Krankheit oder das System, ist irrelevant, weil der hirnphysiologische Zustand des „Bekämpfens" uns und unserem Zellsystem schadet. Nicht das *was* entscheidet, sondern das *wie*! Die gesamte, weit verzweigte Krankheitsindustrie ist ein Markt, der immer unbezahlbarer wird, wenn wir nur an das berüchtigte Stichwort *Kostenexplosion im Gesundheitswesen* denken. Diese Kostenexplosion beschert aber einigen wenigen Menschen gigantische Renditen. Und so ganz nebenbei erschafft sie Ohnmacht und Abhängigkeitsstrukturen. Wir definieren uns als Opfer. Und aus dieser Opferrolle können wir uns lösen! Nur wird uns einfach gerade von der Industrie, deren Geschäftsfeld Krankheiten sind, überall die Opfer-Rolle wie eine Biscuit-Rolle angeboten, als sei sie einfach etwas ganz Normales. Sie gibt es gratis zur Symptombehandlung dazu.

In der Definition unseres Selbst liegt der Schlüssel zur Veränderung: Das eine ist die Industrie: Unter dem Gesichtspunkt der Rendite machen die Manager einen hervorragenden Job. Das andere sind wir Menschen: Die Industrie braucht für ihren monetären Erfolg Menschen, die daran glauben. Stellen Sie sich einmal vor, nur 10 Prozent der Menschen würden aus diesem krankmachenden System aussteigen und konsequent auf den Konsum industrieller Produkte aus dem Bereich *Health Care* verzichten. Wäre das nicht eine wirkliche Revolution? **Das ganze sogenannte „Gesundheitssystem" beruht auf einem Glaubenssystem.** Wir glauben, dass dieses System „modern" sei und es uns „Heilung" bzw. „Erlösung vom Leiden" bringt. Wir glauben, dass es alternativlos sei. Es scheint eine Blockade in unserem Gehirn zu bestehen, die uns nicht wahrnehmen lässt, dass wir immer kränker werden. Doch wenn wir an etwas „erkrankt" sind, dann ist es dieses, unser aktuelles Glaubenssystem! Sie können überall die Statistiken finden, die zeigen, dass Krankheiten immer weiter zunehmen. Bereits 2003 erschien das Buch *Die Gesundheitsfalle* des Mediziners Prof. Klaus Dörner.

In diesem Buch hat er anhand von vielen Beispielen genau beschrieben, wie die Krankheitsindustrie ausgelegt ist:

> *„Die zunehmende Überantwortung der Gesundheit an die Wirtschaft (...) zwingt zur Erschließung immer neuer Märkte. Das Ziel muss letztlich die Umwandlung aller Gesunden in Kranke sein, also in Menschen, die sich lebenslang sowohl chemisch-physikalisch als auch psychisch für behandlungsbedürftig halten, um gesund leben zu können. (...) Wo partout keine Bedürfnisse sind, muss man solche künstlich herstellen, was mit entsprechenden Werbestrategien auch gelingt: ‚An ill for every pill'."*[4]
>
> Prof. Dr. Klaus Dörner, Soziologe und Psychiater

Die Umwandlung von Gesunden in Kranke erscheint als das Ziel, dem wir ganz offensichtlich jedes Jahr näher kommen. Aus dem historischen China gibt es die Geschichte, dass sich das Honorar der im Gesundheitswesen Beschäftigten danach richtete, wie gesund die Menschen waren, die sie betreut haben. In anderen Worten: *Viele Kranke, wenig Verdienst. Gute Gesundheit, viel Verdienst.* Ein solches System würde den Namen „Gesundheitssystem" wirklich verdienen. Unter diesem Aspekt müssten alle Schlüsselpersonen unseres heutigen „Gesundheitssystems" Sozialhilfe für sich beantragen, weil sie überhaupt nichts mehr verdienen dürften. Das, was wir heute als „Gesundheitssystem" bezeichnen, hat unter diesem Blickwinkel mit Gesundheit gar nichts zu tun. Wir haben uns einfach daran gewöhnt, unsere krankmachenden Strukturen mit einem *Euphemismus* zu bezeichnen. *Euphemismen* haben in Deutschland eine traurige Historie aus der Zeit des Nationalsozialismus. Wenn das damalige Regime in einem nahezu genial war, dann war es, den schlimmsten Verbrechen „schön klingende Worte" zu geben. *Euthanasie*, *Reichskristallnacht* oder *Konzentrationslager* sind nur drei Beispiele für staatlich legitimierte Verbrechen. Rein nach den Kopfzahlen der Menschen, die an unserem „Gesundheitswesen" erkranken, könnte sich die Frage aufdrängen, ob sich unter dem Aspekt staatlicher Sprachregelung wirklich etwas grundlegend verändert hat?

Doch wenn von Alternativen zum aktuellen Behandlungssystem die Rede ist, wird uns gerne der „alternative Heilungsmarkt" präsentiert. Nur ist dieser sogenannte „alternative Heilungsbereich" auch ein Markt. Auch dieser Markt verzeichnet gewaltige Zuwachsquoten in Angebot und Nachfrage: Ständig kommen neue Techniken ins Programm und überall füllen sich Kongresshallen mit *„Hilfe suchenden Menschen“* zum bunten Jahrmarkt der Eitelkeiten von Alternativ- und Wunder-Heilern. Im Mittelpunkt steht hier genauso die Denkstruktur des *„Wegmachens“* von Symptomen.

Wenn es nicht reicht, eine eigene Wahrheit der Symptombekämpfung zu vermarkten, wird die Symptombekämpfung als die „gechannelte“ Botschaft von „Lichtwesen“ oder „Engeln“ als Marke geschützt. Da gibt es richtige Marken-Label mit eingetragenen Schutzrechten an den „Aufgestiegenen Meistern“. *St. Germain* mit über 20 eingetragenen Markenrechten schießt dabei den Vogel ab. Ich meine hier nicht den Pariser Fußballverein oder den exquisiten Antiquitätenhändler in Monte-Carlo mit gleichem Namen. Nein, es geht hier um eine amerikanische Marketing-Firma, die ganze Listen eingetragener Schutzmarken an ihrem Meister *Adamus St. Germain*© ihr Eigen nennen. Ähnlich ist es im Fall des geistigen Wesens *Ramtha*. Wenn sich ein „Aufgestiegener Meister“ plötzlich durch jemand anderen mitteilen wollte, könnte er es nicht, weil eine Marketing-Firma seine Markenrechte inne hat. Das ist ein lukratives Geschäft mit Abhängigkeitsstrukturen! **Die Ketten liegen in unseren Köpfen!** Angeblich lesen jede Woche weltweit hunderttausende Menschen im Internet gechannelte Botschaften solcher „Aufgestiegener Meister“. Das Ansinnen solcher Geistwesen ist es demnach, den Menschen einen Weg in die Freiheit zu zeigen. Doch offenbar gelingt es immer wieder ein paar Selbstdarstellern innerhalb der Channeling-Szene, neue Abhängigkeitsstrukturen zu schaffen – nach dem Motto: *„Der Arzt/Therapeut kann Dir nicht helfen? Kein Problem! Das gechannelte Geistwesen kann es – wir erlösen Dich!“*

Eine ähnliche Situation sehe ich beim sogenannten *Muskeltest*. Diesen Test gibt es bereits viel länger als er in der heutigen *Kinesiologie* als Diagnose-Verfahren verwendet wird. In der *Kinesiologie* wird der Muskeltest häufig nur auf der vordergründigen Ebene verwendet, um „auszutesten“, was „richtig“ und „falsch“ für einen Menschen ist, was ihm „fehlt“, welche Diagnose die richtige ist, wie man das Symptom am besten „weg-machen“ kann oder welche Nahrungsmittel die „richtigen“ sind bzw. welches Medikament. Auf dieser Ebene gibt es zahllose Lebenshilfe-Ratgeber, die vorgeben, alle Fragen des Lebens einfach kinesiologisch zu testen: *„Sollst Du Deine Kinder impfen lassen oder nicht? Ist dieses Essen gut für Dich? Solltest Du diesen Partner heiraten?“* und, und, und... Das sind alles Fragen, die sich auf der Benutzeroberfläche unseres Bio-Computers bewegen, nicht aber im Betriebssystem. Die Entscheidung wird uns abgenommen: *„Der Muskeltest hat es ja gesagt. Der Körper lügt nicht."* Diese Geisteshaltung ist aber identisch mit der von denjenigen, welche die Apparatemedizin vertreten. *„Im Außen liegt das Wissen. Im Außen liegt die Erlösung. Die Wahrheit, die Lösung und die Heilung liegen immer ‚im Außen'!"*, scheint die Gemeinsamkeit fast aller noch so konträren Ansätze zu sein, die Heilung versprechen. Die Überzeugung, dass *die Wahrheit* immer im Außen liegt, bekommt in diesen Fällen noch ein ganz perfides Deckmäntelchen übergezogen: *„Es wurde ja ausgetestet!"* Ein Experte weiß dank eines Erklärungsmodells, an das Patient und Experte gleichermaßen ***glauben***, was und warum etwas defizitär oder eben krank ist. Die auf dieser Bewertung beruhenden Medikationen oder sonstigen Interventionen haben ihr Fundament im Glauben an die Richtigkeit des Bewertungssystems. Heilung zu suchen oder als Dienstleistung anzubieten, beruht stets auf einem Glaubenssystem. Doch mit dem Muskeltest kann man wesentlich tiefgehender arbeiten, wie Sie in Kapitel 4 sehen werden. Es geht überhaupt nicht darum, ob die oben beschriebenen Heilungsansätze „gut" oder „schlecht" sind. **Entscheidend für alles Weitere ist nur das Erkennen, dass sie auf einem „Glauben" beruhen: Glauben beruht immer auf einer Autorität im Außen. Erleben beruht ausschließlich auf der Bereitschaft, mich auf meine eigene, innere Erfahrungswelt einzulassen.**

Auf dieser Unterscheidung beruht der Paradigmenwandel, von dem ich spreche. Im nächsten Kapitel geht es daher darum, diese einschränkenden Denkgewohnheiten zu durchschauen, um vom Opfer zum selbstbestimmten Menschen zu werden, der seine Lebens-Potentiale frei entfaltet.

> *„Um ein beliebiges medizinisches System in seiner relativen Bedeutung zu sehen, müssen wir bedenken, dass sich Tiere und Pflanzen nach Verletzungen regenerieren, dass sie sich selbst heilen und Infektionen abwehren, seit es Leben auf der Erde gibt. Alle, die wir heute leben, stammen von menschlichen und tierischen Vorfahren ab, die über Jahrhundertmillionen vor dem Auftreten von Ärzten überlebt und sich vermehrt haben. Wir wären alle nicht hier, hätten unsere Vorfahren nicht die Fähigkeit besessen, Krankheiten abzuwehren und sich selbst zu heilen."*[(5)]
>
> Rupert Sheldrake, britischer Biologe

1.2 Der Heilkraft im Inneren *gewahr sein*

Das Kaleidoskop der Angebote auf dem Heilungsmarkt wird immer größer, bunter und undurchschaubarer. Alle Anbieter und Forschungsinstitute versprechen Heilung, alle Kunden, die sich schon längst daran gewöhnt haben, in diesem System als passiv „Leidende", als Patienten „behandelt" zu werden, suchen Heilung von ihren Symptomen – Heilung, die von außen kommt. Heilung wird immer mehr als *wegmachen* von Symptomen verstanden. **Wenn die Symptome verschwinden, gilt eine Therapie als erfolgreich, ob die eigentliche Ursache verschwunden ist oder nicht.** Darin liegt die Gemeinsamkeit der Denkweisen nahezu aller Angebote. Symptome werden immer systematischer physikalisch-chemisch analysiert und „weggemacht", unterdrückt oder beseitigt. Die Chance, Symptome als konkrete Botschaften unserer inneren Intelligenz zu erleben, wird aktuell nicht wahrgenommen. Diese Haltung erscheint uns fremd, ist uns unbekannt, da wir in einem materialistischen Glaubenssystem leben. Und vor diesem Hintergrund werden wir immer kränker. Unsere Identitäten als passive Patienten verfestigen sich immer mehr. Es scheint geradezu in unseren Gehirnen festgemeißelt zu sein, dass Krankheiten auf Störungen einer materiellen Ordnung in unserem Inneren beruhen und nur richtig identifiziert und beseitigt werden müssten. Der unbeirrbare Glaube an Diagnosen als das *Allein-selig-Machende* scheint ein kultureller Mythos unserer Zeit zu sein. Wir glauben, dass alles, was wir als Störung dieser Ordnung bewerten, durch die richtige Technik behoben werden könne. Doch ist das Ganze ein auf verinnerlichten Überzeugungen beruhendes Glaubenssystem – ein Glaubenssystem, das Abhängigkeiten schafft.

Erinnern wir uns gerade noch einmal an Hedwigs Überzeugung in der Einleitung zu diesem Buch: *„Ich bin hypersensibel."* Ob die Diagnose „Hypersensibilität" existiert oder nicht, ob Hedwig krank war oder nicht, all das sind Bewertungen, die aus einer anderen Perspektive betrachtet für ein gesundes und glückliches Leben *aus der eigenen Kraft heraus* vollkommen irrelevant sind.

Sobald wir Symptome als Krankheit *bewerten*, erschaffen wir eine Wirklichkeit. In dieser Bewertung bleibt uns keine Alternative, als die Heilung im Außen zu suchen.

Und in dieser Wirklichkeit werden wir kontinuierlich kränker: Wir *glauben* die Diagnose als einzige Wirklichkeit.

Der andere Weg ist das Erkennen, dass jedes Symptom eine konkrete Botschaft ist. Das ist der Paradigmenwechsel, den ich mit Ihnen in diesem Buch erkunden möchte. Sobald man wiederholt erlebt, wie jeder Mensch binnen weniger Tage lernen kann, sein inneres Navigationssystem auf seine unbewussten Überzeugungen zu richten und viele Symptome durch die veränderten Überzeugungen einfach nicht mehr wahrnehmbar sind, ist diese „Bewusstwerdung" passiert. Es „braucht" die Symptome nicht mehr. Sie sind oft einfach weg. Die Botschaft wurde wahrgenommen und ist damit obsolet. Das ist etwas ganz anders als die Art und Weise, Symptome *wegmachen* zu wollen, wie wir es von den heute so hochgepriesenen pharmakologischen Drogen her kennen. Unter ihrem Einfluss sind Symptome oft einfach nicht mehr wahrnehmbar, weil sie unser Wahrnehmungssystem narkotisieren. Wir bekommen das Symptom einfach nicht mehr mit. Geheilt sind wir dadurch noch lange nicht.

Ich möchte Sie in diesem Buch dazu anregen, der Botschaften der Symptome immer besser gewahr zu werden. Wir erhöhen, wir schulen unsere Wahrnehmungsfähigkeiten. Es geht um Gewahrsein. Es geht um eine Evolution unseres Bewusstseins. Denn in unserer heutigen Medizin werden uns die Wahrnehmungsfähigkeiten systematisch abtrainiert, indem wir in dem „Glauben" geschult und erzogen werden, dass unsere Wahrnehmungsfähigkeiten nicht relevant seien. Wir leben in dem materiellen Glauben, nur Materie sei relevant: das „objektiv Messbare". Unser subjektives Erleben, unser Bewusstsein und unser Geist spielen in dieser Weltsicht keine Rolle. Geist und Bewusstsein werden geradezu ignoriert. Man lehrt uns, in Symptomen das „Böse" zu sehen und dagegen zu kämpfen. Das ist aber nur eine Form, unseren Geist und unser Bewusstsein zu lenken. Wir schränken dadurch unsere Möglichkeiten enorm ein.

Ein einprägsames Bild für dieses Bewusstsein habe ich in der Provence gefunden. In der Notre-Dame-de-l'Ortiguière aus dem 12. Jahrhundert tritt dem Betrachter eine kunstvoll in Stein gehauene Figur als Allegorie entgegen: ein Mann, der gegen eine Schlange kämpft, während ein Wolf ihn verschlingt. Für mich bedeutet das: Wir kämpfen gegen die Symptome, während wir nicht (mehr) in der Lage sind zu erkennen, welche präzisen

Botschaften wir in Gestalt der Schlange eigentlich bekommen. Während wir unseren Fokus nur auf den Kampf mit der Schlange richten, bemerken wir gar nicht, wie wir von der „Industrie der Krankheitsbekämpfung“ in Gestalt des Wolfs verschlungen werden. Der ewige Kampf gegen das Böse scheint uns seit Jahrhunderten blind zu machen.

Der Glaube, Symptome bekämpfen zu müssen, entpuppt sich zunehmend als der Aberglaube unseres Zeitalters. Sie können sicherlich verstehen, dass die Zweifel an der heute noch gängigen, Symptome wegmachenden Arbeitsweise zunehmen, wenn man wiederholt erlebt, wie sich Symptome aus der Verbindung mit unserer inneren Weisheit, die aus einer *Universellen Intelligenz* entspringt, von selbst verändern können. Das lässt sich nicht *lernen*, aber *erfahren*!

Intellekt ist gelerntes Wissen – Weisheit ist erfahrenes Wissen!

Hilferufe der Seele oder somatische Marker

Auf dem gegenwärtigen Stand der Neurowissenschaften, der sogenannten Gehirnforschung, werden viele der Krankheiten, die wir gerne als *Zivilisationskrankheiten* bezeichnen, *somatische Marker* des *limbischen Systems* genannt. Das *limbische System* ist das emotionale Entscheidungszentrum in unserem Gehirn. Zu diesen Krankheiten zählen unter anderem Herzinfarkt, Schlaganfall, Krebs, ADS, MS, Parkinson und Alzheimer. Mit dem Begriff *somatische Marker* bezeichnen etliche Hirnforscher das, was umgangssprachlich auch *Hilferuf der Seele* genannt wird. Die Krankheit ist so etwas wie eine körperliche Notbremse unseres Gehirns. Aber bevor diese somatische Notbremse gezogen wird, vergehen Jahre, manchmal Jahrzehnte, in denen wir von unserem emotionalen Entscheidungszentrum immer eindringlicher gewarnt werden – oft in Form von Schmerzen. Kopfschmerzen, Herzschmerzen, Verdauungsprobleme, häufige Infektionen sind nur einige typische Beispiele. Und wie geht „man“ in unserer „post-modernen Welt“ damit um? Genau, „man“ bringt die Boten um, die Übermittler der Botschaft. Geistesgeschichtlich gesehen ist dieses Denken sehr archaisch. Doch „modern“ und „alternativlos“ nennt sich dieses Denken in der sprachlichen Diktion der Werbung und unseres Staatsfernsehens. Unser emotionales Entscheidungszentrum weiß es besser und schickt uns unentwegt Informationen. Es muss aus einer Intelligenz gespeist werden, die es besser weiß als all die Geschichten, die wir uns mit unserem bewussten Verstand zusammenreimen, um alles so zu lassen, wie es ist. Es wäre damit vergleichbar, wenn wir im Auto das Navi einschalten und uns ständig über den Satz ärgern: „*...wenn möglich, bitte wenden*". Stellen wir uns doch einmal eine Welt vor, in der wir Pflichtbeiträge zu einer Versicherung bezahlen, um eine komische Branche zu nutzen – eine Branche, die nur damit beschäftigt ist, dass wir die präzisen Informationen des installierten Navis nicht mehr wahrnehmen. In der Erstkonsultation würde uns der Mechaniker empfehlen, Ohrstöpsel zu verwenden. Die nächste Stufe läge darin, die Umweltgeräusche mittels Radio (bzw. iPhone) so laut werden zu lassen, dass wir das Navi nicht mehr hören, oder wenn das auch nicht ausreicht, wäre eine Navigationstherapie möglich, in der wir klären, warum und wieso dieses blöde Navi läuft. Wir könnten aber auch Drogen aus der Apotheke holen, dass es uns gar nichts mehr ausmacht, dass das Navi läuft, oder zum Schluss würde man uns eine Operation unseres Trommelfells empfehlen. Und über unsere Medien würde dieses Vorgehen als „alternativlos" und Ausdruck unserer post-modernen Wissenschaft gefeiert. Ständig würden Experten in Talkshows auftreten, die vehement vertreten, wie wichtig es ist, die Hinweise von Navis konsequent zu ignorieren. „*Nur nicht hinhören!*" Diese Navis stören doch nur. Sie sind sozusagen reine Betriebsfehler. Man kann doch heute technisch alles machen. „*Kümmern Sie sich nur nicht um die Hinweise Ihres Navis.*" Wäre das nicht eine gespenstische „schöne neue Welt"? Doch so weit weg befinden wir uns davon heute gar nicht. Je häufiger und intensiver wir in den Strudel unserer post-modernen Denk- und Diagnosesysteme geraten, desto weniger nehmen wir uns selbst wahr. Ein zunehmendes Gewahrsein für ein verändertes Bewusstsein zu entwickeln, gibt es in dieser Welt nicht. Jedes Mal, wenn wir einen *somatischen Marker* sowie seine Information ignorieren, stärken wir unsere Überzeugung, dass im Außen die Erlösung vom Leiden liegt. Die Zeiten ändern sich, „das Gute" bleibt: „*Das Leben ist Leiden, aber dank dem besten wissenschaftlichen Fortschritt, der richtigen Medizin... werden wir erlöst. Wie gut, dass es die Erlösung im Außen gibt. Wir sollten dafür dankbar sein, dass wir vom Leiden erlöst werden können.*" Das sind die Ketten im Kopf, an denen wir hängen!

Immer wieder höre ich auf Vorträgen den Einwand, dass Krankheiten eine Störung unserer inneren Ordnung seien. So lautet unser kollektiver Glaube. Diesen Glauben finden wir unentwegt bestätigt: Wir haben Kopfschmerzen und greifen zur Kopfschmerztablette. Wir können nicht schlafen und nehmen eine Schlaftablette. Treten Schmerzen über längere Zeiträume auf, nehmen wir Schmerztabletten, oder wenn sie dauerhaft auftreten, bekommen wir eine Überweisung zum Schmerztherapeuten. Unser Magen oder Darm „rebelliert"? Kein Problem, eine perfekte Pharma-Droge beseitigt alles. Wenn nach einiger Zeit nichts mehr hilft, sind die besten Chirurgen zur Hand. Man kann doch alles rausschneiden. Das ist alles überhaupt kein Problem: Es gibt zu unserem Glück die „Brave New World" modernster Behandlungstechniken. In dem Glaubenssystem, in dem wir leben, feiern wir diese Kultur als die enormen Fortschritte der Medizin. Für die kleinen körperlichen Nebenwirkungen gibt es gleich den nächsten Pharma-Cocktail. Und je länger wir die vielen kleinen Hinweise unseres inneren Navigationssystems („*...wenn möglich, bitte wenden...*") konsequent ignorieren, werden die Hinweise immer massiver, bis unsere innere Intelligenz ernstere Konsequenzen zieht – in Form von massiven körperlichen Reaktionen wie Herzinfarkt, Schlaganfall, Krebs, MS oder Parkinson. Wir glauben, dass die richtigen Drogen, ein kleiner Bypass oder ein paar Operationen alles wieder richten. Man wird mal schnell vom Notarzt in die Intensivstation der „Werkstatt" gebracht. Wir behandeln uns genau so, wie wir es von unseren Autos kennen. Und schon haben wir eine Identität von uns erschaffen: *Wir reduzieren uns zur Maschine.* Wir sind Materie, die vergeht und vorher noch ein paar Mal repariert werden kann.

Sind wir wirklich nur Materie? Nein, wirklich nicht! **Wir sind geistige Wesen in einem Körper, der aus Materie, Energie und Information besteht.** Und wir können diese Komplexität wahrnehmen. Aber in diesem Bewusstsein bewegen wir uns heute nicht. Dieser tiefergehende Fokus steht im gängigen Reparaturen-Repertoire nicht zur Verfügung. Ein Paradigmenwechsel ist nötig, von der Newton'schen Perspektive zur Quantenperspektive. Aus dieser Perspektive kommt der Physiker Prof. Zeilinger zu dem Schluss: „*Wirklichkeit und Information sind dasselbe.*"[(6)]

Zwischen den Bereichen Materie, Energie und Information gibt eine klare Hierarchie:

Information/Geist
▼
Energie
▼
Materie

Information und Geist stehen ganz oben. Information ist die Grundlage von Energie und von Materie. Geist und Information sind der Urstoff des Universums. Alles ist zunächst Information. Information ist immer und überall, sie braucht nur wahrgenommen zu werden. Und dazu braucht es ein Gehirn, Wahrnehmungswerkzeuge (Organe) und ein Zellsystem. Das ist Schöpfung – Schöpfung, die in jedem Moment stattfindet, in uns, durch uns, nicht durch eine Handlung, sondern durch unsere Wahrnehmung. **Immer genau jetzt!** Schöpfung ist nichts Abgeschlossenes. Vergessen Sie den Unsinn von den sechs Tagen. Schöpfung findet immer und überall statt. Und wir stecken als Mitschöpfer mittendrin. In jedem Augenblick!

> ***Zufall ist die Freiheit der Natur, nicht festgelegt zu sein:***
> ***„Es folgt… daraus, dass dieser Zufall notwendig und unvermeidbar ist und nicht, wie Einstein hoffte, vermieden werden kann."***[(7)]
>
> Prof. Anton Zeilinger, Physiker

Es gibt keinen Bauplan, es gibt aber eine Intelligenz, nach der sich das ganze Universum kreativ entfaltet – und wir sind Teil davon. Es gibt keinen genetischen Determinismus, dem wir sklavenhaft folgen, sondern intelligente Prinzipien, nach denen wir scheinbar „funktionieren".

Unsere innere, geistige Haltung – was ist denn das?

Der Neurobiologe Prof. Dr. Gerald Hüther hatte vor einigen Jahren mit zwei seiner Doktorandinnen eine spannende Entdeckung gemacht. In einer hervorragenden Kur-Klinik hatte das Forscherteam Menschen untersucht, die zu einer Fastenkur kamen. Alle Teilnehmer der Kur bekamen die gleichen wundervoll zubereiteten Gemüsesäfte, für alle waren die gleichen kompetenten, hilfsbereiten und freundlichen Mitarbeiter der Klinik zuständig, und alle lebten in der gleichen phantastischen Atmosphäre, die von der Klinik professionell geschaffen wurde. Ziel der Kur war es, dass die Menschen mehr zu sich selbst kommen sollten. Ausgeglichener, offener, toleranter, kreativer und wahrnehmungsfähiger sollten die „Patienten" werden. Das gelang auch bei etwa der Hälfte der Teilnehmer, etliche fühlten sich nach dem Ende der Fastenzeit „wie neugeboren". Nur die andere Hälfte fühlte sich eher schlechter als vorher. Wie konnte denn das geschehen? Alle nahmen doch an der gleichen professionellen Kur teil.

Das Forscherteam von Prof. Dr. Hüther konnte feststellen, dass die Ausscheidung des Stresshormons *Cortisol* bei der Hälfte der Teilnehmer kontinuierlich während der Kur gesunken war, während es bei der anderen Hälfte im Laufe der drei Wochen kontinuierlich anstieg. Im Mittel der Gruppe war statistisch überhaupt keine Veränderung zu erkennen. Auch noch feinere Analysen der Werte ergaben keine Lösung des Rätsels. Jedoch entdeckten die Forscher mit einem Mal aus ganz anderer Richtung die Erklärung dieses Phänomens: Bei denjenigen Menschen, die freiwillig gekommen waren und sich teilweise schon lange auf die Kur und Auszeit gefreut hatten, war der Cortisolspiegel während der drei Wochen kontinuierlich gesunken. Bei denjenigen, die zum Abnehmen von anderen Menschen dorthin geschickt worden waren, stieg der Spiegel des Stresshormons kontinuierlich an. Sie lebten die ganze Zeit in ihrer inneren Wirklichkeit des Ärgers für diese „blöde Kur", bei der es nichts zu Essen gab. Gerald Hüther fasste das Ergebnis folgendermaßen zusammen:

> ***„Diese Untersuchung zeigt auf sehr eindringliche Weise, dass es nicht die ‚Umwelt' oder die ‚Maßnahme' ist, die darüber bestimmt, was im Gehirn eines Menschen geschieht, sondern seine Bewertung. Wie ein Mensch etwas bewertet, hängt von den Vorstellungen, den inneren Einstellungen und Überzeugungen ab, die der betreffende Mensch hat."*** [(8)]

Mit anderen Worten entscheidet die Information, die einen Menschen im Jetzt „durchströmt", über die Energie, die im Zellsystem erlebbar ist, über die Botenstoffe, die produziert werden und über das, was als „Ergebnis" dessen, was wir machen, herauskommt. Wir „glauben" so gerne, es sei das, *was* wir tun, entscheidend. Vielmehr ist es aber das, *wie* wir es machen. Das ist der Grund, warum der Wechsel der Ebenen vom *Was* zum *Wie* die

Grundlage für Veränderungen ist. Diese Studie zeigt, dass alles auf der geistigen Haltung beruht, in die wir uns selbst „beamen“: Allein die geistige Haltung entscheidet über das Ergebnis! Wir sind heute gewohnt, uns selbst zu fragen, ob die Fastenkur wohl „das Beste“ für uns sei. Dabei spielt die Fastenkur per se gar nicht wirklich die entscheidende Rolle, sondern unsere geistige Haltung, mit der wir an die Maßnahme herangehen!

Der Weg zu den für uns relevanten Informationen ist, einen Fokus zu setzen und gewahr zu sein, was jetzt *ist*, ohne zu bewerten und ohne zu benennen. So beginnen wir damit, unser *inneres Navi* zu verwenden. Sobald wir anfangen, mit den Botschaften der Symptome zu arbeiten, stoßen wir auf unsere Überzeugungsebene. **Unsere Überzeugungen sind das Kartenmaterial unseres inneren Navigationssystems.** Und dieses Kartenmaterial sollte regelmäßig aktualisiert werden, damit unser Navi gut arbeiten kann. Nur scheinen die meisten von uns heute weit davon entfernt zu sein, von ihrem inneren Navi überhaupt auch nur etwas zu erahnen. Aber ausprobieren geht über theoretisch studieren und über *glauben*. Das, worüber ich schreibe, beruht nicht auf Glauben, sondern auf Erfahrung. Und diese Erfahrung kann jeder Mensch machen. Es geht um ein direktes Erleben. Ich möchte Sie dazu anregen, das Navi in sich selbst zu erleben und den Weg zu Ihrer eigenen Meisterschaft zu beschreiten. (Ausführliche Erfahrungsberichte über unterschiedliche Wege zur eigenen Meisterschaft finden Sie in Kapitel 5.)

Beginnen wir also damit, mit unseren Überzeugungen zu arbeiten. Indem wir darin Erfahrungen sammeln, *erkennen* wir ganz schnell selbst, welchem kulturellen Aberglauben wir heute verfallen sind. Dieser Aberglaube beruht auf unserem mechanistischen Reparatur-Denken, das wir heute „moderne Medizin“ nennen. Es ist etwas „kaputt“, es „funktioniert nicht mehr“, also identifizieren wir ein Symptom, das wir als störend bewerten, und suchen einen Spezialisten auf, der eine Diagnose stellt, die wir dann für die ganze Wirklichkeit halten. In dieser Diagnose wird das abgenutzte Teil erkannt und wir erwarten, dass der Spezialist es wieder in Gang bringt, auswechselt oder notfalls wegschneidet. So kennen wir es ja von allen technischen Geräten, die uns wichtig sind. Unser Leben, mit den von uns so geliebten Maschinen und Geräten, ohne die wir uns ein Leben schon gar nicht mehr vorstellen könnten, hat in unseren Gehirnen ein falsches Bild von dem geprägt, was „Krankheit“ ist: Sie ist ein äußeres Ereignis, das uns *„zufällig widerfährt“*. Der gute Patient ergibt sich in sein Schicksal und überlässt alles dem Reparateur. Je häufiger dieses Spiel funktioniert, umso tiefer gräbt es sich als *Erfolgsmodell* in unser Gehirn ein und wir erschaffen uns zunehmend eine Identität als Opfer der Umstände. Und das funktioniert etliche Male wirklich prächtig. Doch die Zyklen der auftretenden Störungen werden immer kürzer. Symptome treten ähnlich oder an anderen Stellen wieder und wieder auf. Wir schauen aber nicht nach Innen, hören uns nicht zu, denn die „Erlösung“ kam doch bisher immer von außen!

Diese Erfahrung ist im Gehirn als „Wahrheit“ abgespeichert. Irgendwann kommt dann das, was in diesem mechanischen Modell einfach vorprogrammiert ist: Der Spezialist ist mit seiner Weisheit am Ende. Der Patient wird in seinem Glaubenssystem erschüttert, dass alles vom Reparateur „weggemacht“ werden kann. Also wird die Klinik gewechselt, der Arzt, der Heiler oder die Medikation. Wir bleiben weiter auf der Suche nach dem richtigen „Erlöser“, der richtigen Methode oder dem richtigen Therapeuten. Scheinbar haben wir ja einfach nur noch nicht den richtigen Reparateur gefunden. Die Denkweisen, die uns erst auf die Suche nach der Erlösung im Außen bringen, sind immer die gleichen. Ob es sich bei dem Reparateur um einen Schulmediziner, das teuerste pharmakologische Produkt, einen Naturarzt, den Wunderheiler oder das gechannelte Geistwesen handelt, ist aus der Perspektive der Nutzung unseres Gehirns komplett irrelevant: **Unsere Denkweisen**, mit denen wir dieses System erschaffen und am Leben halten, **bleiben die gleichen**. Um uns von diesen dysfunktionalen Denkweisen zu lösen, ist es Zeit für eine Revolution in unseren Köpfen!

„Die Probleme dieser Welt lassen sich nicht mit den gleichen Denkweisen lösen, die sie erzeugt haben.“

Albert Einstein

1.3 Was haben wir eigentlich im Kopf?

Wir verfügen über ein Gehirn, das von den Neurowissenschaften erforscht wird. Doch was unser Gehirn eigentlich ist und wie es funktioniert, weiß bis heute niemand wirklich. Die Teile können bis ins Kleinste analysiert werden, doch die Erklärung des Ganzen beruht bis heute fast ausschließlich auf Hypothesen. Scheinbar werden immer bessere Modelle entwickelt und Theorien aufgestellt, welche die Zusammenhänge erfassen sollen. Doch bleiben sie „Modelle" der Wirklichkeit. Sie reduzieren das Ganze auf einige auffindbare Muster.

Es wurde und wird viel experimentiert. Beginnend in den 1930er-Jahren wurde bis in die 1970er-Jahre etwa *Lobotomie* als eine moderne Errungenschaft der Wissenschaft gefeiert. Damit ist ein neurochirurgischer Eingriff für Patienten gemeint, die mit unheilbaren Diagnosen etikettiert wurden wie *Schizophrenie*, *schwerer Depression* oder *chronischem Schmerz*. Ein kleiner Schnitt im Gehirn, der einen Teil des limbischen Gehirns abtrennte, bewirkte Wunder! Die Wirkungen waren großartig. Die Schmerzpatienten spürten ihre Schmerzen zwar weiterhin, aber es störte sie überhaupt nicht mehr. Es machte ihnen einfach nichts mehr aus. Wirklich großartig, was der Fokus des „Symptome-Wegmachens" hervorbringt – ganz nach dem Motto: *„Ein Indianer kennt keinen Schmerz."* Die Menschen konnten weiter denken, aber sie fühlten nichts mehr. Wie essentiell aber unser Gefühlszentrum für uns ist, schien damals niemand zu bemerken. Zu lange wurde die Trennung von Denken und Fühlen als Erfolg gefeiert. Diese Lobotomien waren aber keine grausamen Versuche von KZ-Ärzten, sondern „modernste Wissenschaft". Und wie es bei modernster Wissenschaft üblich ist, kam niemand wegen solcher Verbrechen ins Gefängnis. Fast vier Jahrzehnte brauchte die Medizin, um den chirurgischen Eingriff als einen fatalen Irrweg zu erkennen, der viele Menschen zu Krüppeln gemacht hatte. Die Zahl der Opfer finden wir in keiner Statistik. Die Menschen wurden Opfer eines Glaubenssystems, das sie als *„neuesten Stand der medizinischen Wissenschaft"* akzeptierten. (Über die Geschichte der *Lobotomie* wurde in *GEOkompakt* Nr. 15 – 06/08 ein ausführlicher Artikel veröffentlicht.)

In den 1980er-Jahren wurde in den Neurowissenschaften dann viel zur Unterscheidung zwischen den Gehirn-Hemisphären, also zwischen linker und rechter Gehirnhälfte, geforscht und in den Medien besprochen: Die linke Hemisphäre sei für *analytisches Denken* und die rechte Hemisphäre für das *Denken in Bildern* zuständig. Etliches wurde darüber publiziert. Und etliches wurde spekuliert, ganze Testreihen wurden dazu entwickelt, ob jemand sein Gehirn mehr links oder mehr rechts gebraucht, doch erwies sich dies als viel zu vereinfachend.

Die technische Weiterentwicklung computergestützter Sensorik, wie wir sie in einfacher Form von den lästigen Sicherheitskontrollen am Flughafen kennen, beflügelte schließlich auch die Gehirnforschung in den vergangenen zwei Jahrzehnten: Forscher schauten dem menschlichen Gehirn beim Denken, Beten oder Meditieren zu. *Bildgebendes Verfahren* nennt sich das. Sichtbar wurde, dass die Jahrtausende alte Kunst der Meditation im Gehirn etwas positiv verändert und wie wichtig Emotionen für unser Menschsein sind. Wie gut, dass uns jetzt auch die Wissenschaftler dies sagen können. Ohne *bildgebende Ve*rfahren wären sie da wohl nie drauf gekommen? Die funktionale Magnetresonanztomographie gibt uns also Informationen, wo und wann im Gehirn Gedanken und Gefühle auftreten. Wo die Gedanken und Gefühle aber herkommen, wo sie „produziert" werden, bleibt weiterhin ungeklärt. Auch weiß niemand genau, wie etwa das Gedächtnis „gespeichert" wird. Hypothetisch wird von *Gedächtnisspuren* im Gehirn gesprochen. Doch niemand hat diese Gedächtnisspuren je entdeckt. Ob sich unser Geist im Gehirn befindet, kann niemand beweisen. Es könnte also auch ganz anders sein. Und so ist die Hypothese des britischen Biologen Rupert Sheldrake genauso wahrscheinlich, die besagt, dass unser Gedächtnis ein Phänomen *morphischer Resonanz* ist und unser Gehirn eine Art Empfänger darstellt.

Nach Sheldrake sind Geist und Bewusstsein aktive Phänomene, mit denen molekulare Prozesse gesteuert werden. So wissen wir heute aus der Quantenphysik, dass das Bewusstsein des Beobachters bei Versuchen eine ausschlaggebende Rolle für das Verhalten von Elementarteilchen wie Elektronen hat, sich zwischen verschiedenen Quantenzuständen zu entscheiden. Der britisch-amerikanische Mathematiker Freeman Dyson vertritt die Meinung, dass sich die Prozesse des menschlichen Bewusstseins nur graduell von den Entscheidungen zwischen verschiedenen Quantenzuständen, die von Elektronen getroffen werden, unterscheiden. In jedem Moment ist alles in und um unseren Körper und im ganzen Universum von einer unglaublichen Lebendigkeit von Elementarteilchen durchdrungen. In diesem

Moment, in dem Sie diese Zeilen lesen, ist Ihr Körper, der Stuhl, auf dem sie sitzen, das Buch und der Raum, in dem Sie sind, von Millionen und Abermillionen quirligster Elektronen und Photonen erfüllt. Und unser Bewusstsein ist mitten drin. So treffen „wir" auf Quantenebene ständig Entscheidungen. Nur leben wir heute in einer Welt, in der diese Ebene notorisch ignoriert wird. So werden etwa die Erkenntnisse aus der Quantenphysik in der Neurobiologie aktuell nicht wirklich beachtet. Das würde ja die subjektive Erfahrung in den Mittelpunkt rücken, was in einem materialistischen Glaubenssystem einfach nicht sein darf. Dabei ist diese Welt erfahrbar! Sie ist ohne Erfahrung nicht zu verstehen. Es geht darum, sich auf veränderte Erfahrungswelten einzulassen. Dazu möchte ich Sie mit diesem Buch inspirieren und Sie bis zu einem gewissen Punkt auch anleiten.

Jedes Wissen kann immer nur einen momentanen Wissensstand widerspiegeln. Und dieser Wissensstand ist eine Annäherung an die Wirklichkeit. Also nochmals: Ein Wissensstand kann maximal ein *Modell der Wirklichkeit* sein, nicht mehr. Jedem Modell der Wirklichkeit liegt implizit immer ein Glaubenssystem zugrunde. Zum Beispiel der Glaube unserer heutigen mechanistischen Wissenschaft, dass wir das Ganze *objektiv verstehen könnten*, wenn wir die Teile bis ins kleinste Detail analysieren. Darauf werde ich im nächsten Kapitel noch konkreter eingehen.

„Die Neurowissenschaft ist mit ihren jüngsten... Erkenntnissen in einen Bereich vorgestoßen, in dem sie nun selbst mit den Grenzen ihrer bisher vertretenen naturwissenschaftlichen Denkansätze konfrontiert wird. Ihre eigenen Befunde machen deutlich, dass es objektiv nicht möglich ist, die im Gehirn eines Menschen ablaufenden Prozesse, also die dort messbaren neuronalen Aktivitätsmuster, zu interpretieren, ohne die Bedeutung der subjektiven Bewertung, der subjektiven Verarbeitung und der subjektiv gemachten Erfahrungen des betreffenden Menschen in die Auswertung der Befunde einzubeziehen. Was objektiv messbar ist, wird also durch die im ‚Objekt' wirksamen, subjektiven Kräfte und Faktoren erzeugt oder zumindest in einer objektiv nicht kontrollierbaren Weise beeinflusst. Damit sind die im Gehirn eines anderen Menschen messbaren Prozesse also nicht objektiv, sondern werden subjektiv vom jeweiligen Untersuchungsobjekt... bestimmt und in eine bestimmte Richtung gelenkt."[(9)]

Prof. Dr. Gerald Hüther, Neurologe

Eines ist an dieser Stelle bereits klar: Unser Gehirn ist ein Organ, das komplexeste Informationen auf unterschiedlichsten Ebenen verarbeitet und auf Grund dieser Informationsverarbeitung elektrische und biochemische Signale über Nervenbahnen in den ganzen Zellstaat sendet. Ob die Informationen aus dem Gehirn stammen oder im Gehirn aus einem unsichtbaren Feld empfangen werden, kann niemand mit Sicherheit sagen. Zumindest ist klar, dass riesige Mengen an Informationen im Gehirn verarbeitet werden und dass das informationsverarbeitende Organ in unserem Kopf dabei überhaupt nicht statisch ist. **In jedem Moment formen wir unser Gehirn durch die Gedanken, die wir denken; die Gefühle, die wir fühlen sowie die Haltung oder die Absicht, mit der wir handeln.** Dazu gibt es ein komplexes Zusammenspiel von Neurotransmittern, die als Botenstoffe arbeiten; von Proteinen, die Zellen aufbauen und Hormonen, die im Körper synthetisiert werden.

Wie das alles genau funktioniert, darüber gibt es wie gesagt viele Theorien, doch wirklich genau sagen, geschweige denn verstehen, kann es niemand. Und wenn es uns jemand sagen kann, wird die nächste Generation der Wissenschaft darüber lächeln. Ob man die tatsächliche Funktionsweise, das Wunderwerk des Körpers, in seiner ganzen Komplexität wirklich durch Messungen erforschen kann, bleibt nach wie vor fraglich. Die Wissenschaft wird immer perfekter darin, alles bis ins kleinste Detail zu erforschen und zu analysieren. Das ist schön und kann äußerst interessant sein. Um die Funktionsweise eines Systems als Ganzem zu erfassen, bringt es uns jedoch nur marginal weiter. Denn wenn es ums Ganze geht, spielt die geistige Haltung desjenigen eine Rolle, der die Messungen vornimmt.

Für unseren Zusammenhang äußerst wichtig ist jedoch die Neuroplastizität unseres Gehirns. Das heißt nichts anderes, als dass sich unser Gehirn durch Signale, die über unser Neuronennetz verschickt werden, permanent neu *formatieren* kann. Das ist die Schnittstelle zu unserer Zellbiologie, auf die ich in den nächsten Abschnitten genauer eingehen werde. Über Dreiviertel all unserer Gene werden durch Signale aus der Umwelt in den Zellen ein- oder ausgeschaltet. Die meisten dieser Signale kommen durch Gedanken, Überzeugungen, Gefühle und Emotionen, die im Gehirn entstehen. Schauen wir uns kurz die grobe Aufteilung der Bereiche im Gehirn an:

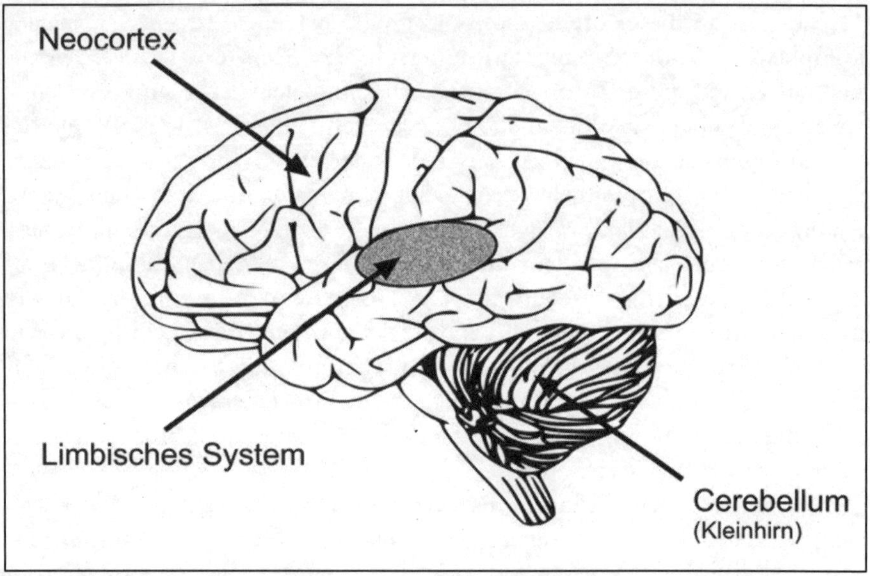

Der *Neocortex* ist unser denkendes Gehirn. In unserem Alltags-Bewusstsein halten wir die Funktionen des Neocortex oft einfach für „unser Gehirn".
Das *Limbische System* ist unser emotionales Gehirn. Die biochemischen Botenstoffe werden dort produziert, reguliert und organisiert. Wir erleben die Wirkungen in unserem Körper. Deswegen sind wir uns meist gar nicht bewusst, dass unsere Gefühle und Emotionen ihren Ursprung in unserem Gehirn haben.
Das *Kleinhirn (Cerebellum)* ist die Instanz unseres Unterbewusstseins. Es sorgt für die Koordination des Körpers im Raum, ist Sitz unserer Gewohnheiten, konditionierten Verhaltensweisen und unbewussten Reflexe. Alles, was wir als unsere „zweite Natur" halten, hat im Cerebellum seinen Ursprung. Es verarbeitet ständig gigantische Datenmengen. Sobald wir jedoch das Licht unseres Bewusstseins auf seine Inhalte richten, sind wir jederzeit in der Lage, abgespeicherte Informationen verändert wahrzunehmen.

Das *limbische System* ist extrem schnell in der Informationsverarbeitung und kommuniziert über unseren Körper. Wie schnell es funktioniert, können wir ganz einfach erleben: Stellen Sie sich einmal vor, in einer Bankfiliale gerade dabei zu sein, Geld abzuheben. Plötzlich schreit jemand hinter Ihnen ganz laut: *„ÜBERFALL!"* In Vorträgen oder Workshops führt so ein Beispiel oft zu einem Lacher. Die meisten Menschen können es sofort im Körper spüren. Es zeigt einerseits, wie schnell diese Art von Informationsverarbeitung funktioniert, anderseits kann man damit aber auch erleben, dass ein unmittelbarer Zusammenhang zu unseren abgespeicherten

Erfahrungen und Überzeugungen besteht. Sind in jemandem keine Erfahrungen, Erlebnisse, Fernsehbilder oder Überzeugungen zu „ÜBERFALL“ abgespeichert, regt sich nichts – rein gar nichts. Das ist der Punkt, an dem wir Veränderungen erleben werden. Was da so schnell in uns abläuft, hat eine emotionale Komponente: Am *Neocortex*, dem Sitz unseres bewussten Verstandes vorbei, wird das autonome Nervensystem vom *limbischen System* direkt aktiviert. Das *limbische System* kontrolliert als emotionales Gehirn unser autonomes Nervensystem elektro-chemisch. Die geordneten bio-chemischen Abläufe in unserem Körper werden so gesteuert, um die natürliche Balance des Körpers zu gewährleisten.

Betrachtet man die Entstehungsgeschichte unseres menschlichen Gehirns, die über viele Jahrtausende hinweg stattgefunden hat und stattfindet, ist das verständlich. Die Emotionen sind in erster Linie *Überlebensemotionen*. Sie dienten dazu, das Überleben zu sichern. Wenn ein Raubtier angriff, ging es nicht darum, reflektiert darüber nachzudenken, was jetzt zu tun sei, wie es im *Neocortex* ablaufen würde. Stattdessen war es wichtig, blitzschnell zu reagieren. Der Mensch braucht ein schnelles System, um Gefahren bewältigen zu können. Blitzschnell wird der Körper auf eine Gefahrensituation eingestellt, indem das für die *Kampf-oder-Flucht-Reaktion* zuständige Nervensystem aktiviert wird. Deswegen kennen wir auch so viele Überlebensemotionen: Furcht, Ärger, Ekel, Feindseligkeit, Kämpfen, Ungeduld, Pessimismus, Zweifel, Scham und Schuld sind typische Beispiele dafür. Da wir in unserem Leben wiederholt die Erfahrung machen, dass wir in solchen Überlebensemotionen festsitzen bleiben, sind die Emotionen bei vielen Menschen auch nicht gerade beliebt. Unsere Überlebensemotionen kommen sozusagen von selbst. Emotionen, mit denen wir uns Gutes tun, brauchen unsere Aufmerksamkeit. Hier geht es um Bewusstsein und Potentialentfaltung. Wir verfügen als Menschen nämlich über weitere, ganz andere Fähigkeiten in unserem Gehirn. In einer Metapher ließe es sich so ausdrücken: Zur werkseitigen Auslieferung der Gattung „Mensch“ gehören alle Überlebensemotionen. Unsere Erfüllungsemotionen sind zwar bereits als „Download“-Potential angelegt, müssen aber bewusst heruntergeladen und freigeschaltet werden. Und wenn wir die Programme dann auf unserem Bio-Computer haben, liegt es an uns, sie auch zu nutzen und uns zum Experten in Erfüllungsemotionen zu machen.

Wenn wir nur *über*leben wollen, reichen unsere *Überlebens-emotionen* aus. Wenn wir dagegen zu einem *er*füllten Leben kommen wollen, beginnt es damit, dass wir unser Gehirn verändert nutzen. Und dafür steht uns ein Repertoire ganz anderer Emotionen zur Verfügung, die wir erleben können: *Erfüllungs-Emotionen* wie Frieden, Begeisterung, Liebe, Dankbarkeit, Vertrauen, Inspiration, Kreativität, um nur die wichtigsten zu nennen.

Unser Neocortex mischt sich dann meist ganz schnell ein, mit einem „*...ja, aber...*". Und dann sprudelt der bewusste Verstand mit Geschichten los, wann das denn der Fall sein könnte und zählt listenlang Dinge im Außen oder Menschen auf, die sich verändern müssten, damit wir diese Emotionen empfinden könnten. Und genau an diesem Punkt sind wir wieder bei den berühmten und beschriebenen Ketten in unserem Kopf. Solange wir nach Erlösung im Außen suchen, wird sich nichts verändern.

Sobald wir bemerken, dass wir uns in unserem *Kampf-oder-Flucht-Reaktionsmuster* bewegen, ist es stattdessen wichtig, dass wir es uns zur Gewohnheit machen, bewusst innezuhalten und uns dessen gewahr zu sein, was gerade ist. Wir sollten es einfach nur beobachten und nichts daran verändern wollen. Denn sobald wir etwas „bewirken wollen", üben wir Druck aus. Die Veränderung aber geschieht, sobald wir unsere emotional erlebte Wirklichkeit immer bewusster verändert wahrzunehmen *lernen*. **Je bewusster wir von unseren Überlebensemotionen (Schutzmodus) in unsere Erfüllungsemotionen (Schöpfungsmodus) wechseln können, desto mehr sind wir in der Lage, ein verändertes Erleben zu gestalten.** Wir sind mit einem inneren Navi ausgestattet, das uns exakt zeigt, wohin *unser* Weg führt. Dieses *limbische Navi* ist emotional codiert. Es geht darum, den Fokus vom *Bewerten* auf das *Wahrnehmen* zu lenken.

1.4 Symptome und der Fluch des Bewertens

Gewohnheitsmäßig nutzen wir lediglich unseren Neocortex, also den bewussten Verstand, um Symptome zu klassifizieren und zu bewerten. Wir glauben, dass dies alternativlos sei. So verschließen wir unser Gehirn für andere Möglichkeiten und geben uns mit einer eingeschränkten Nutzung dessen zufrieden, was uns zur Verfügung steht. Wir glauben daran, dass die

Bewertung der Symptome *die* Wirklichkeit sei. So entstehen hartnäckige Konstrukte in unseren Köpfen. Unser bewusster Verstand läuft auf Hochtouren, und wir versuchen noch mehr Wissen über die Störung zu bekommen; glauben, immer noch mehr machen zu müssen und fühlen uns immer erschöpfter im eigenen Hamsterrad gefangen. In diesem Zustand bewegen wir uns fast ausschließlich in unseren Überlebensemotionen, wie im letzten Abschnitt erläutert. Das limbische System läuft auf Hochtouren. Nur leider auf einer Datenbasis, in der keine Veränderung stattfinden kann. Überlebensemotionen, mit denen wir unser Gehirn überschwemmen, sind dazu einfach nicht gemacht. Vielleicht geraten wir voller Verzweiflung an einen neuen Wunderheiler, der das Wunder vollbringt, dass wir eine kurze Verschnaufpause von dem in unserem Gehirn erzeugten Hamsterrad bekommen. Eine Weile feiern wir vielleicht sogar einen neuen Erlöser unseres Leidens. Doch der Teufelskreislauf der Symptome holt uns über kurz oder lang dann doch wieder ein. Das ist der Grund, warum wir immer kränker werden: Wir suchen Heilung im Außen und verfestigen unsere innere Überzeugung, dass die Erlösung von außen kommt. Wir definieren uns selbst als ohnmächtig ausgeliefert. Unsere eigene Macht und Schöpfungskraft spüren wir nicht, weil wir in der *Kampf-oder-Flucht-Reaktion* festsitzen, die unser Gehirn auf Grund unserer Überlebensemotionen erzeugt.

> *„Dieses für Maschinen gültige Reparaturdenken wurde zeitlebens gebahnt und gefestigt, und es wird sich nicht auflösen, solange sich immer wieder jemand findet, der verspricht, den betreffenden Menschen und alles, was ihm wichtig ist, falls erforderlich zu ‚reparieren'.*
> *Zwischen den Anbietern derartiger Reparaturleistungen und ihren Kunden besteht deshalb eine wechselseitige Abhängigkeit. Der Therapeut braucht Patienten, die daran glauben, dass er sie reparieren, also wieder gesund machen kann. Und die Patienten brauchen Therapeuten, die ihre Erwartungshaltung erfüllen, dass ein Profi mit den richtigen Techniken und den richtigen Medikamenten ihre Pumpe oder ihr Gelenk oder ihr Gehirn wieder zum Funktionieren bringt. Je mehr die Patienten in diesem Reparaturdenken gefangen bleiben, umso stabiler ist die Nachfrage nach entsprechenden Reparaturleistungen und umso besser sind die Verdienstmöglichkeiten für die Vertreter dieser Reparaturmedizin."*[10]

Gerald Hüther

Wer jetzt an das *Gesetz der Anziehung* (das sogenannte *Resonanzgesetz*) denkt, den muss ich leider enttäuschen: Wir „erschaffen" eine Krankheit nicht! Denn dann wären wir wieder in dem bekannten, aus meiner Sicht aber arroganten Refrain: *„Du bist ja selbst schuld."* Nein, das alles hat überhaupt nichts mit „Schuld" zu tun. Wir erschaffen mit unseren inneren Überzeugungen, unserer Haltung dem Leben gegenüber und dem, was wir über uns selbst und die Welt glauben, einen emotionalen Nährboden, aus dem entweder ein starkes Immunsystem oder ein kränkelnder Organismus erwächst. Unsere innere Steuerung liegt genau auf der „anderen", der inneren Ebene:

Nicht das, was wir als Krankheit erleben, erschaffen wir, sondern den emotionalen und mentalen Nährboden, auf dem Heilsein oder Kranksein gedeihen.

Und der Unterschied beginnt damit, dass uns das Konzept *„Wir erschaffen unsere Krankheiten."* in ein „warum" führt und somit auf direktem Weg in den bewussten Verstand. Unsere „Gedankenfabrik" wird angeworfen und bringt uns weg von uns selbst. Das Konzept *„Wir erschaffen den Nährboden."* führt uns hingegen in ein Gewahrsein dessen, was jetzt ist, und damit in eine veränderte Wahrnehmung dessen, was wir für die Wirklichkeit halten. Wir können eine veränderte Form des Wahrnehmens entwickeln, die auf dem entspannten Erkennen dysfunktionaler, also einschränkender Glaubensüberzeugungen aufbaut. Darin liegt am Anfang die größte Herausforderung – nicht weil es schwer ist, sondern weil wir es einfach nicht gewohnt sind, *gewahr zu sein* statt zu *denken*. Es sind ganz andere Bereiche unseres Gehirns, die wir dabei nutzen. Dieses *im Jetzt gewahr zu sein* gilt es, zunächst zu üben und anschließend im Alltag zur Gewohnheit werden zu lassen – so, wie wir es trainiert und uns zur Gewohnheit gemacht haben, unsere Gedankenfabrik im präfrontalen Kortex unseres Gehirns unentwegt laufen zu lassen.

Über diese veränderte Geisteshaltung, die veränderte Nutzung unseres Gehirns, erleben wir, was für unser Gehirn gesund ist. Damit versetzen wir uns in die Lage, unser Gehirn – und manchmal sogar unser ganzes Leben – buchstäblich so umzukrempeln, wie wir es uns wünschen. Noch einmal zusammengefasst:

Uns stehen zwei ganz unterschiedliche Wege zur Verfügung, unser Gehirn zu verwenden: denken und analysieren auf der einen Seite, und gewahrsein und wahrnehmen im Moment auf der anderen Seite.

Symptome können wir analysieren, bewerten und klassifizieren, und es ist die eine Art, unser Gehirn zu verwenden. Es ist der Weg der Diagnostik. Ein anderer Weg besteht darin, die Symptome als Wegweiser zu erkennen und den Informationen zu folgen, die uns durch unser inneres Navigationssystem mitgeteilt werden. Und hier geht es insbesondere um die Arbeit mit Überzeugungen.

Im Laufe der vergangenen Jahre habe ich in meiner Arbeit als Coach unzählige konkrete Beispiele erleben dürfen, was Menschen aus dem Gewahrsein heraus verändern konnten, wenn sie sich darin übten, die „Gedankenfabrik" ruhen zu lassen und in achtsamer Art und Weise den gegenwärtigen Augenblick zu erleben. Mir wurde immer wieder das Privileg zuteil, direkt mitzuerleben, wie leicht sich Menschen ihrer Überzeugungen gewahr werden können und welche Veränderungen sich im Leben dieser Menschen wie *„durch ein Wunder"* ergeben. **Die Kunst, unsere Überzeugungen von den dysfunktionalen in funktionale zu transformieren, ist sehr leicht zu üben. Denn wir beherrschen sie bereits. Und so können wir erleben, wie sich unsere Potentiale entfalten.**

Eine Erklärung für das, was hier passiert, liefert uns die heutige Neurobiologie. Ihre Erkenntnisse besagen, dass unser Bewusstsein mit der Biologie unserer Zellen unmittelbar gekoppelt ist. Mit unseren Gedanken, Gefühlen, Einstellungen, inneren Überzeugungen sowie unserer Geisteshaltung beeinflussen wir direkt den Zustand unseres Körpers, unserer Gesundheit und unserer Lebenssituation. Diese Fähigkeit haben wir schon immer – unser Leben lang. Es gibt da nichts, was wir neu erwerben müssten. Wir sind uns dieser eigenen Macht in uns, unserer eigenen Schöpferkraft, einfach im Moment nicht mehr oder noch nicht bewusst.

Viele Menschen führen ein eingeschränktes Leben.
Nicht weil es an Möglichkeiten mangelt,
die Potentiale, die in unserem Gehirn angelegt sind, zu nutzen,
sondern weil sie in der Überzeugung leben, es müsse so sein.

Unsere Zellen leben *radikal* in der Kraft der Gegenwart

radikal heißt wörtlich *von Grund aus erfolgend* (von *radix*, lat. *die Wurzel*)

Jeder Mensch besteht *auch* aus 60 bis 80 Billionen Zellen, die in einem ständigen Prozess des Wandels, einem unendlichen Werden und Vergehen leben. Eine kooperative Gemeinschaft aus einzelligen Mitgliedern stellt die elementare Ebene unseres Seins dar. Wir müssen uns diese unglaublich große Zahl erst einmal vorstellen! Mit unserem Alltagsbewusstsein und unserem bewussten Verstand bleibt uns die *Wahrnehmung* dieser äußerst komplexen, elementaren Ebene unseres Seins normalerweise verschlossen. Die Intelligenz und Eleganz, mit der das hochkomplexe System gesteuert wird, nehmen wir oft erst beim Eintreten von Störungen wahr. Die faszinierende Intelligenz, die das Zusammenspiel aller Moleküle, Proteine, aller chemischen Botenstoffe und all der Stoffwechselvorgänge in uns so wundervoll steuert, wer oder was soll das sein? Ich meine nicht den technischen Begriff *vegetatives Nervensystem*. Es geht hier um die Intelligenz, die all die Vorgänge steuert. Kann diese Intelligenz etwas anderes sein als wir selbst? Uns fehlt heute lediglich die *Identifikation* damit, selbst diese Intelligenz zu sein. An dieser Stelle zeigt sich als Nebenwirkung des Glaubens *„die Erlösung kommt von Außen“*, dass wir uns nur mit unserem „kleinen Ich“ identifizieren. Indem die „Heilung“ außerhalb von uns selbst zu liegen scheint, haben wir uns unsere Identifikation, untrennbar mit der *Universellen Intelligenz* verbunden zu sein, quasi Schritt für Schritt abtrainiert.

Das Leben jeder Zelle wird durch die Informationen aus ihrer physischen und energetischen Umgebung gesteuert. Der genetische Determinismus, der uns jahrzehntelang als vermeintliche Wahrheit vorgebetet wurde, ist heute selbst von der biologischen Wissenschaft als Irrglaube entlarvt. Dieser Irrglaube der letzten 50 Jahre, verpackt als mit Nobelpreisen geehrte „Wissenschaft“, war für die „Krankheitsindustrie“ aber wichtig, um uns zu abhängigen Patienten zu machen, die ihrer Erlösung vom Leiden harren und um aus uns „Pharma-Junkies“ zu machen. Wir sind nicht die Opfer unserer Gene! Gene sind mit Bauplänen vergleichbar, die dem Aufbau von Zellen, Gewebe und Organen zu-

grunde liegen. **Die Umgebung der Zelle ist der Bauleiter, der für die Art und Weise des Lebens der Zelle verantwortlich ist.** Und wie wird die Umgebung der Zelle mit den „Bauleiter-Informationen" versorgt? In erster Linie durch die emotional codierten Informationen unseres limbischen Systems. Versorgen wir unseren Zellstaat nur mit Überlebensinformationen? Oder bereiten wir den Weg dazu, unseren Zellverbund mit solchen emotional codierten Informationen zu steuern, die einen emotionalen Nährboden aufbauen, auf dem Gesundheit, Glück, Begeisterung und Liebe wachsen?
Der Abschied von einer Hörigkeit beginnt immer in der Gegenwärtigkeit. Hier finden wir unsere Kraft. Wir entwickeln Gewahrsein für die Emotionen, die wir für ein erfülltes Leben brauchen.

„Die Überzeugung, wir seien störanfällige biochemische Maschinen, die durch ihre Gene gesteuert werden, weicht der Erkenntnis, dass wir machtvolle ‚Erschaffer' unseres Lebens und der Welt sind."(11)

Bruce Lipton, US-amerikanischer Zellbiologe

1.5 Jedes Zeitalter hat seine „Pest"

In unserer Kultur kennen wir viele Verhaltensweisen, die für uns so normal sind, dass wir darüber nicht nachdenken und die uns sogar überhaupt nicht mehr auffallen. Dazu gehört zum Beispiel das Händewaschen, wenn sie dreckig geworden sind oder wir auf der Toilette waren. Außerdem gehört es zu unserem Alltag, mehrmals täglich die Zähne zu putzen und regelmäßig zu duschen oder zu baden. Körperhygiene ist für uns also so selbstverständlich, dass es sicherlich schon verwundert, sie überhaupt anzusprechen. Und genau darauf möchte ich hinaus. Bestimmte Verhaltensweisen, wie wir mit uns und unserem Körper umgehen, haben wir so verinnerlicht, dass sie in unserem Gehirn als Gewohnheiten abgespeichert sind und keiner bewussten Reflexion mehr bedürfen. Diese Gewohnheiten waren aber zu anderen Zeiten, etwa als die Pest in Europa grassierte, noch ganz andere als die, die wir heute für „normal" halten. Doch brauchen wir gar nicht so weit in der Geschichte zurückzugehen. Es ist noch gar nicht so lange her, dass regelmäßiges Händewaschen, Zähneputzen oder Duschen keine Selbstverständlichkeiten waren. Selbst bei Ärzten war es noch vor 150 Jahren weitgehend unbekannt, dass es *gut* wäre, nach einer Untersuchung die Hände zu waschen, geschweige denn, sie zu desinfizieren. Es fehlte in dieser Zeit ein entsprechendes Bewusstsein für äußere Hygiene. Erst durch die Erkenntnisse im Zeitalter von Robert Koch und Louis Pasteur in der zweiten Hälfte des 19. Jahrhunderts, wurden Zusammenhänge zwischen äußerer Hygiene und Gesundheit gefunden. Dadurch begann sich das gesellschaftliche Bewusstsein zu wandeln. Ganz alltägliche Körperpflege in die Köpfe und Verhaltensweisen der Menschen zu bringen, wurde so eine der großen kulturellen Errungenschaften des ausgehenden 19. und des beginnenden 20. Jahrhunderts, in manchen Regionen Europas und Nordamerikas sogar erst Jahrzehnte später.

Der Zusammenhang zwischen Hygiene und etlichen Krankheiten und Seuchen war vor dieser Epoche für unsere Ahnen einfach nicht wahrnehmbar. Oder anders ausgedrückt: Im Gehirn der Menschen jener Epochen existierten noch keine Verknüpfungen, um diese Zusammenhänge zu erkennen. Und was das Gehirn nicht kennt, das liegt außerhalb unserer Wahrnehmung, und damit existiert es für uns auch nicht als *Wirklichkeit*. Das ist ein ganz existentieller hirnphysiologischer Mechanismus, und dieser gilt damals wie heute. Unsere Vorfahren waren nicht „dümmer" als heute, es fehlte ihnen einfach das Bewusstsein für eine äußere Hygiene – ein Bewusstsein für die Zusammenhänge zwischen vielen Krankheiten und dem Gebrauch von Seife oder Desinfektionsmittel. Insbesondere in den sogenannten Heilberufen fehlte es an diesem Bewusstsein. Solange man den Fokus nicht auf das Erkennen des Zusammenhangs zwischen Seife und Gesundheit legte, wurde Kranksein als von Gott gegeben hingenommen und nach einer „Heilung" gesucht, so wie es in Heilberufen üblich ist. Durch die eine oder andere geniale Behandlungsmethode konnte eine Krankheit „besiegt" werden, die mit Hilfe äußerer Hygiene jedoch nie entstanden wäre. Ist das nicht geradezu paradox? Behalten wir diesen zentralen Punkt, den wir aus der Geschichte lernen, im Auge.

**Ein verändertes Bewusstsein hat nichts mit Heilung zu tun.
Aus einem veränderten Bewusstsein für Zusammenhänge
erwächst aber die Grundlage für Gesundsein.**

Was sind *Zivilisationskrankheiten*?

Wikipedia nennt als Ursache der sogenannten *Zivilisationskrankheiten* den Lebensstil, die Verhaltensweisen und die Reaktionen auf Umwelteinflüsse. Aber worauf beruhen diese? Sind sie nicht lediglich der Ausdruck jener Überzeugungen, Glaubenssätze und Geisteshaltungen, die wir in unseren Gehirnen verankert haben? Die Schlussfolgerung liegt auf der Hand: Die Zivilisationskrankheiten, welche die Epidemien unserer Epoche zu sein scheinen, haben ihre Ursache darin, dass wir die in unseren Gehirnen angelegten Potentiale zu Wohlbefinden und ganzheitlicher Gesundheitsbildung nicht zur Entfaltung bringen. In der Art und Weise, wie wir fühlen, denken und handeln und in der Haltung, mit der wir die mentalen und emotionalen Möglichkeiten unseres Gehirns tagtäglich gebrauchen, werden wir immer kränker. Diese Zusammenhänge in unserem Leben zu erkennen und uns eine „innere Hygiene" für unser Fühlen, Denken und Handeln anzugewöhnen, scheint eine der größten Herausforderungen des 21. Jahrhunderts zu sein. Jedes Zeitalter stellt uns Menschen vor neue Herausforderungen. **Es sind nie die äußeren Herausforderungen, die über Erfolg und Misserfolg entscheiden, sondern die Art und Weise sowie die Haltung, wie wir damit umgehen. *Wie* wir mit etwas umgehen, ist entscheidend!**

Es scheint so, als hätte jedes Zeitalter seine „Pest". Die „Pest" unserer aktuellen Post-Moderne sind die *Zivilisationskrankheiten*. Wie vor 150 Jahren ein Bewusstsein für die äußere Hygiene vollkommen fremd war, haben wir als menschliches Kollektiv bis heute noch kein Bewusstsein für eine *innere Hygiene* entwickelt. Der Gebrauch von Seife, der uns mittlerweile im Außen so selbstverständlich geworden ist, ist für unser Inneres nicht gebräuchlich oder mit anderen Assoziationen belegt. Im Alltag fehlt uns eine „Seife" für unsere Seele, eine „Seife" für unser Gehirn, eine „Seife" für unser emotionales Erleben. Was ich mit dieser Seife meine, möchte ich am Beispiel *Depression* verdeutlichen: Die Zahl der Menschen, die an Depressionen erkranken, nimmt seit Jahrzehnten zu. Und jedes Jahr steigt die Zahl der Betroffenen prozentual weiter. Einen *exponentiellen Anstieg* nennt man das. Ob die Erkrankung tatsächlich zunimmt oder nur häufiger diagnostiziert wird, ist umstritten. Diejenigen, die an Krankheiten verdienen, sagen dann so schön, dass die *„Diagnostik sich verbessert"* habe. Halten Sie an dieser Stelle bitte wieder einmal kurz inne: Was bedeutet denn dieser Satz von der „verbesserten Diagnostik"? Welche Konsequenz steckt darin? Wenn 100 Prozent der Menschheit als krank diagnostiziert oder mit anderen Worten „bewertet" würde, wäre das ein Erfolg für eine immer besser werdende Diagnostik? Würden wir dann die immer besser werdenden Heilungsmethoden als Erfolge feiern? Wir nehmen die Propaganda unserer Medien schon gar nicht mehr wahr, so wie sie uns als die frohe Botschaft der Krankheitsindustrie verkauft wird, dass alles viel besser behandelt werden könne als noch vor ein paar Jahren – getreu dem Motto: *„Es ist heute gar nicht mehr so schlimm, zu erkranken, wir haben ja die besten Drogen, die es je in der Menschheitsgeschichte gab. Werde Pharma-Junkie und wir erlösen Dich vom Leiden!"*

Was sind denn eigentlich *Depressionen*? Die Diagnose wird in der Medizin und in unseren Medien sehr häufig verwendet, doch wie und wo diese Krankheit in uns genau verursacht wird, ist allen Fachleuten nach wie vor ein Rätsel. Klar ist nur, dass ein Teil des limbischen Systems in unserem Gehirn krank ist und nicht mehr funktioniert. Unser emotionales Entscheidungsorgan im Gehirn arbeitet nicht mehr. Wenn in einem Unternehmen eine Gruppe von wichtigen Mitarbeitern so unzufrieden ist mit dem, wie es im Betrieb läuft, tritt die Gruppe in Streik und legt die Arbeit nieder. Das ist heute für uns eine Selbstverständlichkeit und wir empfinden es als „Grundrecht".

Wenn Mitarbeiter eines großen Betriebes streiken, ist das eine Krankheit?

Die Fürsten Metternich und Bismarck hätten dies vor 150 bzw. 200 Jahren bejaht. In der Zeit dieser beiden erlauchten Herrschaften galt der berühmte Satz des preußischen Königs Friedrich Wilhelm IV: *„Gegen Demokraten helfen nur Soldaten!"* Wer streikt, wird erschossen! Das war die staatliche Wirklichkeit unserer Ahnen noch Mitte des 19. Jahrhunderts, ob in Mailand, Berlin, Frankfurt oder Paris. Es war das Zeitalter, bevor das Bewusstsein für äußere Hygiene sich entwickeln konnte. Unser Zellstaat ist auch ein gigantisch großer Verbund unendlich vieler Zellen. Etwa 70 Billionen sind es. Existieren die *Zivilisationskrankheiten* vielleicht überhaupt nicht? Solange wir die Symptome als Krankheit bewerten und Soldaten holen, werden einfach alle, die streiken, erschossen. Dieses Erschießen von Aufständischen feiern wir bis heute mit Marschmusik: Der berühmte Radetzky-Marsch erinnert bis heute an das Erschießen der Aufständischen in Mailand 1848. Und genau so blasen wir *Krebs* oder *Depressionen* den Militär-Marsch. Ist das Bewusstsein unserer Krankheitsindustrie heute das gleiche wie das der hochwohlgeborenen Herren Metternich und Bismarck im 19. Jahrhundert, die Streikende von Soldaten erschießen ließen? Gehen Sie einmal ins Staatsarchiv und lesen dort zeitgenössische Medienpropaganda. Das liest sich dann beispielsweise so: Anlässlich eines Bergarbeiterstreiks in Oberschlesien 1871 hat das Militär *„mit staunenswerter Gewandtheit und Bravour"* die Straßen *„gesäubert"* und dabei sieben Arbeiter erschossen.[12] Das Erschießen von Streikenden war kein Skandal. Staatlich legitimierter Mord als „Säuberung" zu feiern, war keine Erfindung der Nationalsozialisten, sondern ganz „normal" vor noch gar nicht so langer Zeit. Millionen von Zellen in unserem Zellstaat umzubringen, wird heute genauso als Sieg der Wissenschaft und moderner Heilmethoden gefeiert! Sofern *Depressionen* diagnostiziert werden, werden immer häufiger Drogen als Allheilmittel gefeiert, die in die Botenstoffe unseres Gehirns eingreifen. Die Drogen werden selbstverständlich als „Medikamente" bezeichnet. *„Meine bodenlose Niedergeschlagenheit ist zwar sehr schnell verschwunden, nur fühlte ich mich wie ein Roboter."*, so beschrieben es mir viele Menschen, die diese Art der verordneten Drogenabhängigkeit erlebt haben.

Und jetzt erlauben wir uns einmal folgende Vorstellung: Wir würden die Symptome der Niedergeschlagenheit, die heute so schnell und häufig als „Krankheit" bewertet werden, einfach als Streik eines Teils unseres Gehirns ansehen, und nicht als Krankheit. Wir würden überhaupt nicht auf die Idee kommen, Soldaten mit Gewehren zu schicken und alle Streikenden und noch viele ihrer Kollegen in Nachbarabteilungen umzubringen. Der erste Schritt wäre dann Kommunikation – Kommunikation mit dem Navigationssystem in unserem limbischen Gehirn; Kommunikation auf der Ebene unserer Systemeinstellungen, nicht auf der Ebene unserer Geschichten; ein Wahrnehmen dessen, was ist, ohne zu bewerten, ohne zu benennen; Gewahrsein. Darin liegt der Sinn des Gebrauchs mentaler „Seife". Diese Art der Begleitung von Menschen hat nichts mit Heilung zu tun. Der Fokus liegt darauf, die Wirklichkeit verändert wahrzunehmen. Denn eine veränderte Wirklichkeit „wirkt" verändert auf unser Zellsystem. Unsere Überzeugungen *im Hier und Jetzt* zu erfahren, hat eine Wirkung, die auf unsere wahrgenommene Wirklichkeit wirkt. So tritt an die Stelle des Suchens nach Heilung unser sich zunehmend feiner entwickeltes Gewahrsein ***heilsamer innerer Wirklichkeiten.*** (In Kapitel 3.2 schildere ich anhand eines konkreten Beispiels unter der Überschrift „Von der Depression zur Lebensfreude", wie diese Arbeit konkret aussieht und wie *Wirk*lichkeit *wirkt.*)

Wir *glauben* heute, mittels Diagnostik *die Wirklichkeit* zu beschreiben und mittels Reparatur-Denken beheben zu können. Haben Sie Lust, diesen Glauben an Diagnostik als Glauben zu entlarven und zu erleben, wie wir Wirklichkeiten jenseits unserer materialistischen Glaubenssysteme erschaffen? Wir leben heute im Zeitalter von Elektronenmikroskopen und Quanten-Physik, und wissen eines mit Sicherheit: Es existieren sowohl in uns als auch im Universum viel mehr Vernetzungen und Zusammenhänge, als wir es mit unseren Sinnen wahrnehmen können. Vor diesem Hintergrund könnte man auch sagen, dass immer verschiedene „Wirklichkeiten" existieren. Wir erfahren die Welt unmittelbar über unseren Körper. Wenn wir nur glauben, was wir sehen und hören können, werden sich dementsprechend nur wenige der in uns angelegten Potentiale entfalten. **Sobald wir unsere Wahrnehmung zunehmend auf unseren Körper und unsere Gefühle lenken, leben wir in einer Welt der Fülle und der Möglichkeiten. Wir kommen an einen Ort, an dem Gedanken ihre Macht verlieren und ein reines Erleben im Augenblick stattfindet. Dort beginnen neue Erfahrungswelten, in denen jede Sekunde, jeder Augenblick als einzigartiger Ausdruck von uns selbst und des Universums erlebt werden kann. Das ist der Zugang in das *Schöpfungsfeld.***

Es ist eine, dem heutigen sogenannten „Gesundheitswesen" vollkommen unbekannte Welt. Weder Ihr Arzt noch Ihr Apotheker noch irgendein anderer Heilungs-Anbieter ist in der Lage, Ihnen zu sagen, wie Sie sich diese Welt erschließen, weil sie noch kein Bewusstsein dafür haben. Das, was ich beschreibe, ist eine heute noch weitgehend unbekannte Welt. Doch braucht es nur Lust am Neuen, Interesse am direkten Erleben sowie die Bereitschaft, Glaubenssysteme hinter sich zu lassen, um es selbst direkt zu erleben. Diese Welt eröffnet sich ausschließlich durch ein *direktes Erfahren*, nicht jedoch durch ein *intellektuelles Verstehen*.

1.6 An den Ufern des Flusses der Transformation

Die Wirklichkeit, in der wir leben, erschafft das, was wir für „gesund" oder „krank" halten und damit auch die Identitäten des „Heilseins" oder des „Krankseins". In der Regel liegt diese Schöpferkraft in den Händen von Experten. Sie sind im Besitz von sehr viel Wissen, das jedoch nur aus einem sehr speziellen Bereich stammt. Es setzt sich aus einem sehr begrenzten Spektrum an Möglichkeiten zusammen, die einem Glaubenssystem geschuldet sind. Dennoch sind wir selbst es, die den Experten im Außen die Macht über uns in die Hand geben. Welche Macht hätte denn noch die Pharma-Lobby, wenn es nicht mehr genügend Menschen geben würde, die bereit sind, deren Produkte einzunehmen? Die gesamte Industrie, die mit Krankheiten so erfolgreich Renditen erwirtschaftet, macht einen extrem guten Job. Sie ist nicht „böse". Es geht mir überhaupt nicht darum, sie anzuprangern. Mein Anliegen ist ausschließlich aufzuzeigen, dass jeder Mensch das Potential der Freiheit in sich trägt, in diesem System nicht länger mitzuspielen. Denn wir sind diesem System keinesfalls hilflos ausgeliefert. **Erst durch unsere Überzeugungen verleihen wir ihm seine Macht. Wir können unsere verinnerlichten Überzeugungen jeder Zeit ändern, indem wir ein neues Bewusstsein erlangen und unsere Zellen in den Schöpfungsmodus bringen.** Wir selbst sind es, die dieses System ermächtigen, indem wir daran glauben. Das „Böse" liegt nicht außerhalb von uns. Obwohl es für uns heute ganz „normal" ist, in den Experten unsere Retter zu sehen, die uns die ersehnte Erlösung bringen, erschafft ein solches Glaubensmuster Abhängigkeiten – die berühmten *Ketten im Gehirn*. Die eigene Schöpfungskraft können wir nur erkennen, wenn wir erleben, dass ausschließlich wir selbst die Experten für die Verwirklichung unser eigenen Potentiale zu Gesundheit, Glück, Wohlbefinden und von all dem sind, worum es im Leben wirklich geht.

Wir tragen viele Vorstellungen, Gedanken und Überzeugungen über uns selbst und die Welt in uns. Viele davon sind einschränkend und begrenzend. Dies liegt daran, dass wir alle im Laufe unseres Lebens mentale Konzepte verinnerlicht haben, die jemand anderes mit seinem bewussten Verstand erschaffen hat. Das können alle nur denkbaren Konzepte sein: politische, wissenschaftliche, esoterische, ökologische, monetäre, soziale, religiöse, atheistische, spirituelle und so weiter und so fort. Und wir sind es gewohnt, uns selbst und auch andere über diese Konzepte und Vorstellungen zu definieren. Das heißt, wir erzählen uns gegenseitig irgendwelche Geschichten darüber, wie und wer wir scheinbar sind – oder sein sollten: Bewertungen, was richtig und was falsch ist. Sie erschaffen das, was wir für unsere Identität halten. Meist handelt es sich jedoch lediglich um verinnerlichte Vorstellungen anderer Menschen. Es entsteht eine Identität mit dem, was wir ***glauben***, wer und was wir sind. Meist können wir diese Identitäten an Formulierungen erkennen, die mit *„Ich bin…“* beginnen: *„Ich bin schüchtern, krank, dick, dünn, Schweizer, Deutscher, Österreicher, Amerikaner oder Franzose, Pazifist, Kommunist, Christ, Jude, Moslem, Theist oder Atheist.“* und vieles, vieles mehr. Alles sind verinnerlichte Vorstellungen und Überzeugungen, es ist der Glaube über uns selbst und die Welt. Das mag alles *wahr* sein, es mag *falsch* sein. Sobald wir erleben, was es heißt, die Wahrnehmungsebene zu wechseln, spielt es überhaupt keine Rolle mehr: *wahr* oder *falsch*? Gemeinsam ist all den Konzepten, dass sie kognitive Vorstellungen von uns und der Welt widerspiegeln. Und mit all den kognitiven Konzepten von uns und der Welt in unseren Köpfen sind wir manipulierbar, sind wir von außen steuerbar. Das ist der Grund, warum Soldaten bereit sind, ihre Familien zu verlassen, um für ihre Nation, für „das Gute“, zu sterben, oder dass Menschen für den Nationalsozialismus kämpfen oder für den Kommunismus oder für Amerikas angebliche Freiheit oder für den Gottesstaat Allahs oder für die Energiewende oder gegen den Klimawandel oder einfach für eine bessere Welt und viele, viele Variationen, die wir als eigene Überzeugung verinnerlichen können. Unsere Medien sind perfekt konzipiert, um in uns mächtige Wirklichkeiten zu erschaffen – Manipulation von außen, die wir als Werbung, Nachrichten, angeblich „objektive“ Information oder vermeintliche Unterhaltung freiwillig dauerhaft inhalieren. Diese Wirklichkeiten können sich äußerst kraftvoll anfühlen, lassen uns aber keinen Raum, die Kraft der Gegenwart in uns zu erleben. Eine Identität, die auf äußeren Konzepten und Bewertungen beruht, ist etwas ganz anderes als die Kraft des Geistes und unseres Bewusstseins, die wir durch Gegenwärtigkeit und Gewahrsein in uns entdecken können.

Manche Menschen bauen etwa so starke äußere Identitäten mit ihrer Arbeit auf, dass sie gar nicht mehr wahrnehmen, wie das eigene Herz verloren geht – das nennen wir dann auch *Herzinfarkt*. Und wenn die eigene

Seele verloren geht, dann nennen wir es auch *Burnout*. Wir klassifizieren diese Phänomene als „Krankheiten“ und behandeln deren Symptome. So zäumen wir nur all zu häufig das Pferd von hinten auf. In der Potentiale einschränkenden Geisteshaltung, Symptome als Krankheiten zu bewerten und Symptome zu „behandeln“, lassen wir die ihnen zugrunde liegenden Identitäten unangetastet und wir leben munter weiter mit den gleichen Synapsenverbindungen oder Ketten in unseren Köpfen. Selbst wenn ein Symptom verschwindet, erscheint ein neues Symptom an anderer Stelle, solange die Überzeugungen gleich bleiben. **Wir machen unbeirrt weiter damit, nichts an unseren Überzeugungen und Identitäten zu verändern, sondern Symptome zu beseitigen.** Hauptsache das Symptom ist erst einmal weg!

Das dauerhaft Krankmachende an der Geisteshaltung der heute gängigen Symptombehandlung sind die dysfunktionalen, krankmachenden Überzeugungen, die nicht nur nicht angetastet, sondern sogar weiter verfestigt werden.

Zum besseren Verständnis möchte ich an dieser Stelle ein konkretes Beispiel aus meinem eigenen Erleben anführen: Mein Vater war, so lange ich mich erinnern kann, wegen Bluthochdrucks in medizinischer Behandlung – eine unserer großen Volkskrankheiten, die wir als „normal“ bewerten. „*Es ist eben so.*“ Als Kind und Jugendlicher war das auch für mich ganz „normal“. „Normal“ deswegen, weil meine Umwelt dies eben als „normal“ bewertete. Was hinter diesem „normal“ stand, habe ich nie hinterfragt. In regelmäßigen Abständen erzählte mein Vater davon, dass sein Arzt mit einer veränderten Medikation sein Herz wieder neu „einstelle“. So sei das nun mal, wenn man über 50 sei, wenn man im Krieg als Soldat vor Stalingrad war, Jahre der Kriegsgefangenschaft erlebt habe, den Belastungen im Job ausgesetzt sei und, und, und – ganz viele mentale Erklärungen und Geschichten, die er selbst und wir in der Familie irgendwann für *die Wirklichkeit* gehalten haben. Und sicherlich nicht nur wir. Da viele Menschen an ähnliche mentale Modelle glaubten und glauben, werden solche Geschichten um so absoluter als Wirklichkeit erlebt. Die Welt unserer Medien zeigt uns unermüdlich solche Denkweisen als „normal“ auf. So führte die Krankheit meines Vaters zur verschriebenen pharmakologischen Drogenabhängigkeit, die wir euphemistisch als unvermeidliche Medikamenteneinnahme bewerteten. Sie wurde von niemandem im gesamten Umfeld angezweifelt, sondern ganz im Gegenteil: von jedem als völlig „normal" angesehen. Das war die Wirklichkeit, in der mein Vater lebte und in der ich aufgewachsen bin.

Nur handelt es sich bei dieser Wirklichkeit *wirklich* um Heilkunst? Steht dahinter nicht vielmehr die Kunst, in Menschen die Bereitschaft zu wecken, sich dauerhaft als krank zu definieren; die Kunst, in Menschen die Bereitschaft zu wecken, sich als passiv Leidender (also als *Patient)* die Symptome von einem Reparateur lindern zu lassen; Menschen dazu zu bringen, sich selbst als störanfällige Maschine zu sehen; eine rein mechanisch-materialistische Selbst-Identität aufzubauen? **Mit Heilkunst hat dieses Reparatur-Denken überhaupt nichts zu tun. Vielmehr lässt sich darin ein perfektioniertes Geschick erkennen, dauerhafte Abhängigkeiten zu schaffen, anstatt Menschen ihre eigenen Gesundheitspotentiale entdecken und erfahren zu lassen.** Doch die uns als „normal" verkaufte, einschränkende Wirklichkeit tragen wir in unseren Gehirnen als Ketten mit uns herum und geben uns damit zufrieden, selbst nichts tun zu können. Das ist die Ebene, auf der wir uns identifizieren und unser gewohntes *Ich* erschaffen. Da gibt es keinen Raum für Veränderung, Transformation und eigene Schöpfungskraft. Warum auch? Wir brauchen ja nur einen Reparateur, der das Herz wieder „neu einstellt"! Doch solange sich solche Reparateure finden und die Kunden diese Dienstleistung als „normal" in Anspruch nehmen, kann keine Veränderung stattfinden. Wir sind nicht einmal in der Lage, in einem solchen geschlossenen Weltbild den Fluss der Transformation zu erkennen, geschweige denn ihn durchqueren zu wollen. Das ist die Stelle, an der eine Revolution in unseren Köpfen ansteht.

In dem Umfeld, in das ich hineingeboren wurde und in dem ich aufgewachsen bin, war es auch für mich selbst als Kind und Jugendlicher ganz normal, dauerhaft krank zu sein. Meine unreflektierte Wirklichkeit, die ich ja täglich als Wirklichkeit bestätigt fand, war seit frühester Kindheit, oft für mehrere Wochen im Kinderkrankenhaus zu sein und wegen schwerwiegender Störungen behandelt zu werden. Ich sei eben mit einer schlechten Gesamtkonstitution auf die Welt gekommen – kranke Nieren, chronische Atemerkrankungen und noch so manches andere. Mein Selbstbild als Kind und Jugendlicher war komplett auf Kranksein, Ohnmacht und Unvermögen aufgebaut. Können Sie sich vorstellen, wie sich so ein Kind fühlt, das nie schwimmen gehen darf und meist eine ärztliche Befreiung vom Sportunterricht hatte? Die Identifikation mit dem „Kranksein" war für mich allerdings „normal". Und damit war auch das dazu passende Gefühl ganz normal. So ist es eben – das Leben. Das machte das Bild meiner selbst aus, mein gewohntes *Ich*. Dass es sich bei diesem *Ich* um ein erlerntes Konzept handelte, war vollkommen jenseits meiner Vorstellungskraft. Und wenn mir jemand gesagt hätte, dass jede Heilbehandlung, die auf Symptom-Beseitigung beruht, dieses Konzept meiner selbst, diese einschränkende Identifikation, mein *Ich* verstärkt und weiter festigt, hätte ich diesen Menschen vermutlich für verrückt gehalten. Mir war vollkommen fremd, welche Macht ich mit meinem Bewusstsein hinsichtlich meines Wohlbefindens und meines Gesundseins habe. Dass immer ein Fluss der Transformation in uns existiert und dass wir fähig sind, diesen Fluss jeder Zeit zu durchqueren, war jenseits meiner Vorstellung des Möglichen. In diesem Bewusstsein ist aber Gesundheit der natürlichste Zustand der Welt und etwas ganz anderes als die bloße Abwesenheit von Krankheit. Heilung zu suchen bedeutet, mein heutiges Bewusstsein, dass alles so ist, wie es ist, für die Wirklichkeit zu halten.

Kulturell sind wir gewohnt, unsere vermeintlich äußere Welt – wie sie die klassische, Newton'sche Physik beschreibt – für die Wirklichkeit zu halten. Deswegen erkennen wir auch an, dass unsere Möglichkeiten innerhalb dieser Grenzen liegen müssen. Durch diese Gewohnheit geben wir unsere eigene Macht nach außen ab und lassen zu, dass uns äußere Ereignisse in unserem Fühlen, Denken und Handeln beherrschen können. Ja, wir sind sogar überzeugt davon, dass unsere Stimmungen und unsere Verhaltensweisen durch äußere Gegebenheiten bestimmt werden. Unsere Umgebung, allem voran unsere omnipräsenten Medien, lassen keinen Moment aus, um uns irgendetwas zu präsentieren, womit wir glücklich wären oder schmerzfrei oder gesund. Vorgegaukelt wird uns stets, dass die „Erlösung" von außen kommt. Die großen Kultur- und Helden-Epen aus Hollywood, unsere Talkshows, Nachrichten und natürlich die ganze Werbung der Industrie verkünden alle die gleiche Botschaft. Das uralte Credo der abendländischen Welt, einfach post-modern verpackt. Früher nannte sich so etwas „alter Wein in neuen Schläuchen".

Wir leben heute in einem Glaubenssystem, das alles in uns und im Universum materieller oder physischer Natur sei, auch der Geist und unser Bewusstsein. Teil dieses Glaubenssystems ist, dass wir diesen Glauben als absolute „gesicherte Erkenntnis“ und als „objektiv“ bewerten. Durch diese Bewertungen erkennen wir gar nicht erst, dass es nur ein Glaubenssystem ist. Aus einer anderen Perspektive wirkt es aber wie ein Relikt absoluter religiöser und politischer Macht. An die Stelle des Glaubens an die *Heilige Mutter Kirche*, ist heute der Glaube an die „heilige“ Wissenschaft und die wissenschaftliche Priesterschaft getreten – im Westen wie im Osten. Das Objekt des Glaubens, die „Story“, hat sich im Laufe der Jahrhunderte verändert, nicht jedoch die Art und Weise, unser Gehirn zu gebrauchen.

1.7 Wenn Geist zu Materie wird

Ich weiß nicht, was es war, und es spielt im Grunde auch keine Rolle, aber wie durch ein „Wunder“, durch „Vorsehung“ oder durch „Zufall“, änderte sich mein Leben und meine Identifikation mit nur einem Teil davon im Alter von 15 Jahren innerhalb weniger Monate schlagartig. Vollkommen unvoreingenommen lernte ich innerhalb eines Jahres, was das systematische Üben von Achtsamkeit, Gewahrsein und Bewusstheit in mir veränderte. Meine einzige Intention dabei war, Freude und Begeisterung zu erfahren. Denn in jenem Moment, in dem ich das Programm meines Gehirns bzw. den Bereich meines Gehirns wechselte, indem ich die Gegenwart erlebte, fühlte sich die Wirklichkeit in mir ganz anders an. Ich erlebte den Wechsel von Überlebens-Emotionen in meinem *limbischen Navi* im Kopf zu Emotionen, die mich ein Erfülltsein erleben ließen. Die biochemischen Botenstoffe, die mich meine Wirklichkeit fühlen und erleben ließen, veränderten sich. Es war fast ein Staunen, wie anders sich alles in mir in der Gegenwärtigkeit des Augenblickes anfühlen konnte. Ich habe als 15-Jähriger ja nicht einmal im Traum daran gedacht, dass sich an meiner Identifikation, krank und ohnmächtig zu sein, etwas verändern könnte. Mir war nicht einmal bewusst, dass ich mit *krank und ohnmächtig sein* vollständig identifiziert war. Das ist aber genau das Wesen unserer Identifikationen. **Wir glauben so intensiv, dass ein inneres Bild von uns selbst die Wirklichkeit sei. Wir glauben, dass sie eben so ist, wie sie ist.** Und jede Diagnose verstärkt dieses Bild von uns selbst: Wir können Symptome spüren. Jedoch ist uns heute nicht bewusst, dass darin eine konkrete Botschaft enthalten ist. So verfestigen wir mit jeder äußeren Intervention zur Bekämpfung der Symptome, die wir „Behandlung" nennen, unsere innere Identifikation mit dem Kranksein bzw. mit der Krankheit. In der inneren Haltung, Symptome bekämpfen zu wollen, wird Geist zu Materie. Oder anders ausgedrückt: Die Information wird zu Energie und die Energie schafft die Materie. Wir sind gefangen im Hamsterrad unserer Überzeugungen.

Jede Behandlung einer Krankheit verfestigt die Ketten im Gehirn: Wir sind dann Opfer der Umstände, und die Erlösung können wir nur im Außen finden.

Wir identifizieren uns damit, dass wir ohnmächtig ausgeliefert sind. Eine solche Identifikation entwickelt sich dann zur Materie und so erschaffen wir Materie aus unserer Geisteshaltung. Das sind perfekte Schöpfungsprozesse, die wir beherrschen, ohne uns ihrer bewusst zu sein. Nur leider wirken sie sich so nicht befähigend aus. Sie sind dysfunktional, spielen aber dem Geschäft der Krankheitsindustrie in die Hände.

Was ich heute als Identifikation bezeichne, war aus meiner damaligen Sicht die einzige Möglichkeit, mein Leben zu erleben. Ich habe es einfach als *die* Realität wahrgenommen. Dass sich etwas an dieser Wirklichkeit verändern könnte, war weder meinem familiären noch meinem kulturellen Umfeld bewusst. Dieses einschränkende, konventionelle Bewusstsein beruht auf dem Glauben an eine von uns getrennte Wirklichkeit, der wir ausgeliefert sind. Jedoch spürte ich innerhalb kürzester Zeit, wie ich in jedem Augenblick eine innere Wirklichkeit erleben konnte, die sich einfach viel besser anfühlte als all die Wirklichkeiten, die ich in meinen 15 Lebensjahren zuvor erlebt hatte. Mich interessierte nicht, warum das so ist, ob das sein kann oder ob das gut ist. Begeisterung zu spüren, ist etwas ganz anderes, als sich mit mentalen Erklärungen und endlosen „Warums" auseinanderzusetzen. Deswegen interessierte mich nur die Begeisterung in mir, die ich das erste Mal in meinem Leben überhaupt wahrnehmen und erleben konnte. Und Begeisterung lässt sich nur in der Gegenwart erleben. Es klingt in unserer Kultur unglaublich, wenn ich erzähle, wie ich nur durch ein paar grundlegende Übungen des Gewahrseins lernte, mich in einem zentrierten Bewusstseinszustand wiederzufinden und dadurch eine andere innere Wirklichkeit erlebte. Vom ersten Moment an, in dem ich diesen „anderen" inneren Zustand erlebt hatte, war mir eines völlig klar: **Es ist nicht die Meditation, die Technik, der „Guru" oder irgendetwas anderes im Außen, nein, es gibt einen Raum in mir, in den ich über die Technik einen Zugang bekomme.** Auch wenn wir das so gerne aus der Welt der Maschinen aufgreifen und auf lebende Systeme übertragen wollen: Nicht die Technik verändert etwas, sondern ich betrete einen anderen Raum und der Raum meiner inneren Wirklichkeit ist einfach ein anderer. Techniken wie die *Q!-Werkzeuge* können uns nur dabei unterstützen, in diese andere Erlebniswelt zu gelangen. Indem wir neue Erlebniswelten betreten, nehmen wir unsere innere, unsere erlebte Wirklichkeit verändert wahr. In dieser anderen, inneren Wirklichkeit scheinen der Körper, die Umwelt und die Zeit zu verschwimmen, manchmal sogar nahezu zu verschwinden. Was ich gelernt habe ist, mein subjektives Erleben des Augenblicks, jenseits meines Denkens, als etwas sehr Reales zu schätzen. Wie man damit konkret arbeiten kann, zeige ich Ihnen in diesem Buch. Ich beschäftige mich seit nunmehr bald vier Jahrzehnten damit und es war und ist für mich wie eine spannende Entdeckungsreise in immer tiefere Bereiche, die wir für unser Leben halten.

Aus der Quantenphysik stammt der Begriff des *Schöpfungsfeldes*. Und mit genau diesem Schöpfungsfeld, einem Möglichkeitsraum, sind wir immer in Kontakt, sind wir in unserem bewussten Verstand, wir „wissen" es nur nicht. Dieses Feld wird über das subjektive Erleben zugänglich, nicht durch Nachdenken.

Der Möglichkeitsraum: Die Zukunft ist immer virtueller Natur

„Die quantenphysikalische Wellenfunktion, die das mögliche Verhalten von Elektronen und anderen Teilchen beschreibt, ist ein mathematisches Modell in einem vieldimensionalen Raum aus ‚komplexen Zahlen'... Die Wellenfunktion bildet mögliche künftige Zustände als Wahrscheinlichkeiten ab. Wenn ein Quantenteilchen wie zum Beispiel ein Elektron in eine konkrete Wechselwirkung mit einem physikalischen System eintritt, zum Beispiel im Rahmen einer Messung im Labor, ‚kollabiert' die Wellenfunktion zu einer einzigen der vielen theoretischen Möglichkeiten. Viele Mög-

lichkeiten reduzieren sich auf ein objektiv beobachtbares Faktum, und das Gleiche geschieht, wenn ein Mensch unter mehreren Möglichkeiten eine wählt und entsprechend handelt."(13)

Rupert Sheldrake

Was ich als 15-Jähriger erlebt habe, versuche ich aus meiner heutigen Sicht in Worte zu fassen: Allein meine Begeisterung war damals der „Stoff", um neue neuronale Netzwerke im Gehirn aufzubauen und zu verankern. Begeisterung ist diejenige Information in unseren Gehirnen, durch die sich – vereinfacht ausgedrückt – Moleküle neu anordnen. So schlecht meine körperliche Konstitution bis dahin war, sie veränderte sich innerhalb nur weniger Monate komplett. Meinen Eltern erklärte ich nach kurzer Zeit, dass ich nicht mehr zu irgendwelchen Ärzten oder in Krankenhäuser gehen würde. Erst 37 Jahre später habe ich dann das erste Mal wieder eine klassische Arztpraxis betreten, und es wurde mir mit 52 Jahren eine sehr gute Gesamtkonstitution und grundlegende Gesundheit bescheinigt. Heute bin ich mehr denn je davon überzeugt, dass ich nie „Heilung" erfahren habe und ich weiß, dass ich nie nach Heilung gesucht habe. Das Einzige, was mich seit Jahrzehnten beschäftigt, ist, wie Begeisterung aus mir heraus entsteht und wie eine andere Wirklichkeit im Augenblick erfahrbar ist – eine Wirklichkeit, die sich einfach gut und kraftvoll anfühlt. Den Rest überlasse ich der Intelligenz in meinem Inneren, der *Universellen Intelligenz* meiner Zellen, der Intelligenz, die in der Lage ist, Moleküle neu anzuordnen.

Solange wir „Heilung" suchen, fokussieren wir immer darauf, *weg von einem Defizit* zu kommen. Die Abwesenheit eines Mangels reicht aber nie aus, in uns wahre Begeisterung zu spüren. Aus diesen Erfahrungen heraus ist im Laufe vieler Jahre eine innovative Methodik entstanden: *Q!* (gesprochen *ku-i*), die Abkürzung für *Quanten-Intelligenz*.

Gemeint ist damit, die Weisheit von Körper, Geist und Seele wahrzunehmen und spürbar zu verbinden. Dieser inneren Weisheit – wir könnten sie auch *Universelle Intelligenz* nennen – einen ebenbürtigen Platz neben dem Verstand einzuräumen, bedeutet konkret, die fließende Lebensenergie – das *Chi* – zu erleben und unseren Glauben an den *IQ* mit der ***Q!*** auf den Kopf zu stellen. In diesem Verbundensein mit unserer inneren Essenz offenbart sich ganz unscheinbar ein Erleben von Liebe, Freude, Dankbarkeit und Leichtigkeit. Und diese tragenden Gefühle entstehen unabhängig von äußeren Umständen. Die Abhängigkeit von äußeren Ereignissen fällt einfach weg.

Eines möchte ich nochmals ausdrücklich hervorheben: Für wen dieser Weg der „richtige" ist, weiß ich nicht. Dem Menschen, der in seiner geistigen Haltung gefangen ist, der sich ausschließlich mit der Beseitigung dessen beschäftigt, was er als „Defizit" bewertet, wer also darauf fokussiert bleibt, „Heilung" zu suchen, dem kann ich nur aus tiefstem Herzen abraten, sich mit dem zu beschäftigen, was ich hier beschreibe. *Q!* hat nichts mit Heilung zu tun! Wer Heilung sucht, ist bei einem der vielen Heilungsanbieter viel besser aufgehoben. Und das meine ich wirklich ernst. Alles, was ich beschreibe, richtet sich ausschließlich an Menschen, die sich ihrer Überzeugungen bewusst werden möchten. Es geht darum, ein verändertes Gewahrsein der eigenen Wirklichkeit zu erleben.

Placebo, Erwartungshaltungen und ganz normale geistige Phänomene

Bei dem Wort *Placebo* denken wir zunächst an wirkstofffreie Zuckerpillen. In den letzten 50 Jahren hat uns das materielle Glaubenssystem vermittelt, dass Placebos bloße Einbildung und damit bedeutungslos seien. Dabei ist die Placebo-Wirkung ein Beispiel für die Wirksamkeit unserer Überzeugungen.

**Die Placebo-Reaktion beweist,
wie Geist nachhaltig Materie beeinflusst.**

Deswegen gilt im materialistischen Glaubenssystem die Placebo-Reaktion als ärgerlicher Störfaktor. Unsere Überzeugungen sind nicht materieller Natur, deshalb werden sie von Materialisten so hartnäckig geleugnet. Überzeugungen sind reine Information, die aus unserem Geist entspringt. Wenn beispielsweise Arzt und Patient überzeugt sind, eine neue Wundertablette aus modernster molekularbiologischer Forschung zur Verfügung zu haben, die das Symptom des Patienten „wegmachen" kann, jedoch in Wirklichkeit ohne jeglichen Wirkstoff ist, besteht eine sehr hohe Heilungswahrscheinlichkeit. Diese ist signifikant höher, als wenn nur der Patient es glaubt, der Arzt jedoch vom fehlenden Wirkstoff weiß. Allein dieser Aspekt der Placebo-Reaktion beweist bereits, wie nachhaltig sich geistige Haltung und Überzeugungen auswirken – sowohl vom Behandler als auch vom Patienten. Unsere Gesundheit ist wie unser Kranksein in erster Linie keine Frage von Chemie und Physik. Naturwissenschaftliche Erkenntnisse können unterstützend wirken. Unsere Gesundheit ist aber in erster Linie eine Frage von Bewusstsein und Geist. Uns zunehmend der Macht unserer Überzeugungen bewusst zu werden und Symptome als geistige Botschaften einer alles durchdringenden, *Universellen Intelligenz* zu verstehen, ist die Basis für ein verändertes Bewusstsein – ein wirkliches *Gesundheits-Bewusstsein.* Es drängen sich folgende Fragen auf: Wie wäre es denkbar, ohne Wirkstoffe Veränderungen zu bewirken? Beruht der Erfolg vieler moderner Arzneimittel vielleicht auf Placebo-Reaktionen? Was wäre, wenn es gar nicht der Wirkstoff ist, der wirkt, sondern generell unsere Überzeugungen und Erwartungen?

1.8 Das Geheimnis „intelligenter Zellen"

Der amerikanische Zellbiologe Bruce Lipton vergleicht unsere Überzeugungen mit einem Filter vor dem Objektiv eines Fotoapparats. Sie verändern unseren Blick auf die Welt, auf das Bild, das wir uns von der Welt machen:

> *„Und unsere Biologie passt sich diesem Blick an. Wenn wir wirklich anerkennen, dass unsere Überzeugungen derart mächtig sind, haben wir den Schlüssel zur Freiheit gefunden."*[(14)]
>
> Bruce Lipton, Zellbiologe

In unseren Emotionen, die wir zunächst einmal *nur* uns selbst gegenüber pflegen, steckt der Code, direkten Einfluss auf die Intelligenz unserer Zellen zu nehmen. Das Einzige, was sich in mir als Jugendlichem verändert hatte, war die emotionale Basis, durch die ich tagtäglich meine erlebte Wirklichkeit in der ständigen Gegenwart erschuf. Mental wäre mir damals wie heute dieser Code nicht zugänglich, doch gibt es genügend andere Zugangswege. Der Weg dorthin führt aber sicher nicht über den Neocortex, so sehr ich meinen bewussten Verstand zu schätzen weiß! Das Geheimnis intelligenter Zellen liegt in unserem limbischen System verborgen, in unserem emotionalen Steuerungszentrum im Kopf. Dort steht der gigantische „Rechner" für all die Steuerungsimpulse der Botenstoffe, die unsere Zellen als Wirklichkeit erleben.

Die Umgebung der Zellen entscheidet darüber, welche Genfrequenzen freigeschaltet werden. Die Umgebung der Zellen liegt aber nicht außerhalb des Körpers, sondern innerhalb. Wie die Zellen sich verhalten, kommt auf die Umgebung an. Es kommt auf den Nährboden an, in dem unsere Zellen wachsen und gedeihen oder zugrunde gehen. Der Nährboden bekommt seine Informationen über unser emotionales System. Verändern wir unsere Überzeugungen, verändert sich unsere emotionale Wirklichkeit, und damit der Nährboden unserer Zellen.

Dieser Punkt ist mir heute einfach klar. Nur ist es lediglich das nachträgliche Erklärungsmodell dafür, was ich in meiner Jugend erlebt habe. Krankheit und Gesundheit veränderten sich aus mir heraus wie von selbst. Das „Blöde" daran war nur, dass es jedem Menschen in meinem Umfeld vollkommen unerklärlich war. Mein Vater erlebte hautnah mit, dass sich meine Gesundheit so schnell und grundlegend veränderte, aber er hatte keine mentale Erklärung dafür. Der Gedanke, dass durch die Intelligenz unserer Zellen Veränderungen aus uns selbst heraus eintreten können, war jenseits seiner Konstrukte von Wirklichkeiten. Er freute sich darüber, und dabei war es ihm egal, ob es ein Wunder, ob es Glück, meine Jugend oder etwas von allem davon war. Ich vermute sogar, dass er eine absolut nachhaltige Veränderung meines Gesundheitszustandes im Grunde seiner Seele – genauso wie meine Behandler – bezweifelt hat. In unserem klassischen Konstrukt dessen, was als *Wirklichkeit* möglich ist, existiert diese Option nicht, also kann es auch nicht sein. Die Idee, dass diese andere Möglichkeit auch in ihm existieren könnte, blieb meinem Vater zeitlebens verschlossen, weil sie eben nicht in sein Weltbild und das seiner Ärzte, der Medien und seines sozialen Umfeldes passte. So nahm mein Vater brav weiter seine Bluthochdruck-Medikamente und überließ es über Jahrzehnte einem „Experten", sein Herz regelmäßig neu einzustellen. Mein Vater hatte keine Spur eines Bewusstseins dafür, dass es etliche Alternativen dazu gab. Es wäre ja auch extrem schlecht für die Renditen der „Krankheitsindustrie“, die uns durch unser gewohntes Denken beherrscht, wenn dies bekannt würde. Krankheit ist schließlich eines der lukrativsten Geschäfte. Deswegen wird uns ein von Außen abhängiges Verhalten als „normal“ präsentiert.

> *„Gegenwärtig haben wir einen staatlich bezuschussten und gelenkten Medizinbetrieb, der teuer und restriktiv ist und stark von mächtigen Pharmafirmen beeinflusst wird, denen es in erster Linie um möglichst große Gewinne geht... Würde man das vom Staat gedeckte Monopol des Materialismus lockern, könnte sich die naturwissenschaftliche und medizinische Forschung auch der Frage widmen, welche Rolle Überzeugung, Glaube, Hoffnungen, Ängste und gesellschaftliche Faktoren für Gesundheit und Heilung spielen.“*(15)
>
> Rupert Sheldrake

Wenn ich heute Menschen dabei begleite, Bewusstheit und Gewahrsein zu Überzeugungen sowie der inneren Haltung zu entwickeln, erlebe ich es als normal, dass die allem innewohnende *Universelle Intelligenz* solche „Nebenwirkungen“ wie den Blutdruck von selbst anders reguliert. Nur liegt der Fokus nie auf dem Wegmachen der Symptome, noch *glaube* ich an irgendwelche Diagnosen. Es geht um die Botschaften der Symptome. Und die führen uns zu unseren Überzeugungen. Es geht um ganz einfache Zusammenhänge, die sich aus einer von der heute gängigen völlig verschiedenen geistigen Haltung ergeben. Veränderte Gewohnheiten stellen sich von selbst ein, sobald innere Überzeugungen nachhaltig verändert erlebt werden. Mein Vater jedoch glaubte, wie so viele Menschen, an seine Krankheit als *die Wirklichkeit* und an die Reparaturmedizin als seine Erlösung vom Leiden. Mein Vater lebte in diesem Glaubenssystem! Leider passierte ihm im Alter von 78 Jahren ein Unfall, bei dem er auf Eis ausrutschte und sich schwer am Kopf verletzte. Mit diesem Moment begann ein Wechselspiel, das der hoch entwickelten Reparaturmedizin geläufig ist. Man stand vor der Entscheidung: Entweder konnte sein Herz eingestellt werden, was schlecht für die Kopfverletzung war, oder seine Kopfverletzung konnte behandelt werden, was wiederum schlecht für sein Herz war. In diesem fatalen Teufelskreislauf traten Hirnblutungen und Schlaganfälle auf. Trotzdem konnte unsere Reparaturmedizin meinen Vater sieben Jahre lang, als zunehmenden Pflegefall, am Leben erhalten. Sieben Jahre, in denen er einen wichtigen Beitrag dazu leistete, unser Bruttosozialprodukt zu erhöhen. Sieben Jahre lang diverse Leiden, bei denen die Kasse der „Krankheitsindustrie" klingelte. Sieben Jahre Cash-Cow, die über Jahrzehnte systematisch vorbereitet wurde, indem man sein Herz immer wieder richtig „eingestellt" hat. Weder meinem Vater noch seinen Behandlern wurde jemals bewusst, wie der Teufelskreislauf durch die eigenen Überzeugungen und die eigene Geisteshaltung in jedem Moment selbst erschaffen wurde.

Die „perfekte" Behandlung, die mein Vater über Jahrzehnte durch das „Einstellen des Herzens" erlebt hatte und die er und seine Behandler für „alternativlos" gehalten hatten, war die Ursache dafür, dass mein Vater nie auf die Idee kam, selbst die Verantwortung für einen normalen Blutdruck zu übernehmen. Und so kam er auch nie auf die Idee, dass in ihm eine Fähigkeit, ein Potential für diesen normalen Blutdruck vorhanden war. Wir glauben einfach die Erklärungsmodelle, wie „fortschrittlich" wir sind, dass wir Medikationen haben, mit denen wir auf Dauer mit Dysfunktionalitäten in unserem Zellsystem leben können. Wir verschließen unsere Augen davor, wie wir die Einladungen der Krankheitsindustrie annehmen, uns selbst zu Pharma-Junkies zu machen. Unsere Medien vermitteln uns unentwegt, dass die zunehmenden Pflegefälle direkt proportional mit dem zunehmenden Alter zu tun haben. Mein Vater ist ein geradezu grandioses Beispiel, wie die jahrzehntelange Medikation ihn zum Pflegefall machte. Mein Vater wurde zum Pflegefall durch chronische medizinische Behandlung! Wenn mein Vater unter etwas chronisch gelitten hat, dann war es, „behandelt" zu werden. Erst durch das Zusammenspiel von der Medikation wegen Bluthochdrucks konnte die Hirnverletzung nicht adäquat behandelt werden. Dauerhafte Medikationen haben Wirkungen, die von der Krankheitsindustrie als „Nebenwirkungen" heruntergespielt werden. Wirkungen sind Wirkungen – es gibt keine „Nebenwirkungen"! All das, was auf den Beipackzetteln von pharmazeutischen Medikamenten euphemistisch als Nebenwirkungen heruntergespielt wird, gehört als Wirkung dick auf die Verpackung gedruckt. Wieviele Menschen würden sich dann noch weiter freiwillig vergiften?

1.9 Unser täglich Gift gib uns heute

Symptome ausschließlich unter dem Fokus „wegmachen“ zu betrachten und nicht den Botschaften zu lauschen, hat toxische Folgen auf unser Zellsystem, insbesondere in unserem Gehirn. Indem wir „Heilung von...“ suchen, legen wir den Fokus unserer Wahrnehmung auf das Defizit. Das ist nichts anderes als mental-emotionales Gift. Es reicht, um ein Leben im „Überlebensmodus“ unserer Zellen zu führen, nicht jedoch für den „Erfüllungsmodus“.

Genauso toxisch wirken sich die Zusatzstoffe in unseren Nahrungsmitteln aus. Scheinbar will heute niemand den Zusammenhang sehen, wie die Belastung mit Schwermetallen und Giftrückständen in unseren Gehirnen u.a. direkt das Pflegerisiko ansteigen lässt. Wir vergiften jahrzehntelang unser Gehirn vorzugsweise mit Aluminium, Formaldehyd, Quecksilberverbindungen, gentechnisch veränderten Mikroorganismen, Fluor und Jod, und wundern uns dann, dass regenerative Hirnerkrankungen, Demenz und das Unvermögen, ab einem gewissen Alter körperlich noch unser Leben selbst zu organisieren, zunehmen. Und die banale Erklärung ist dann das Alter! Dieser *Glaube* ist wichtig für die Renditen im Milliardenmarkt *Pflege*. Doch wer verursacht denn die Schwermetall- und Giftbelastung? Da treffen wir partnerschaftlich vereint unsere Pharma-, Kosmetik-, Getränke- und Nahrungsmittelindustrien. Auch an dieser Stelle möchte ich nochmals an das heutige perfide Verständnis von Zuwachs am Bruttosozialprodukt erinnern: Wenn Weltkonzerne der Pharma- und Nahrungsmittelindustrie, Fastfood, Softdrinks und Konsorten alles tun, um die Schwermetall- und Giftbelastung in unseren Gehirnen drastisch zu erhöhen, bringt das ordentliche Rendite für deren Investoren. Und wenn wir uns erlauben, die Frage zu stellen, wer denn diese anonymen Investoren sind, die hinter undurchschaubaren Fonds oder Stiftungen stehen, kommt man immer auf eine relativ kleine Gruppe von Namen konkreter Organisationen, Personen bzw. Familiendynastien. Die Frage, ob dabei sehr wohl bewusstes Kalkül dahintersteckt, möchte ich in diesem Buch einfach offen lassen.

Zumindest augenscheinlich ist niemandem in unserem System klar, wie Wirklichkeiten entstehen. Wir impfen unsere Babys, nicht weil es gesund oder erforderlich wäre, sondern weil wir nicht früh genug beginnen können, Gehirne durch Schwermetalle zu belasten. Und die Lobbyisten der

Pharma-Industrie drehen die Medienpropaganda in die vollkommen absurde Richtung, dass es „verantwortungslos" sei, unsere Kinder nicht mit Schwermetallen zu vergiften. Es werden Ängste geschürt, um „Bürgerinitiativen" zu organisieren, die „von unten" aus Angst eine Impfpflicht fordern. Staatlich verordnet würde es Probleme geben. Subtil funktioniert es doch viel eleganter. Schüre Ängste und du kannst alles erreichen (siehe dazu auch die hervorragende Dokumentation unter www.wir-impfen-nicht.eu).

Wir benutzen Deodorant und reiben uns das Aluminium direkt unter die Achselhöhlen. Was glauben Sie, wo sich das ablagert? Natürlich im Gehirn. Wenn wir Schuppen haben, was nichts anderes ist als ein natürlicher Entgiftungsprozess des Körpers, geben wir dem Gift mit „modernster" Anti-Schuppentechnologie der internationalen Pharmagiganten keine Chance mehr, aus unserem Kopf zu entweichen. Wir verwenden Zahnpasta mit Fluor, was nichts anderes als Rattengift ist. Wir verwenden Industriesalz zum Essen, was mit natürlichem Salz nichts mehr zu tun hat. Wissen Sie, was als „Rieselhilfe" im Industriesalz gleich mit eingebaut wird? Aluminium!

Und so, wie wir auf dieser Ebene mit Impfungen umgehen, ob wir „echtes" Salz im Essen verwenden, natürliches Basensalz statt Deo oder Shampoo verwenden, Wasser statt Softdrinks trinken und Fluor vermeiden, so wie wir nicht auf die Idee kämen, Rattengift zu essen, können wir auch zunehmend ein Gewahrsein entwickeln, das über die gewohnten, beschränkenden Glaubenssätze und Überzeugungen hinausgeht.

Dazu ein weiteres persönliches Beispiel: Viele Jahre hatte ich Schuppen und mein Haar wurde zunehmend schütter. Seit 10 Jahren verwende ich ausschließlich Basensalz zum Haarewaschen und ich kenne keine Schuppen mehr. Mein Haar hat heute eine kraftvollere Struktur als vor 30 Jahren. Es ist also keine Frage des Alters, sondern von Gewahrsein! Wir vergiften heute systematisch unser Gehirn und glauben, dass es das Alter sei, das uns Demenz, regenerative Hirnerkrankungen und Pflege beschert. Es ist das gleiche hirnphysiologische Phänomen wie vor 150 Jahren mit dem fehlenden Händewaschen und Desinfizieren, das ich Ihnen bereits erläutert habe. Äußere Hygiene kennen wir, innere Hygiene sowohl von unseren Überzeugungen wie auch von dem, was wir täglich zu uns nehmen, dagegen nicht. Alle Menschen in diesem mechanischen Modell der Wirklichkeit sind davon überzeugt, „richtig“ zu handeln. Doch dieses „richtig“ baut nur darauf auf, dass eine andere Wirklichkeitsebene uns bisher verschlossen geblieben ist. Letztlich glauben wir, dass alt zu werden untrennbar mit Leiden und Krankheit verbunden sein muss. Aber ist das wirklich so? Oder erschaffen wir diese Wirklichkeit durch die Abhängigkeit von unserer Reparatur-Medizin und dadurch, dass wir den *Giftmüll* zu uns nehmen, den uns die Nahrungsmittelindustrie als „Lebensmittel“ verkauft? Überlegen Sie: In der Geschichte der Menschheit gab es über Jahrtausende nur „Bio-Nahrungsmittel“. In den letzten hundert Jahren hat uns die Industrie einen sagenhaften „Brainwash“ verkauft. Giftmüll-Produkte sind „normale“ Lebensmittel und für „Bio“, was eigentlich ganz normale Lebensmittel wären, müssen wir extra bezahlen. Und diesen Betrug nehmen wir als *ganz normal* hin!

Es geht darum, die in unseren Gehirnen angelegten Potentiale auf eine ganz andere als die heute übliche Art und Weise zu entfalten. Doch dafür brauchen wir ein gesundes Gehirn! Nur sind die Experten der „Krankheitsindustrie“ zum Thema Potentialentfaltung unseres Gehirns äußerst inkompetente Ansprechpartner. Den Fokus allein darauf zu richten, Symptome „wegzumachen“, verhindert, dass wir die Informationen bzw. Botschaften unserer inneren Steuerungsebene wahrnehmen und Änderungen auf der Ebene unserer Glaubenssätze vornehmen können. Der Entwicklung von Gewahrsein für die Botschaften aus unserem Inneren, für das eigene Leben, wird kein Platz eingeräumt. Unsere Geisteshaltung, mit der wir Symptomen begegnen, entscheidet darüber, ob wir in den Bereich der Entfaltung unserer Gesundheitspotentiale einsteigen oder uns einfach mit dysfunktionalen, krankmachenden, unsere Potentiale einschränkenden Gehirnmustern zufrieden geben.

Der Nobelpreis für DDT

1939 entdeckte der Forscher Paul Müller in einem Labor der *J. R. Geigy AG*, wie man DDT als *unbedenkliches Allheilmittel* gegen Schädlinge verwenden kann. 1948 wurde ihm zu diesem großen Verdienst für die Menschheit der medizinische Nobelpreis verliehen. Von 1940 bis Ende der 1960er-Jahre stieg kontinuierlich der Einsatz dieses Giftes in der Landwirtschaft und in Gebäuden an. Es gab groß angelegte Werbekam-

pagnen für den Einsatz von DDT. Der „moderne" Landwirt verwendete DDT. Die Industrie ließ sich nicht lumpen für ihre Investitionen in Werbung und Propaganda. Ab 1952 gab es eindeutige Studien, die auf die Gefahren für Menschen, Tiere und Pflanzen aufmerksam machten. Doch diese Studien wurden stets in ihrer Bedeutung heruntergespielt. So kam es, dass bereits 1960 weltweit 100.000 Tonnen dieses Giftes hergestellt und eingesetzt wurden. Kapitalistische und kommunistische Regierungen waren in diesem Punkt völlig einig. Erst ab 1972 wurde DDT in den meisten westlichen Ländern verboten. In der DDR war es beispielsweise bis zur Wiedervereinigung im Einsatz, in etlichen Ländern wie Indien oder Nordkorea wird es bis heute hergestellt und in der Landwirtschaft im großen Stil verwendet.
Rückstände dieses Giftes lassen sich auch heute noch in Deutschland in manchen Gegenden im Trinkwasser nachweisen, als Wohngift ist es vor allem in älteren Häusern der neuen Bundesländer und in ehemaligen US-Army-Wohnsiedlungen im Westen nachweisbar. Bei Wikipedia findet sich der lapidare Hinweis, dass DDT so gut wie nie tödlich sei und es viel schlimmere Gifte gäbe. Ist doch beruhigend... Oder finden Sie das vielleicht etwa nicht?
Paul Müller wurde der Nobelpreis für DDT nie aberkannt. War es wirklich ein Verdienst für die Menschheit? Aber wenn es das Nobelpreiskomitee so sagt, dann muss es so sein. Oder haben Sie da etwa Zweifel?

Die Renditen der Herstellerfirmen finden sich in keiner Statistik. Wirkliche Untersuchungen zu den angerichteten Schäden durch den Einsatz des Giftes gibt es keine. Die Investoren der Industrie sind berechtigt, hohe Renditen mit Umweltgiften zu erwirtschaften, die angerichteten Schäden tragen die Einzelnen bzw. die Allgemeinheit. Das nennen wir „Rechtssystem".
Wundern wir uns wirklich noch über die Zunahme an Krankheiten, die durch ein geschwächtes Immunsystem ausgelöst werden? Dürfen wir uns wirklich noch darüber wundern, als Gesellschaft immer kränker zu werden, wenn wir unentwegt über die Nahrungskette und unsere Atmung Gift zu uns nehmen? Auf einer US-amerikanischen Internetseite (www.kevincraig.us/ddt.htm) wird der emeritierte New Yorker Wirtschaftswissenschaftler George Reisman mit der Aussage zitiert, wie

wichtig es sei, das Verbot für DDT wieder aufzuheben. Es folgt dann eine scheinbar ernst gemeinte Polemik, dass die Umweltbewegungen, die zu dem Verbot dieses Giftes geführt haben, durch das Verbot mehr Morde begangen hätten, als die Kommunisten und die Nationalsozialisten zusammen. Denn wenn DDT wieder erlaubt würde und überall auf der Welt versprüht werden dürfte, gäbe es weltweit keine Malaria-Toten mehr. Ist diese Argumentation nicht einfach nur „cool"? Mir verschlug es bei dieser Argumentation schlicht die Sprache. Ist die Argumentation von Prof. Reisman Satire oder Ernst? Scheinbar ist das wieder einmal amerikanische Logik: Profit heiligt die Mittel. Auf dieser Ebene fällt mir nur Folgendes ein: Wenn alle Menschen heute umgebracht würden, gäbe es ab morgen keinen einzigen Todesfall mehr. Ist doch bestechend diese Vorstellung, mit einem Schlag den Tod nachhaltig für die gesamte Menschheit zu eliminieren! Zu was für Unsinn lassen sich Lobbyisten eigentlich missbrauchen, wenn es um die Erhöhung der Renditen für Investoren geht?

Manchmal stelle ich mir dazu vor, es würde einen „Teufel" geben, wie wir ihn aus Bildern und Geschichten des Mittelalters kennen. Glauben Sie, dass sich dieser Teufel ein solches System aus Ohnmacht und Abhängigkeiten noch besser ausdenken könnte? Wie könnte es sich der Teufel ausdenken, Menschen dazu zu bringen, sich freiwillig kontinuierlich zu vergiften? Was für eine Volkswirtschaft würde er sich ausdenken? Eine Volkswirtschaft, in der für die Werbung und das Marketing von industriell hergestellten Giftmüll-Produkten Milliarden-Beträge ausgegeben werden, anstatt natürliche Nahrungsmittel mit echtem Nährwert, ohne Giftstoffe und ohne Schwermetalle herzustellen und zu verkaufen? Eine Volkswirtschaft, in der mit dem Bekämpfen von Krankheiten und dem Leiden vieler Menschen Milliarden verdient werden, anstatt Heilsein und Gesundheit zu fördern? Ist es nicht ganz klar, welches Volkswirtschaftssystem sich die „dunklen Mächte" ausdenken würden? Und welche Glaubenssysteme wären dann passend? Es wären wohl religiöse Glaubenssysteme, die uns irgendwelche Geschichten als „Gottes Wille", Leid und Bestrafung von Sünde präsentieren; kommerzielle Glaubenssysteme, die den Konsum zelebrieren; monetäre Glaubenssysteme, die die Macht illusionärer Geldsysteme anbeten; wissenschaftliche Glaubenssysteme, die uns die Unfehlbarkeit von Forschung und Lehre weismachen wollen; medizinische Glaubenssysteme, die uns dazu bringen, Gift mit Nebenwirkungen in Form angeblich notwendiger Medikationen zu schlucken; politische Glaubenssysteme, die uns Erlösung versprechen und noch viele weitere Variationen. Viele solcher Glaubenssysteme sind heute so getarnt, dass wir sie auf den ersten Blick gar nicht als Glaubenssysteme erkennen. Auch der *Atheismus*, der *Kommunismus* oder der *Nationalismus* sind Glaubenssysteme. Ein Atheist *glaubt*, dass er *nicht glaubt*. Und viele von ihnen vertreten diesen Glauben so militant, dass dagegen islamische Fundamentalisten blass aussehen. Wenn es dunkle Mächte oder Teufelswerk geben sollte, läge ihr erster wesentlicher Schritt darin, Glaubenssysteme zu installieren. Und zwar ganz viele unterschiedliche Glaubenssysteme, die sich gegenseitig bekämpften. Denn nichts macht Menschen steuerbarer, als dass sie, in Glaubenssystemen gefangen, ihr Gehirn nur beschränkt benutzen. Nichts festigt die Macht mehr als *teile und herrsche (divide et impera)*. Es geht nicht darum, uns innerhalb der Systeme zu bewegen, sondern darum, uns von außen des Systems gewahr zu werden, dass es nur eine Vielzahl von Glaubenssystemen braucht, um Unheil zu säen. Viel effizienter als das, was wir heute erleben, könnten es sich die Anhänger dunkler Mächte nicht ausdenken. *Katholizismus* versus *Protestantismus*, *Kommunismus* versus *Kapitalismus*, *Christentum* versus *Islam*, um nur einmal drei Glaubenssysteme zu nennen, die Millionen von Menschen umgebracht haben und endlose Kriege und Rüstungskäufe bewirken. An jedem Krieg und jedem Rüstungskauf verdienen kleine Gruppen von Menschen richtig viel Geld.

Und es sind ebensolche Gruppen in der Krankheits-, Kosmetik- und (Über-)Lebensmittelindustrie, die am aktuellen Gesundheits-Glaubenssystem verdienen. Diejenigen, die an Kriegen verdienen und denen die Rüstungsindustrie gehört, brauchen nur unterschiedliche Glaubenssysteme zu schüren, um zu profitieren. Und das Gleiche erleben wir auch bei dem, was an die Stelle von Gesundheit getreten ist. Was wir in der Krankheits- und Nahrungsmittelindustrie erleben, ist Krieg gegen die Menschheit, nur wundervoll getarnt. Sobald wir in einem Glaubenssystem gefangen sind, hängen wir schon an dessen Ketten – an den selbstgeschmiedeten Ketten in unserem Gehirn. Und beten täglich die Götzen an: *„Unser täglich Gift gib uns heute!“*

Doch wenn es solche *dunklen Mächte* geben sollte, so brauchen sie für ihren Erfolg Menschen, die diese sehr eingeschränkte Nutzung ihres Gehirns für „normal" halten, die die Entfaltung ihrer Potentiale in das Reich des Fiktiven verbannen und für die ein Feld der Möglichkeiten zu betreten, den Rahmen des Vorstellbaren sprengt.

Ich möchte Sie dazu einladen, sich den Gedanken zu erlauben, dass es auch ganz anders sein könnte. Möglicherweise sind *Himmel* und *Hölle*, *Gott* und der *Teufel* keine Orte und keine Personen, sondern schlichtweg *geistige* Zustände in unserem Gehirn, mit denen wir in Verbindung treten können. Sobald diese Verbindung emotional „geladen" ist, kommen wir in die Lage, unsere erlebte Verbindung als Wirklichkeit zu spüren. In dieser Metapher sind Himmel und Hölle in jedem Moment in uns. Unsere wirkliche Freiheit besteht darin, uns unserer Fähigkeit gewahr zu werden, in jedem Moment entweder den Himmel oder die Hölle in uns selbst betreten zu können.

Erlauben wir uns doch einmal die Vorstellung, wir wären zu 100 Prozent davon überzeugt, dass wir im gegenwärtigen Moment einen inneren Raum betreten könnten, in dem wir das *Paradies* vollkommenen Friedens und Glücks erleben. Wie geht es Ihnen jetzt? Halten Sie an dieser Stelle bitte einen Augenblick inne. Nehmen Sie wahr, was in Ihnen auftaucht, wenn Sie den Satz hören: *„Sie können das Paradies im gegenwärtigen Moment erleben."* Kommt Ihre „Gedankenfabrik" in Gang und produziert einen Gedanken? Können Sie diesen Gedanken einfach wahrnehmen und beobachten? Oder ist der Gedanke so kraftvoll, dass Sie ihn glauben müssen? Erlauben Sie sich doch daneben auch, Ihre Atmung wahrzunehmen. Wie fühlt sich der Gedanke an? Wir haben in jedem Moment viel mehr als nur eine Möglichkeit, eine Wirklichkeit in uns entstehen zu lassen. **Der Schöpfungsmoment ist immer genau JETZT und JETZT und JETZT – ohne Vergangenheit und ohne Zukunft. Vergangenheit und Zukunft sind rein virtueller Natur. Sie existieren nur in einem Feld des Geistes. Wahrnehmen können wir ausschließlich in der Gegenwart. So steht uns der Raum der Möglichkeiten, das Schöpfungsfeld mitten in uns, immer offen.** Wir brauchen den Fokus unseres Bewusstseins nur auf Gewahrsein zu richten, um uns der Hölle bewusst zu werden und aktiv den Himmel zu betreten. Niemand zwingt uns, an einschränkenden Überzeugungen festzuhalten, niemand zwingt uns, Softdrinks zu trinken, mit denen wir uns auf Dauer vergiften, permanent über industriell verarbeitete Nahrungsmittel Aluminium zu uns zu nehmen, unser Gehirn mit Fluor oder sonstigen Giften nachhaltig zu schädigen. Es liegt an uns, Glaubenssystemen Kraft zu verleihen oder aus ihnen auszusteigen. Das *Jetzt* in uns zu erleben, ist eine vollkommen andere Dimension, als uns mit irgendeinem Glauben an irgendetwas unser Gehirn für die Wahrnehmung des Moments zu verschließen. Die Macht, all dies zu verändern, haben wir in uns. Es liegt an uns, ihrer gewahr zu werden. Unsere Herausforderung liegt darin, uns der Zusammenhänge zunehmend gewahr zu werden – sie jedoch nicht zu bekämpfen. Es sind einfach Einladungen, die wir annehmen können oder eben nicht – Einladungen zur eigenen Lebendigkeit, zu Gesundheit und Wohlbefinden.

Nach Westen segeln, um nach Osten zu kommen

1492 segelte der heute wohl berühmteste Kapitän Genuas, Christoph Kolumbus, unter der Flagge Spaniens nach Westen, um nach Osten zu kommen. Von allen Gelehrten seiner Zeit wurde er als verrückt angesehen. Er bewegte sich nicht im Weltbild seiner Zeit, nicht im Konstrukt der Wirklichkeit der damaligen Wissenschaft und der damaligen Autoritäten. Doch er segelte und segelte, und er kam an. Was er entdeckte, war gewaltig. Und ein wenig später war es, und ist es bis heute, ganz normal, nach Westen zu segeln, um im Osten anzukommen. Was damals eine Revolution im Bewusstsein der Menschheit war, ist heute eine Selbstverständlichkeit. Allenfalls wundern wir uns noch, wie „blöd" die Gelehrten wohl waren, die diese simple Logik nicht erkannt hatten. Doch waren diese Gelehrten keinesfalls „blöd", sie waren nur im Glaubenssystem ihrer Zeit gefangen. Sie hingen an den Ketten im Gehirn ihrer Zeit. Und daran hat sich bis heute nicht viel verändert. Wer im System der Wissenschaften Karriere macht, muss fest verwurzelt sein im gegenwärtigen Glaubenssystem der Wissenschaft. Es muss *im* System gearbeitet werden, nicht *am* System. Es kommt nur darauf an, *die Dinge richtig zu machen*, und nicht, *die richtigen Dinge zu machen*. Im Beispiel von Kolumbus hätte derjenige den Nobelpreis bekommen, der in der Lage ist, die Seeroute von Barcelona nach Ägypten zu optimieren oder durch ein neues Takelage-Konzept fünfzig Prozent der Matrosen einzusparen. Das ist etwas für Spezialisten *im* System. Doch die Idee, nach Westen zu segeln, um nach Osten zu kommen, passte nicht ins damalige wissenschaftliche Glaubenssystem. Es bedeutet, aus dem System zu treten und zu beginnen, *am* System zu arbeiten.

Das, was wir heute erleben, wenn wir den Fokus unseres Bewusstseins auf die Botschaften der Symptome richten, statt Symptome systematisch wegzumachen, wirkt auf viele Menschen wie Utopie aus fernen Welten. Doch diese Utopie ist heute schon Wirklichkeit, wenn wir es uns erlauben! Das Navi dafür tragen wir im limbischen Teil unseres Gehirns. Unsere innere, emotionale Wirklichkeit zu erleben, ist entscheidend! Es geht darum, uns einer veränderten Identität von uns selbst bewusst zu werden – Weite zu erleben, Entdeckergeist zu spüren! Haben Sie Lust, einen neuen Kontinent zu entdecken? Diese neue Welt, die es zu entdecken gilt, liegt in Ihnen selbst. Haben Sie Lust auf Abenteuer? Na, dann Leinen los, die Reise kann beginnen!

„Lass das Verhalten anderer nicht Deinen inneren Frieden stören."

Dalai Lama

Fallbeispiel Marianne: *„Niemand kann mir helfen!"*

Marianne war vor einigen Jahren im *Q!-Coaching* und kam so das erste Mal mit dem Erleben *veränderter Wirklichkeiten* in Kontakt. Ich erinnere mich noch genau daran, weil sie ganz dringend vor meinem Urlaub noch einen Termin haben wollte. Thema war ihre Zwei-Zimmer-Wohnung – diese platzte durch das gemeinsame Baby aus allen Nähten, und sie war mit ihrem Mann bereits fast zwei Jahre auf Wohnungssuche. Wie in etlichen Metropolregionen dieser Welt stellt auch in München das Finden eines geeigneten Wohnraums mitunter eine Herausforderung dar. Marianne jedenfalls erschien es nach so vielen Monaten schier unmöglich, etwas zu finden.

Im *Q!-Coaching* geht es nicht um die Wohnung – die „Geschichte" –, sondern um das emotionale Thema, das die *Vergeblichkeit, eine Wohnung zu finden,* auslöst. Denn alles, was wir im „Außen" wahrnehmen, ist ein Gleichnis zu unseren Überzeugungen. Nimm Deine Überzeugungen wahr, erlaube es Dir, sie zu verändern und beobachte, was die *Innere Intelligenz*, die *Universelle Weisheit*, Dir an veränderten Wirklichkeiten präsentiert. Für Marianne hieß das, einzutauchen in ihre inneren Erlebniswelten, was sich beim Thema *Vergeblichkeit der Wohnungssuche* so alles zeigt. Da ging es um die Liebe zu sich selbst, Leichtigkeit, Freude und ein In-sich-selbst-ankommen. Es war eine spannende Entdeckungsreise in ihren inneren Welten-Raum und für Marianne fühlte sich alles innerhalb weniger Stunden sehr kraftvoll an. Nach zwei Wochen, ich war gerade wieder von meinem Urlaub zu Hause, rief sie mich an und erzählte mir freudestrahlend, dass sie und ihr Mann vor drei Tagen glücklich einen Mietvertrag unterschrieben und eine traumhafte Wohnung zu einem bezahlbaren Preis gefunden hatten – viel besser als sie es sich hätten träumen lassen. Diese Arbeit hat nichts mit Manifestieren zu tun. Wir wollen dem *lieben Gott* keine Vorschriften machen. Alles darf einfach sein. Es passiert einfach.

Zwei Jahre später erinnerte sich Marianne wieder an das Coaching, an mich, an Quanten-!ntelligenz und ihr verblüffendes Wohnungserlebnis; und so rief sie mich an. Anfang 2013 hatte sich ein schwerer familiärer Schicksalsschlag ereignet, der sie völlig aus ihrer Mitte geworfen hatte. Sie fühlte sich zunehmend kraftlos, überfordert, müde, deprimiert und sie kränkelte ständig. Im Oktober 2013 begann dann ihre Odyssee von einem Arzt zur nächsten Ärztin und von einer Therapeutin zur nächsten, und sie war verzweifelt. Zuerst war sie richtig froh, als ihr endlich nach fünf Wochen eine *mittelschwere Depression* bescheinigt wurde, denn durch die Diagnose würde *man* ihr sicher schnell helfen können. Das ist ja wie beim Auto: *„Wenn man weiß, was kaputt ist, wechselt man eben das Teil!"* Was soll denn da beim Menschen schon anders sein, als beim Auto? Diese Überzeugungswelt wird von unseren Medien und allen scheinbaren Gesundheitsexperten als Mantra suggeriert. Der Mensch ist ein mechanisches System und für jedes Teil bietet die postmoderne Wissenschaft ständig bessere Reparateure aus.

Marianne fühlte sich durch die exakte Diagnose auch verstanden und bestätigt, denn die Diagnose war doch schließlich der Beweis dafür, dass es ihr wirklich sehr schlecht ging. Was jedoch in den nächsten Tagen und Wochen folgte, war eher ernüchternd. Denn keiner wusste so recht, etwas mit ihr anzufangen, und eine Psychologin fragte sie gar in barschem Ton: *„Was wollen Sie eigentlich von mir?"* Für eine Mutter-Kind-Kur ging es ihr zu schlecht, die „Geschlossene" war keine Alter-

native, auf einen Therapieplatz sollte sie mindestens sechs Monate warten und die verschriebenen Tabletten kamen postwendend auf demselben Weg zurück, auf dem sie in ihren Magen gewandert waren. Die ellenlangen Beipackzettel waren, auch ohne sie zu lesen, schon erschreckend und bei genauer Betrachtung musste sie feststellen, dass die Nebenwirkungen ihre Hoffnungslosigkeit nur noch zusätzlich verstärkten. Ihre Verzweiflung wuchs, obwohl (*oder gerade weil?*) sie „Probesitzungen“ bei einigen Therapeutinnen bekam, die die gestellte Diagnose alle bestätigten. Die erste sagte ihr gleich, dass sie ihr nicht helfen könnte, der zweite hatte sie eingeschoben, aber keine Lust auf ihr Gejammere und die dritte sagte nach ihrem dritten Termin: „*Wenn Sie alles hinterfragen und nicht genau machen, was ich Ihnen sage, passen wir nicht zusammen. Und im Übrigen habe ich fünf Kinder und ich kann weder verstehen noch hören, dass es Sie nervt, bloß weil Ihr einziger Sohn dauernd an Ihnen klebt!*“ In ihrer Verzweiflung rief Marianne mich an und meinte: „*Ich bin offenbar besonders schwierig und irgendwie kann mir keiner helfen. Kannst Du da was mit Q! machen?*“ Erinnern wir uns: Machen kann ich mit *Q!* nichts, heilen kann ich nicht, ob eine Depression besteht, weiß ich nicht, wenn es Depressionen geben sollte, wäre ich der völlig Falsche, sie zu kurieren. Und so erwiderte ich ihr: „*Ja das hört sich nach der sehr erfolgreichen Überzeugung an: ‚Ich bin ein besonders schwerer Fall und mir kann niemand helfen!‘ Toll, wie schön wir manchmal Überzeugungen präsentiert bekommen...*“
Sie musste spontan lachen. Ich erklärte ihr noch einmal, dass für mich Diagnosen, Depressionen und andere Bewertungen einfach keine Rolle spielen. Mit *Q!* geht es nur darum, unseren Überzeugungen auf die Spur zu kommen. Und so kam Marianne einen Nachmittag zu mir, um in die inneren Erfahrungswelten ihrer Überzeugungen einzutauchen. Eine Woche nach unserem Termin erzählte sie mir: „*Du kannst Dir gar nicht vorstellen, was passiert ist. Danke, Danke! Es geht mir so viel besser, das ist unglaublich. Am Tag nach unserem Termin kam eine Nachbarin angelaufen: ‚Marianne, Marianne, was ist denn mit Dir passiert?‘*“ Sie war so verdutzt, dass sie noch gar nicht geantwortet hatte, als die Nachbarin weiter sprach: „*Du siehst soo glücklich aus, so habe ich Dich seit Monaten nicht gesehen!*“ Wow, sie fühlte sich also nicht nur besser, sondern man sah es ihr auch an!

Das Gehirn – wie hätten Sie es gerne?

Über unser Gehirn steuern wir auch unsere Gefühle, obwohl wir es meist anders empfinden. Aber unser Gehirn *steuert* viel mehr als nur unser bewusstes Denken, mit dem wir uns häufig identifizieren. Über unser Gehirn koordinieren wir, dass wir uns so verhalten, *wie* wir uns verhalten. Nur erleben wir es normalerweise nicht als bewussten Vorgang. Mit unserem Gehirn nehmen wir die Wirklichkeit wahr: Wie wir uns fühlen, und was wir über Gott und die Welt glauben.

Als Metapher können wir das Gehirn auch als die Hardware unseres „Bio-Computers" betrachten. Und mit welcher Software steuern wir unsere Hardware? Bei Software geht es um Geist und Bewusstsein. Und diese Software kommuniziert über unsere Emotionen in das ganze Zellsystem.

Da gibt es beispielsweise *Überlebens-Software*, mit der unser System normalerweise vom „Hersteller" oder anders ausgedrückt von Mutter Natur ausgeliefert wird. Alles darüber hinaus sind die Extras, um die wir uns selbst kümmern dürfen. Doch können wir unser System jederzeit auch nachrüsten mit unterschiedlicher Software, um ein *erfülltes Leben* zu führen: mit *Erfüllungs-Software* sozusagen. Genug Speicherkapazität haben wir, um den Download zu starten.

Die Qualität und Sorgfalt, die wir bei der Auswahl unserer Software verwenden, hat direkten Einfluss auf die Qualität unseres Lebens. Wie glücklich wir sind, ob unser Alltag von Liebe durchdrungen ist, welche Lebensfreude wir verspüren, wie wir die Beziehungen zu anderen Menschen gestalten oder unsere Gesundheit, und wie wir mit beruflichen Herausforderungen zurecht kommen, hängt direkt mit der Software zusammen, mit der wir tagtäglich unser Gehirn *füttern*. Der Geist, oder anders ausgedrückt, die Information, die unser Gehirn im Jetzt erfüllt, entscheidet maßgeblich über unser Bewusstsein, was wir für unser Leben halten und in welcher erlebten Qualität sich unser Leben im Jetzt entwickelt.

> *„...das Gehirn ist eine Baustelle und zeitlebens kann man neue Erfahrungen machen und in den oberen Stockwerken Erweiterungen vornehmen..."*(16)

Gerald Hüther

Kapitel 2: Der Geist ist stärker als die Gene

2.1 Die *Wirklichkeit* verändert wahrnehmen

Die Fähigkeit, unsere emotional erlebte *Wirklichkeit* in jedem Moment verändert wahrzunehmen, haben wir alle in uns. Doch welchen Nutzen soll es haben, unsere Wirklichkeit verändert wahrzunehmen? Machen wir uns da nur etwas vor? Malen wir uns die Welt rosa an? Genau darum geht es nicht! Dann wären wir bei den Schattenseiten von positivem Denken und Mentaltraining angelangt. Doch sobald wir den Fokus auf die Funktionsweise unseres Geistes richten, liegt die Antwort auf der Hand: Indem wir auf die elektro-chemischen Reaktionen in unserem Gehirn Einfluss nehmen, ermöglichen wir unseren 60 bis 80 Billionen Zellen eine gesündere Lebensgrundlage. Wir haben mit unserem Gehirn ein perfektes Navigationssystem in uns. Wir können nichts Besseres für unsere Gesundheit tun, als mit dessen Hilfe aus dem „normalen" Schutz- bzw. Überlebensmodus der *Flucht-Kampf-Reaktion* (siehe Kapitel 1.3) auszusteigen und unser Leben zunehmend im Schöpfungsmodus zu verbringen. Die neuronale Struktur im Gehirn verändert sich „ganz nebenbei", je mehr Zeit wir uns für so erhabene Gefühle wie *inneren Frieden*, *Verbundenheit*, *Dankbarkeit*, *Selbstliebe*, *Mitgefühl*, *Freiheit* gönnen oder einfach über die Wunder dieses Universums staunen. Erlauben Sie sich einfach die Vorstellung, es könnte für uns zur Normalität werden, unsere alltäglichen emotionalen Reaktionen aus diesen lebensfördernden Gefühlen entstehen zu lassen. Wäre da ein signifikanter Unterschied, wenn Sie Ihren Alltag zunehmend in dieser emotionalen Qualität verbringen könnten? Für die meisten Menschen, die ich in den *Q!-Workshops* oder im *Coaching* begleite, macht dies einen gewaltigen Unterschied im Alltag aus. Denn gewöhnlich erleben wir in unserem Leben nur solche Emotionen, die durch unsere Schutz- und Überlebensempfindungen gesteuert sind: Wut, Ungeduld, Ärger, Unruhe, Hass und Zorn stehen heute an erster Stelle, wenn wir emotional reagieren. Aber damit tun wir uns und unserer Umgebung neurologisch gesehen schlichtweg nichts Gutes. Im Gegenteil: Wir schaden uns auf der ganz elementaren Ebene unserer Zellen nur selbst. Deswegen haben *emotionale Reaktionen* einen so schlechten Ruf. Unser evolutionäres Potential ist aber auf viel mehr ausgerichtet: **Wir sind in der Lage, mit Leichtigkeit Wege zu erler-**

nen, unser limbisches System und unser chemisches Laboratorium im Hypothalamus in die Lage zu versetzen, völlig veränderte chemische Kaskaden aufzubauen – neurochemische Kaskaden, die es möglich machen, uns in einer Wirklichkeit wiederzufinden, die von Liebe und Inspiration durchdrungen ist. Erinnern Sie sich einmal an Augenblicke in Ihrem Leben, in denen Sie einfach nur Freude empfunden haben. Waren Sie in diesen kostbaren Momenten des Lebens auch mit Liebe erfüllt? Haben Sie diese Sternstunden Ihres Lebens auch als Phasen der Inspiration, Leichtigkeit und Kreativität erlebt? Heute *glauben* wir lediglich, dass wir auf ein äußeres Ereignis oder das außergewöhnliche Verhalten eines Menschen angewiesen sind, um solche Sternstunden durch und durch erfüllt von Freude und Liebe zu erleben. Den evolutionären Sprung, unseren *Bio-Computer* viel professioneller zu nutzen, können wir in Leichtigkeit erleben, wenn wir wiederholt die Erfahrung machen, dass wir unabhängig vom „Außen" bereits alle Fähigkeiten in uns tragen, um immer häufiger von Freude, innerem Frieden und Liebe erfüllt zu leben. Und das ist die Revolution in der Nutzung unseres Gehirns, die ansteht.

„Die Welt ist alles, was der Fall ist, und auch alles, was der Fall sein kann."[17]

Prof. Anton Zeilinger, Physiker

Welche positiven Auswirkungen hat die veränderte Nutzung unseres Gehirns? Um das zu zeigen, schauen wir uns in Kapitel 2.3 und 2.9 an, was Sabine über einen längeren Zeitraum mit *Q!* erlebt hat. Es ist immer möglich, unser Leben positiv zu verändern, indem wir üben, unser Gehirn anders zu nutzen als gewohnt. Es beginnt mit dem entspannten Wahrnehmen dessen, was gerade jetzt in mir ist. Die eigentliche Herausforderung liegt am Anfang häufig darin, ein Bewusstsein dafür zu entwickeln, was wir im Sinne von Gewahrsein wahrnehmen, und das von unseren gewohnten Bewertungen abzulösen. Die Voraussetzung für die Veränderung unserer erlebten emotionalen Wirklichkeit ist in erster Linie, wieder Offenheit und Neugierde dafür zu entwickeln, wie wir die Welt, die voller Sinnesreize ist, wahrnehmen. „*Wieder*" deswegen, weil wir als Kinder diese Offenheit normalerweise besaßen. Nur hat sich im Laufe der Zeit ein „Wissen" entwickelt, das uns in sämtlichen Situationen immer wieder auf die gleichen neuronalen Verknüpfungen zurückgreifen lässt. Die Konsequenz ist, dass wir auch immer wieder die gleichen Gefühle erleben. **Sobald wir damit beginnen, die gewohnte neuronale Ordnung zu durchbrechen, fehlen uns zunächst unsere vertrauten Gefühle. Und ganz schnell greifen wir auf unsere bekannten Denk-, Gefühls-, Bewertungs- und Reaktionsmuster zurück. Es ist aber nur eine Gewohnheit, immer wieder auf das „Wissen" zurückzugreifen, das auf unseren vergangenen Erfahrungen beruht.** Sobald wir zunehmend die Erfahrung machen, wie wundervoll sich unser Leben verändern kann, wenn wir uns wieder eine Grundhaltung der Offenheit, der Neugierde und des Staunens erlauben, starten wir über das Wahrnehmen der Welt in uns einen unendlichen Schöpfungsprozess.

Wie hegen wir den Garten unserer Wünsche?

Stellen Sie sich einmal vor, Sie könnten alles bekommen, was Sie sich wünschen. Lassen Sie doch Ihren Gedanken einmal freien Lauf! Am Besten beginnen Sie mit *„Ich möchte, dass..."* und lassen es einfach mal sprudeln, beispielsweise so:

- *„...mein größter Traum sich erfüllt."*
- *„...ich wieder gesund werde."*
- *„...mein Verdienst sich verbessert."*
- *„...mein Herzmagnet funktioniert."*
- *„...meine Bestellungen beim Universum endlich ausgeliefert werden."*
- *„...ich immer erfolgreich bin."*
- *„...mir Reichtum einfach zufliegt."*
- *„...ich meinen Traummann/meine Traumfrau habe usw."*

Völlig unabhängig davon, wie lang die Liste Ihrer Wünsche wird, erlauben Sie sich einmal folgenden Gedanken: All diese Wünsche sind Samen, die wir in den Gärten unseres Herzens und unseres Gehirns säen. Unsere Wünsche sind noch keine Pflanzen oder Bäume, geschweige denn Früchte, sondern es sind die Samen in unserem inneren Garten. Samen sind Potentiale. Potentiale liegen in einem Möglichkeitsraum, einem Schöpfungsfeld.

Was macht ein guter Gärtner? Ein guter Gärtner kümmert sich liebevoll darum, dass alles, was in seinem Garten angelegt ist, möglichst die besten Rahmenbedingungen bekommt: Licht, Wärme, gute Böden, Wasser, Aufmerksamkeit und Liebe – alles zu seiner Zeit und in dem Maße, wie es jeder einzelne „Wunsch“ für seine Entfaltung am ehesten braucht. Und in (fast) der ganzen Menschheitsgeschichte kamen gute Gärtner vollkommen ohne giftige Chemikalien aus, ohne chemische Substanzen, die das Wachstum „beschleunigen“. Und erst recht ohne DDT oder andere Gifte.

Gewahrsein braucht ein guter Gärtner sowohl für das, was in seinem Garten wachsen und gedeihen soll, als auch für sich selbst. Wenn beispielsweise der Gedanke auftaucht: „*Ob ich wohl an den zarten Halmen ein wenig ziehen soll, damit sie endlich schneller wachsen?*“, dann beobachtet ein guter Gärtner diesen Gedanken und lächelt: „*...ist ja spannend, was ich da so denke...*“. Einen guten Gärtner interessiert nur, in welchen inneren Weltenraum ihn der Gedanke führt; er ist aber erfüllt von seiner inneren Weisheit, dass es absurd wäre, solchen Gedanken zu folgen. Solche Gedanken sind nur die Ketten in unserem Hirn, an denen wir hängen können. Je mehr wir uns darauf konzentrieren, im Jetzt bei uns zu sein und darauf achten, dass unser ganzes Zellsystem immer häufiger von innerem Frieden, Dankbarkeit und Liebe erfüllt ist, desto besser dürfen die Samen unserer Wünsche gedeihen. Und Zeit spielt dabei überhaupt keine Rolle. Aus der Quantenphysik wissen wir heute, dass Zeit ein reines Konstrukt ist, wenn auch eines der hartnäckigsten Konstrukte unserer Wirklichkeit.

Haben wir bereits ein Bewusstsein für diesen Schöpfungsprozess entwickelt? Kulturell wird es von den meisten Menschen eher als *normal* empfunden, die äußeren Umstände für die erlebte Wirklichkeit verantwortlich zu machen. „*Mir geht es schlecht, weil sich im Außen etwas Schlechtes ereignet hat oder ein anderer Mensch böse zu mir war. Mir geht es gut, weil sich im Außen etwas Gutes ereignet hat.*“ Solange wir uns in diesem Bewusstseinszustand befinden, bleiben wir ewig abhängig von dem, was sich ereignet. Wirkliche Freiheit können wir in diesem Bewusstsein nie erreichen. Wir bleiben in unserem Wohlergehen immer abhängig davon, ob sich andere Menschen so verhalten, wie wir es uns wünschen. Wenn es nicht so ist, wenden wir notfalls enorme Energie auf, um mit unseren erlernten Strategien das Außen zu verändern. Diese Strategien spiegeln direkt unbewusste Überzeugungen wider. Manche Menschen sind davon überzeugt, dass sich nur über Druck und „knallharte“ Manipulation das erreichen ließe, was wir uns wünschen. Andere sind davon überzeugt, dass sie nur über charmante Manipulation das Gewünschte im Außen erreichen könnten. Oder sie meinen: „*Es reicht nicht aus, ich muss mich noch mehr anstrengen.*“ Eine weitere beliebte Überzeugung ist bei etlichen Menschen: *„Ich muss alles für die anderen tun und meine eigenen Wünsche und Bedürfnisse hinten anstellen."* Und wohl eine der subtilsten Formen der Strategien des „Nicht-mehr-Wahrnehmens" liegt in der Überzeugung *„just feel good"*: Indem ich alles tue, um mich immer gut zu fühlen, verlerne ich im Laufe der Zeit, überhaupt wahrzunehmen, was jetzt in mir an Gefühl, Empfindung oder Gedanken auftaucht.

Dieses *„just feel good"* scheint schon zum Schlachtruf unserer Konsumgesellschaft geworden zu sein, doch damit rutschen wir in rasantem Tempo in verschiedenste Arten des Suchtverhaltens: Einerseits kann es Konsum im Äußeren sein, andererseits aber auch viele „Psycho"- oder „Simplify"-Techniken", die uns dabei „helfen" sollen, ein gutes Gefühl zu erzeugen, sobald wir glauben, uns schlecht zu fühlen. Einschränkende Überzeugungen lassen sich so leicht erkennen und verändern, dass ich mich immer wieder wundere, wie viel Ratgeber-Literatur sich nur damit beschäftigt, das Leben ein wenig zu verbessern, ohne an den einschränkenden Überzeugungen etwas zu verändern. Es erscheint mir wie ein Übertünchen schimmeliger Wände. Der Schimmel bleibt. Die Wirkung ist dagegen wieder „gut" für die Rendite der „Krankheitsindustrie". Der Kreis schließt sich.

„Der größte Wahn der Wissenschaften besteht in der Annahme, sie wüssten bereits die Antworten. Zwar müssen die Details noch ausgearbeitet werden, aber im Prinzip seien die Grundprobleme gelöst.
Heutige Naturwissenschaft ruht auf der Annahme, Realität sei grundsätzlich materieller oder physikalischer Natur. Es gibt materielle Wirklichkeit und sonst nichts. Bewusstsein ist ein Nebenprodukt der physischen Gehirntätigkeit. Materie ist ohne Bewusstsein. Der Evolution liegt kein Plan zugrunde. Gott existiert nur als Idee im Menschengeist, das heißt in menschlichen Köpfen.
Solche Grundüberzeugungen sind von großer Macht, aber nicht, weil die Wissenschaftler kritisch über sie nachdächten, sondern weil sie es eben nicht tun. Natürlich, die Fakten der Naturwissenschaft, die angewandten wissenschaftlichen Verfahren und das, was an Technik daraus hervorgeht, sind etwas sehr Reales, doch das hinter dem herkömmlichen wissenschaftlichen Denken stehende Glaubenssystem ist ein in der Ideengeschichte des neunzehnten Jahrhunderts verwurzelter Glaube."(18)

Rupert Sheldrake

2.2 Gewahrsein – Power im Gehirn

Es geht darum, die Dinge und Ereignisse einfach wahrzunehmen, ohne zu bewerten, ohne etwas zu wissen und sogar ohne sie zu benennen. Das bedeutet *Gewahrsein*. Es ist der erste Schritt dahin, unser Gehirn zu verwenden, ohne den Neocortex einzuschalten. Es ist zwar nichts Schlimmes, wenn sich unser bewusstes Denken und Analysieren einschaltet, nur läuft dann eben alles in den alten, gewohnten Bahnen unserer Denkgewohnheiten und Überzeugungen ab. Unsere Zellen bekommen die gleichen Informationen wie immer. Das ist die einfache, aber so fatale Nebenwirkung des Gebrauchs unseres Neocortex. Für Routine ist das hervorragend, aber um Veränderungen zu erleben, ist der Neocortex einfach die falsche Hirnregion. Statt zu denken und damit den Neocortex zu gebrauchen, gilt es, Gewahrsein zur Gewohnheit werden zu lassen. **Was aber ist *Gewahrsein* nun genau? Es bedeutet, absichtslos zu beobachten, was ist.** Dieses Beobachten und kontemplative Betrachten verändert die neuronalen Netzwerke im Gehirn. Gewahrsein ist eine Fähigkeit, die in unserem Gehirn schon immer angelegt ist. Aber wir sind nicht daran gewöhnt, unser Gehirn so zu verwenden.

Wir installieren sozusagen neue Programme in unserem Nervensystem, die sich durch anhaltende Wiederholung zu einer neuen Geisteshaltung entwickeln. Indem neue Nervenzellen aktiviert werden, entstehen veränderte neuronale Schaltkreise. Unser Gehirn funktioniert elektro-chemisch, das heißt, dass sich geladene Elemente austauschen, sobald bestimmte Nervenzellen aktiviert werden, und das erzeugt elektromagnetische Felder. Die elektrischen Gehirnaktivitäten verarbeiten millionenfach mehr und schneller Informationen als unsere modernsten Computer. Die Frequenzen der Aktivitäten lassen sich schon seit vielen Jahren messen. So bewegt sich unser Alltagsbewusstsein im Mittel- bis Hoch-Frequenzbereich sogenannter Beta-Wellen. In diesen hohen Frequenzen können wir gut logisch denken, der *Programmiermodus* unseres Gehirns ist dagegen weitgehend unzugänglich. Vereinfacht ausgedrückt: Denken ist schön, doch es nutzt nichts, wenn es darum geht, etwas in unseren Programmierungen zu verändern! Ebenso ist Denken gänzlich untauglich, um Zugang zu Kreativität zu bekommen, um Neues entstehen zu lassen oder um Heilsein zu erfahren.

Mittels Gewahrsein tauchen wir dagegen in Gehirnbereiche niedriger Frequenzen ein. Vom Beta-Bereich können wir über den Alpha- und Theta-Bereich bis in den Delta-Zustand gelangen. Im Theta-Bereich liegen unsere Zellprogrammierungen verborgen, und dort befindet sich auch die Grenze zwischen unserem bewussten und dem unbewussten Geist. Sobald wir in die Lage kommen, das Wunderwerk der Intelligenz unserer Zellen bewusst zu erleben, können wir zum entspannten Beobachter der Veränderungen werden, die einfach geschehen dürfen. Am schnellsten kann der Einstieg in niedrige Gehirnfrequenzen gelingen, indem wir aus unseren, mit den „Logik-Frequenzen" verbundenen *Geschichten* und *Symptomen* aussteigen. Denn über unsere *Geschichten*, die wir nur allzu gerne mit der *Wirklichkeit* unseres Lebens verwechseln, erschaffen wir uns oft auch unsere persönlichen Identitäten wie beispielsweise *Krebs-Patient*, *Allergiker*, *Hypersensibel*, *Arbeitsloser* und Ähnliches. Diagnosen und Bewertungen lassen uns also in den hohen Gehirnfrequenzen verharren. Wahrzunehmen, was wir jetzt an Gedanken, Gefühlen, Emotionen und Körperempfindungen erleben, zeigt uns dagegen den Weg auf eine andere Ebene und damit in einen anderen Frequenzbereich. Wir neigen zwar dazu, Worte für die Wirklichkeit zu halten, doch das ist genauso absurd, wie Urlaub in einem Reisekatalog machen zu wollen.

Was ist eigentlich die Wirklichkeit?

Die Frage mag zunächst absurd klingen, doch betrachten wir dazu einen ganz einfachen physikalischen Zusammenhang: Denken Sie einmal an den Donner eines heftigen Gewitters – unmittelbar über Ihnen. Was fällt Ihnen dazu als Erstes ein? Natürlich das laute „BUMM", wie wir es von Gewittern kennen. Der Donner verursacht Schallwellen und die Luft in der Umgebung des Gewitters wird verdichtet. Doch was braucht es, damit dieses „BUMM" entsteht? Richtig: Es braucht ein Trommelfell, in dem Nervenimpulse angeregt werden, die an ein Gehirn weitergeleitet und dort als „BUMM" wahrgenommen werden können. Solange es kein Lebewesen gibt, das die Schallwellen in Geräusche transformiert, gibt es auch keine Geräusche und auch nicht das für uns typische „BUMM" eines Gewitters. Überall im Universum, wo es keine Lebewesen gibt, aber Gewitter, gibt es zwar Schallwellen, aber keine Geräusche, Klänge und Töne. Erst das Lebewesen, das mit dem entsprechenden Gehirn und den Fähigkeiten der Wahrnehmungsverarbeitung ausgestattet ist, erschafft aus der Schallwelle das signifikante Geräusch.

Wir *glauben*, dass der Donner „BUMM" macht! Doch ohne unsere spezifische Wahrnehmungssensorik, unsere Mitmenschen und ganz viele andere Lebewesen um uns herum, existiert kein Geräusch. Wir selbst erschaffen in unserem Gehirn die Wirklichkeit des „BUMM". Von außen kommt *nur* eine Schallwelle. Ohne den Schöpfungsakt, aus dieser Welle die Wirklichkeit von Geräuschen zu erschaffen, ist eine Welle eine geräuschlose physikalische Welle – mehr nicht. Die Schallwelle und unsere subjektive Erfahrung erschaffen gemeinsam die Wirklichkeit des Donners.

Und im nächsten Schritt nach diesem gemeinsamen Schöpfungsakt des „BUMM" bewerten wir diesen Schöpfungsprozess in Sekundenbruchteilen als *schön* oder *schrecklich*, *gut* oder *böse*, je nachdem, womit wir das Geräusch in Verbindung bringen. Vielleicht fallen uns Erlebnisse ein, die wir während eines Gewitters hatten. Und diese inneren Bilder lösen jetzt in uns etwas aus. Doch ist es jetzt das Bild, das in unserem Gehirn abgespeichert ist. Das Gewitter selbst dagegen ist: *Es ist*. Es ist eine Einladung in eine innere Wirklichkeit. Doch diese innere Wirklichkeit erschaffen wir uns selbst. Es ist nicht das Gewitter. Es sind wir, die die innere Wirklichkeit erschaffen, die wir erleben. Die Bewertung, die wir erschaffen, spiegelt unsere Überzeugungen wider. Sobald wir es uns zur Gewohnheit machen, in diesen Momenten innezuhalten und den zugrunde liegenden Überzeugungen gewahr zu werden, versetzen wir uns in die Lage, veränderte Wirklichkeiten zu erleben. Welche biochemischen Botenstoffe unser Gehirn ausschüttet, wird nicht durch den Donner entschieden, sondern durch unsere Überzeugungen und unsere inneren Bilder. Schüttet unser Gehirn gewohnheitsmäßig Stress- oder Glückshormone aus? Welche Wirklichkeit hätten Sie denn gerne? Es ist nicht der Donner ursächlich für die Wirklichkeit, die wir erleben, sondern wir selbst erschaffen sie. Und in dieser Welt unserer Überzeugungen gibt es nichts zu therapieren. Vielmehr gilt es wahrzunehmen, was ist, unserer Überzeugungen gewahr zu sein und sie verändert wahrzunehmen, wenn sie sich dysfunktional auswirken. Und genau das können wir zu unserer Gewohnheit im Jetzt werden lassen. Das ist alles.

Mit zunehmender Verbindung zur Intelligenz unserer Zellen, zu der unserem Körper innewohnenden Weisheit, weitet sich unsere eigene Identität wie von selbst immer stärker aus: Unser ganzes Zellsystem läuft nicht mehr, ähnlich einem Programm eines langsam in die Jahre gekommenen Radiosenders. Vielmehr können wir in unser Erleben eintauchen, einen „Weltempfänger" zur Verfügung zu haben. Wir haben die Freiheit, zu wählen, welches Programm wir zu unserer jetzt erlebten Wirklichkeit machen wollen! Gewahrsein-was-ist tritt an die Stelle des heute gängigen „Wegmachens" von Symptomen.

Wenn wir nochmals zur Schimmel-Metapher zurückkommen: Dadurch, dass an jeder Ecke Farbe angeboten wird, unsere Medien das Übertünchen von Schimmel als „normal" verkaufen und die Investoren hinter unserer „Krankheitsindustrie" von dem dauerhaften Schimmel-Übertünchen florierende Renditen bekommen, tritt die Option *gewahr sein, was ist* überhaupt nicht in den Fokus unseres Seins. So geben wir uns mit der kurzfristigen Symptom-Behandlung zufrieden. Wir *glauben* schließlich, dass dauerhaft behandlungsbedürftig und krank zu sein einfach unserer Leben ist. Das sagen uns ja auch alle Experten. Dieser Glaube, das sind unsere Überzeugungen, die von außen zwar verstärkt werden können, erschaffen müssen wir sie uns aber selbst. In unseren Leben haben sich meist solche Überzeugungen gefestigt, von denen wir glauben, damit *„im Leben gut zu fahren"*. Und häufig kommen wir erst über Krankheiten oder Krisen in die Lage, diese Strategien als ungeeignet zu entlarven, da sie uns mit voller Kraft in eine Variante des Sisyphus-Syndroms gebracht haben, nämlich, dass wir ein spezifisches Verhaltensmuster wieder und wieder wiederholen, oder dass wir uns zu Pharma-Junkies gemacht haben.

Wir brauchen keine Krankheiten oder Krisen abzuwarten, um aus dem Teufelskreislauf auszusteigen, in den uns einschränkende Überzeugungen und Strategien führen!

Wir können jederzeit mit dem achtsamen Gewahrsein beginnen. In jedem Augenblick dürfen wir entscheiden, wie wir den Schöpfungsprozess des Moments gestalten. *„Aber es passiert doch einfach so – wie soll ich denn selbst ein Gefühl oder gar meine innere Wirklichkeit erschaffen?"* kommt an dieser Stelle gerne augenblicklich als Frage auf. Genau: Heute ist es bislang nicht üblich, das Licht unseres Bewusstseins darauf zu richten. Das ist das Gleiche wie vor einigen Generationen mit dem Händewäschen. Denken Sie zum Beispiel einmal an die sprichwörtlich *grauen Haare*, die manchen Menschen über Nacht wachsen, wenn sie eine Situation als emotional extrem belastend erleben. Dieses Phänomen verdeutlicht, dass unsere Emotionen bestimmte Gen-Sequenzen an- und ausschalten können. Und eine solche veränderte Gen-Expression kann in allen Bereichen geschehen, genauso wie die Haare über Nacht grau werden können. So können auch Krankheiten entstehen und wieder vergehen. Das *Vergehen von Krankheiten* wird gerne als *Spontan-Heilung* bezeichnet. Häufig ist es aber nichts anderes, als dass wir uns in einem vollkommen veränderten emotionalen Zustand wiederfinden. Ein Teil unserer Gehirnstruktur hat sich verändert. Die Information oder anders ausgedrückt der Geist, der unser ganzes Zellsystem erfüllt und durchdringt, braucht nur veränderte chemische Reaktionen in unserem Gehirn hervorzurufen, die wir als eine andere emotionale Wirklichkeit wahrnehmen und empfinden. Unsere innere, emotionale Wirklichkeit zu beachten, wahrzunehmen und gegebenenfalls zu verändern, ist die Grundlage, um die Veränderungen in unserem Leben zu ermöglichen, die wir uns wünschen. Um solche Phänomene erklären zu können, fehlen uns im Moment häufig noch Erklärungsmodelle. Das Problem ist hierbei:

**Es ist erfahrbar, aber eben nicht gut in Worten zu erklären,
da diese ja schon wieder eine Abstraktion darstellen.
Und abstrakt bedeutet *reduziert*. Doch lassen sich reproduzierbare
„Erlebniswelten" zugänglich machen, in denen solche Phänomene
erfahren werden können. Manchmal bleibt einfach die Neugierde,
das Unerklärbare zu erleben, ohne eine Erklärung.
Unsere Welt besteht aus viel mehr als aus dem,
was wir erklären können. Sobald wir den Versuch unternehmen,
unsere Welt auf das Erklärbare zu reduzieren, finden wir uns in einem
sehr kleinen Spektrum der Wirklichkeit wieder,
in der die Fülle der Welt kaum erlebbar ist.**

Jenseits der Grenzen positiven Denkens

Viele Ratgeber zur Lebenshilfe beziehen sich auf schon in der Antike bekannte Techniken des positiven Denkens. Die Vorstellung dahinter: „*Du musst es Dir nur oft genug vorsagen, was Du erreichen willst, dann tritt es ein.*“ Angeblich ziehen wir dann das Glück magnetisch an. Bücher wie *The Secret*, *Erfolgreich wünschen* oder *Bestellungen beim Universum* wurden mit dieser Hypothese Bestseller.

Viele Menschen haben sich oft sehr abgemüht und blieben dennoch erfolglos. Das Problem: Durch einfache Affirmationen ändern Sie nicht Ihre unbewussten Glaubenssätze! Und das Ergebnis kann dann sehr frustrierend sein. *Kessy Schwenzer*, deren ausführlichen Erfahrungsbericht zur Arbeit mit **Q!** Sie in Kapitel 5 finden, erzählt hier von ihren Erfahrungen damit:

„Vor etlichen Jahren habe ich begonnen, mit Affirmationen zu arbeiten und bin sehr intensiv in einen der gängigen Ansätze des Mentaltrainings eingestiegen. Ich habe über lange Zeit alles versucht, mich positiv zu stimmen. Es hat bloß nicht funktioniert, weil da in meinem Inneren teilweise ein Gefühl hoch kam, das sich vehement dagegen wehrte. Wenn ich dann den Ausbildern versuchte, meine Schwierigkeiten zu schildern, wurde ich immer recht schnell mit den Worten abgeblockt, dass ich da eben noch Widerstände habe. Und das ist auch genau der Grund, weswegen ich nicht weitermachen konnte. Ich fühlte mich nicht in Ordnung und mir fehlte bei der Autosuggestion und beim Wünschen das Gefühl! Auch wenn immer davon gesprochen wurde. Nur leider eben mental. Doch Gefühle ‚mental‘ zu bearbeiten, erscheint mir völlig sinnlos. Das ist bei ***Q!*** *anders, da verändert sich während des Prozesses ‚wie von selbst‘ mein Gefühl. Wir lassen uns aus dem Gefühl heraus führen und nicht aus dem Verstand. Darin liegt der Zugang zur inneren Intelligenz unseres Herzens.*

Wenn ich mir etwas wünsche, ist es dann nicht oft der Verstand, der mich da lenkt? Und ist das, was ich mir wünsche, dann auch wirklich gut und richtig für mich? Oder will meine innere Intelligenz vielleicht etwas ganz anderes? Indem ich bei ***Q!*** *meine Gedanken wahrnehme und mich dann frage: ‚Was brauche ich selbst in dieser Situation, um in meine leuchtenden Augen zu kommen?‘, befrage ich meine innere Intelligenz, und die Antwort kommt von dieser Intelligenz und erzeugt oftmals nicht nur den Ge-*

danken, sondern gleichzeitig ein Gefühl. Wenn dieses Gefühl noch nicht da ist, dann aktiviere ich es mit den **Q!***-Tools. Und das Besondere ist, wenn ich die Überzeugungen mit den* **Q!***-Tools in Verbindung gebracht und ‚aktiviert' habe, dann erscheinen sie, wenn ich in einer ähnlichen Situation bin, ganz plötzlich in meinem Kopf und ich kann die Situation ganz anders wahrnehmen. Manchmal innerhalb von Sekunden!! Dadurch kann ich innerhalb weniger Monate zunehmend ein verändertes Bewusstsein in mir wahrnehmen – ein Bewusstsein, das den Geist beruhigt und mich mehr und mehr die schon immer bestehende Verbindung mit meinem Herzen wahrnehmen lässt. Und so nebenbei bemerke ich, wie ein ‚im Augenblick ganz gegenwärtig zu sein' einfach zur Selbstverständlichkeit wird.*
Und das Tolle bei **Q!** *ist, dass ich mir eben nichts einrede, sondern dass ich mit diesem Gefühl arbeite, das da hochkommt und für mich in dem Moment als negativ empfunden wird. Und dass es da sein darf! Mit dem Satz: ‚Ist ja spannend, was ich da denke!', nehme ich den ‚negativen' Satz schon gar nicht mehr so ernst und muss oftmals dann schon über mich selbst schmunzeln. Bei der Autosuggestion habe ich das Gefühl, dass etwas weggemacht werden will (die negativen Gedanken). Dieses Gefühl habe ich bei* **Q!** *nicht! Manchmal denke ich: ‚Toll, dass das jetzt passiert ist!' (was zuerst noch negativ erschien), aber genau durch das bin ich in meinen Wachstumsmodus gekommen und habe etwas Bestimmtes erkannt, das ich vorher noch nicht wahrnehmen konnte. Wie Klaus es immer sagt: ‚Alles ist eine Einladung, um zu unseren befähigenden Überzeugungen oder in unseren Wachstumsmodus zu kommen.' Da es eine Einladung ist, freue ich mich, dass ich mich wieder weiterentwickle, da ist nichts Negatives und vor allem kein Mangel.* **Q!** *gibt mir das Gefühl, ich bin ok, so wie ich bin!!! Genau in dieser Erkenntnis wird die Kraft der Gegenwart auf einmal erfahrbar."*

In der Gegenwärtigkeit des Augenblicks liegt ein Raum,
jenseits von richtig und falsch – dort wollen wir uns begegnen.

2.3 Die Schritte ins Zellbewusstsein

Die kraftvolle Arbeitsweise, die ich Ihnen in diesem Buch vorstelle, ist entstanden, um den Wechsel von der Oberflächenebene hin zur Steuerungsebene unserer Zellen für Sie erlebbar zu machen. Sie ist leicht erlernbar, denn wir alle sind bereits in der Lage, das Geheimnis der Intelligenz unserer Zellen zu erfahren. Die einzige Voraussetzung ist, offen zu bleiben für Neues und neugierig zu sein. Nichts steht einem neuen Erleben mehr im Weg als Säckeweise alte Bewertungen, intellektuelle Konzepte und Urteile, so wichtig diese an anderer Stelle auch für uns sein mögen. Die Erklärungsmodelle, die wir dadurch schaffen, unterliegen der Halbwertszeit des Wissens, und so verhindern sie, dass wir neue Möglichkeiten entdecken. Es geht mir bei dem Ebenenwechsel, zu dem ich Sie einlade, indes darum, dass Sie Gewahrsein üben und sich somit langfristig selbst dazu ermächtigen, in jedem Moment Glück und Gesundheit zu erfahren.

Aber lassen Sie uns mit dem versprochenen Beispiel beginnen, wie die Reise in die Gegenwärtigkeit konkret erlebt werden kann. Ich schildere Ihnen nun einen typischen Ablauf, der sich für das persönliche Coaching wie auch in der Gruppe bewährt hat. Sabine und ihr Asthma sollen uns dazu dienen, die Methodik Schritt für Schritt näher kennenzulernen und uns auf die neue Haltung einzulassen. Über den veränderten Zustand im Inneren verändert sich auch die äußere Wirklichkeit. Die einzige Grundlage ist wie gesagt, dass Sie offen für Neues bleiben und neugierig. Wir begeben uns auf eine andere Ebene in uns selbst. Dort befinden sich emotional codierte Informationen. Symptome nehmen wir als Botschaften unserer inneren Intelligenz wahr. Wir wollen sie nicht „wegmachen“, sondern sie im Jetzt anhören und annehmen.

Solange wir glauben zu „wissen“, verschließen wir uns vor der Möglichkeit unmittelbaren neuen Erlebens und erschaffen uns durch unseren Glauben an das Wissen genau das, was wir wissen...

Die Reise in die Gegenwärtigkeit in vier Schritten:

Erster Schritt:
Die Information hinter dem üblichen mentalen „Tonband" entdecken

Als Begleiter auf der Reise in die Gegenwärtigkeit starte ich mit der Frage: *„Sabine, was bewegt Dich im Moment emotional?"* Damit ist ein Anliegen gemeint, das sie im Augenblick kraftvoll in sich erleben bzw. spüren kann. Wie so oft, wenn ich danach frage, fällt auch Sabine zunächst nichts ein. Das finde ich schon erstaunlich, denn es gibt ja meist so viel in uns, was wir im *Bauch und im Herzen* spüren, wenn wir uns erlauben, es wahrzunehmen. Also lade ich Sabine einfach weiter ein, einige Atemzüge nach Innen zu gehen und zu atmen; und noch einmal und noch einmal. Ganz in Ruhe. Ich lade sie einfach weiter dazu ein, für einige Momente die eigene Mitte zu erleben. Sobald sie zentriert ist, taucht etwas auf. Und damit starten wir. Denn das ist genau der Punkt, an dem wir *Wirklichkeiten* in uns wahrnehmen können. Diese Wahrnehmung erfolgt normalerweise auf *Auto-Pilot* den Voreinstellungen, die wir in unseren Zellen abgespeichert haben. Um diesen Automatismus zu verändern, brauchen wir lediglich das Licht unseres Bewusstseins darauf zu richten. Die Veränderung beginnt auf dieser Ebene mit einem achtsamen Gewahrsein der Information, die abseits der vordergründigen Ebene unserer Erklärungen und Geschichten auftaucht. Die vordergründige Ebene von Erklärungen und Bewertungen liefert unser bewusster Verstand, doch damit bleibt uns der Zugang zu unserer inneren, geistigen Steuerungsebene verschlossen. Sobald wir *hinter den Vorhang* unserer mentalen Erklärungen und Wünsche schauen, können wir entdecken, was uns in unserem Herzen wirklich bewegt. Diese geistige Ebene wird in unserem Gehirn emotional codiert.

Bei Sabine war das Erleben von *Erstickungsanfällen* in diesem Moment klar präsent und wahrnehmbar. Die Bilder und Erinnerungen waren auf einmal da. Denn seit über einem Jahr war bei Sabine – quasi über Nacht – in unregelmäßigen Abständen das Phänomen aufgetreten, keine Luft mehr zu bekommen. Das hatte immer wieder Panik und Verzweiflung in ihr ausgelöst. Eine Ärztin sagte ihr, dass es eine bestimmte Form von Asthma sei, die man nicht heilen könne, aber es gäbe ja gute Medikamente, um die

Symptome zu „mildern". Dann sei das alles gar nicht so schlimm. Sabine ging also mit den Symptomen zu einem Spezialisten und bekam fachmännisch eine Diagnose: *Asthma*. So ganz nebenbei hat Sabine dadurch die Einladung erhalten, sich damit zu identifizieren: *„Ich bin chronisch krank, unheilbar krank sogar, und ich bin Asthmatikerin."*

In einer Kultur, die keine mentale „Seife" zu kennen scheint, werden solche einschränkenden Identifikationen mit Defiziten als normal erachtet. Und mich erinnerte es wieder einmal an die Geschichte meines Vaters, dem über Jahrzehnte sein Herz „richtig eingestellt" wurde. Unterstellen wir einmal, Sabine wäre zu einem anderen Spezialisten gegangen und wäre eingeladen worden, ihre Krankheit als Weg zu „verstehen". Es wäre genauso beim Fokus auf das Defizit, nämlich der Diagnose geblieben. Sie wäre nur mit einem veränderten Erklärungsmodell im Kopf von dannen gezogen, warum und wieso sie diese Krankheit habe und weswegen es gut für ihre Entwicklung sei. Ja... – das ist auch eine Möglichkeit. Und als Letztes stellen wir uns vor, Sabine wäre zu einem Kinesiologen gegangen. Dort hätte sie mit dem traditionellen Muskeltest auch eine Diagnose und je nach der Vorliebe des Behandlers entweder ein „ausgetestetes" Medikament oder ein „ausgetestetes" Erklärungsmodell bekommen. Denn der Muskeltest dient hier nicht der Selbstwahrnehmung und des eigenen Gewahrseins, sondern nur als Hilfe für den Experten, um herauszufinden, was „richtig" und „gut" für den Patienten ist. Heiler, die mit Energie arbeiten, kommen oft auf ähnliche Weise auf ihre Verordnungen von Energie, und hellsichtige Heiler „sehen", was dem Patienten fehlt. Die Meisten akzeptieren das Symptom als einzige Realität. Sie glauben, das sei doch „normal". Sie arbeiten nicht aus der Grundhaltung heraus, Symptome als Botschaften aus dem Inneren anzunehmen, zu der ich Sie einlade.

Ich bewerte nicht, sondern begleite Sabine nur in dem, was als emotional spürbare Information gerade auftaucht, wenn sie an die *Erstickungsanfälle* denkt. Jede Emotion, jedes Gefühl, jeder Gedanke und jedes Körperphänomen ist willkommen! *„Hol Dir gerade in Deinen Erinnerungen ein Bild von einem Deiner Erstickungszustände her: Was nimmst Du jetzt im Augenblick dazu wahr?"*, ist meine Frage und Sabine antwortete: *„Enge!"*

Zweiter Schritt: Wahrnehmen, was das Symptom auslöst

Die Atemnot, die das Symptom bei Sabine auslöst, beschreibt sie also als *Enge*. Damit beginnen wir zu arbeiten. Der Fokus bei der *Q!-Methodik* richtet sich nur darauf, den Partner bei der eigenen Wahrnehmung in der Gegenwart zu begleiten. Es gibt wie gesagt keinerlei Bewertungen, keinerlei Erklärungen, keine Ursachen und Wirkungen. Es gibt auch kein *warum* – denn *warum* ist ohne Liebe. Ich meine damit, dass jedes *warum* uns immer wieder ins Bewerten führt und eben nicht in die reine Wahrnehmung dessen, was ist. Das ist deswegen so wichtig, weil ein Unterdrücken von ungeliebten Erscheinungen in unserer Kultur so normal geworden ist, dass es häufig wie selbstverständlich geschieht. Doch genau hier, im Jetzt, sind unsere wichtigen Informationen (Wegweiser) verborgen. Im Fall von Sabine zeigt sich *Enge* als Information, und diese Enge erlebt Sabine im Moment als Einschränkung. Die einschränkende Überzeugung ist der direkte Hinweis auf die befähigende Überzeugung. Auch bei Emotionen, die uns in unserem Alltag manchmal einfach das Gefühl vermitteln, ihnen ausgeliefert zu sein, zeigt sich das gleiche Phänomen: Wut und Liebe sind im selben Hirn-Areal zu Hause. Bildlich gesprochen leben sie ganz innig zusammen. Sobald wir beispielsweise die Wut wahrnehmen, ist die Liebe auch da – wir sind nur in dem Moment nicht in der Lage, sie wahrzunehmen. Aber das genau ist der Lernprozess, den unser Gehirn sehr leicht vollziehen kann, wenn wir uns darauf einlassen.

Dritter Schritt: Spüren, wohin das Symptom führt

Sabine spürt sehr schnell und klar die Sehnsucht in sich zu ihrem weiten *inneren Raum*. Und entscheidend ist immer nur, was Sabine spürt, wohin es sie führt, und nicht, was es für uns als Begleiter wäre. Es gibt keine Tabelle, es existiert keine theoretische Systematik. Stattdessen ist der Prozess von dem hundertprozentigen Vertrauen geprägt, dass in Sabine alles vorhanden ist, um das Potential ihres Heilseins, die veränderte Wirklichkeit, wahrzunehmen. Diese innere Haltung des Begleiters, im Vertrauen zu sein, dass alles im Partner vorhanden ist, ist wesentlich für die Arbeit mit *Q!*.

Ich begleite Menschen nur darin, ihr eigenes Navigationssystem zu erkennen, freizuschalten und es zu nutzen. Es geht ausschließlich um eine veränderte Verarbeitung der inneren Informationen. Diese Informationen erschaffen instantan elektrische Impulse im Gehirn, die veränderte biochemische Impulse in die Zellen schicken. Der entscheidende Punkt, Veränderungen zu erleben, ist, wie wir Informationen in uns verarbeiten. Das klingt zwar vielleicht recht technisch, ist in der Praxis aber eine konsequent emotionale Arbeit.

Vierter Schritt: Eine veränderte Wirklichkeit wahrnehmen

Der letzte Schritt besteht darin, nachzufragen, ob das Gegenüber, in diesem Fall Sabine, eine veränderte innere Wirklichkeit wahrnehmen möchte. Bei einem *„Ja"* verwende ich dann eines der *Q!-Werkzeuge*. Einige dieser Werkzeuge für die emotionale Arbeit stelle ich Ihnen in Kapitel 4 im Einzelnen vor. Hier nur ein Beispiel: Sabine erlebt eine *Q!-Beziehungsaufstellung* mit ihrem *inneren Raum*. Dabei bedienen wir uns des Phänomens der Stellvertretung, das besonders leicht erlebbar ist. Bis heute bin ich immer wieder verblüfft, welche Informationen dabei auftauchen. Ein wirklich schlüssiges Erklärungsmodell für die *Wirkung* der Stellvertretung scheint es im Moment noch nicht zu geben. Nur: was ist wichtiger? Eine Erklärung zu haben, *warum* etwas funktioniert oder es einfach erleben zu können? Für mich ist die Antwort klar: es funktioniert! Das *Warum* ist daher für das Erlebnis nicht von Bedeutung.

Was müssen Sie aber nun bei der Anwendung des Werkzeugs beachten? Für die *Q!-Beziehungsaufstellung* stehen sich zwei Personen gegenüber und schauen sich tief in die Augen. Bereits über diesen Augenkontakt haben die meisten Menschen den Eindruck, in ein anderes Feld zu versinken. Ein wenig erinnert es mich zuweilen an Phänomene, die ich aus der Meditation kenne. Die geistige Haltung der Absichtslosigkeit ist auch identisch zu der in der Meditation, jedoch ist diese Haltung hier lediglich das Fundament für alles Weitere: die Wirklichkeit verändert wahrzunehmen und damit eine andere Wirklichkeit zu erleben. Es handelt sich dabei um eine intensive Form des Zentriertseins im Kontakt zum „Gegenüber". Ich sehe es auch gerne als eine Art Ritual. Sabine führte es in ein sehr emotionales Feld, das sie gar nicht so recht zu benennen wusste. Aber darum geht es ja gerade: Eben nichts zu benennen und nichts zu bewerten, sondern nur wahrzunehmen, was im Moment *ist*. Im Ganzen war es eine Arbeit von nicht einmal einer Stunde. Das Typische an diesem Abend war, dass Sabine zum Schluss gar nicht mehr so recht wusste, was denn nun ihr Anliegen gewesen war. Aber es spielt in dem Moment auch gar keine Rolle, weil es sich für Sabine einfach sehr gut anfühlte. Es ging ihr gut, als sie nach Hause ging. Einige Wochen später kam Sabine zu unserem *Q!-Workshop* und erzählte uns, dass das Asthma, an dem wir nie gearbeitet haben und das niemand geheilt hat, seither nicht mehr aufgetreten war. Ihre Ärztin habe sie aber schon gewarnt, dass die Krankheit sicher wiederkommen würde, denn sie sei ja weiter in ihr vorhanden. Finden Sie nicht auch, dass es irgendwie grotesk ist, wie klassische Behandler von Krankheiten zu Wahrsagern werden? Und es fordert mich manchmal durchaus heraus, eine solche Aussage eines Spezialisten einfach kommentarlos stehen zu lassen. Diese hartnäckigen Wirklichkeits-Konstrukte sogenannter „Experten“ können fatale Wirkungen haben. Menschen können daran sterben. Könnte es womöglich sein, dass sie nicht wissen, was sie tun?

Fakt ist, dass Sabine seit zwei Jahren kein Asthma mehr hat und keine Erstickungszustände mehr kennt. Und so ganz nebenbei hat sich die sommerliche Pollenallergie auch noch verbessert. Und das ohne Heilung! Und ohne auch nur einen Gedanken daran zu verschwenden, ob die Krankheit wirklich existiert! Sabine hat eine veränderte innere Wirklichkeit erlebt. Scheinbar haben sich die Moleküle durch eine veränderte emotionale Wirklichkeit anders angeordnet. Das ist, was ich mit der Verbindung zu unserer *inneren Intelligenz* meine. Es geht darum, uns unserer eigenen inneren Macht gewahr zu werden. Sonst nichts. Und dazu brauchen wir lediglich Gewahrsein zu entwickeln, für unsere innere Steuerungsebene, die immer gegenwärtig ist. Alles ist auf der Ebene der Information in uns vorhanden. Es liegt an uns, die Fähigkeiten zu entfalten und die relevanten Informationen im Augenblick auch wahrzunehmen, anstatt uns in mentalen Erklärungsmodellen zu verstricken.

Verstehen Sie mich richtig: Behandlungen der klassischen Medizin können Leben retten. Vor allem in Bereichen, die sich mit der „mechanischen“

Seite unseres Selbst beschäftigen, empfinde ich unsere Medizin als einfach nur atemberaubend in allem, was möglich ist. Es geht mir hier aber darum, aufzuzeigen und selbst zu erfahren, dass wir *mehr Macht* in uns haben, als wir sie heutzutage zu nutzen gewohnt sind. Es fehlt das Bewusstsein für unsere innere Intelligenz und unser Heilsein.

Der entscheidende Punkt am Beispiel von Sabine ist, dass sie einfach interessiert daran war, wann welche Emotionen in ihr entstehen, wie es ihr geht und dass sie zunehmend bewusst erleben wollte, was denn da so in ihr vorging. Und diese Grundhaltung unterscheidet sich diametral von Menschen, die einfach nur ein vermeintliches Defizit weggemacht bekommen wollen. Der Fokus, Defizite wegmachen zu wollen, verfestigt – wie bereits erwähnt – nur die bestehende Gehirnstruktur. Diese Haltung verhindert Veränderungen. Um Veränderungen zu ermöglichen, braucht es die Bereitschaft, mich selbst auf mich einlassen zu wollen.

Entwickeln Sie Interesse für Ihre innere Weisheit und stellen Sie sich folgende Fragen:

- Wie erschaffe ich die Wirklichkeit, die ich im Moment wahrnehme?
- Welche Grundüberzeugungen prägten mein bisheriges Leben, und wie kann ich sie bewusst erleben und verändern?
- Wenn es mir schlecht geht, wie kann ich der einschränkenden Botschaft des Symptoms gewahr werden und die emotionale Verbindung zur befähigenden Botschaft des Symptoms aufnehmen?

Es kann interessant und nett sein, sich diesen Fragen intellektuell durch Denken und mittels Erklärungsmodellen zu nähern. Aber erst sobald wir uns gönnen, neue Erfahrungen zu machen, können sich uns implizit die Antworten auf diese Fragen offenbaren. Es ist etwas ganz anderes, wiederholt zu erleben, wie sich unser emotionaler Ladungszustand zu bestimmten Erinnerungen, Bildern oder Menschen binnen weniger Minuten ändern kann, und die Erfahrung zu machen, dass wir es selbst sind, die diesen Schöpfungsakt beherrschen. Es ist das konkrete Erleben von Selbstermächtigung. Wir erleben, wie sich bisher ungeahnte Potentiale entfalten. Und diese Haltung kann nicht aus einer defizitären Vorstellung heraus erwachsen.

Aus einer bewertenden Grundhaltung heraus bleibt es uns verschlossen, die Information und die Botschaft der Symptome selbst wahrzunehmen.

Eine bewertende Grundhaltung erschafft eine Wirklichkeit, ohne dass wir uns dessen bewusst sind. Das Bewerten versperrt den Zugang zu unserer inneren Intelligenz. Aber wie oft fühlt es sich für den Behandler einfach nur gut an, zu bewerten? *„Ich weiß, was für Dich gut ist, ich bringe Dir die Erlösung…“* Doch können wir in einer solchen Geisteshaltung kein Bewusstsein für eine andere Wirklichkeit entwickeln. Wir bleiben im Teufelskreislauf gefangen und können kein Neuland in unserem Kopf betreten. Was ist anders, wenn ich Menschen begleite? **Der elementare Unterschied zu den gerade beschriebenen Ansätzen liegt darin, dass meine Haltung ist, nicht wissen zu wollen, ob es, wie in Sabines Beispiel, Asthma oder irgendetwas anderes ist, das ich in einem Begriff fassen kann.**

Ich interessiere mich überhaupt nicht für Diagnosen, Analysen oder Beurteilungen. Diagnosen können durchaus hilfreich sein, und etwas bewerten zu können, ist definitiv auch eine Fähigkeit, das will ich keinesfalls in Frage stellen. Doch ist für mich bei meiner Arbeit die entscheidende Frage: Bewegen wir uns im *Neocortex* oder im *limbischen System*? Denn je nachdem, in welchem Bereich unseres Kopfes der Fokus unserer Aufmerksamkeit liegt, ergeben sich ganz neue Möglichkeiten. Diagnosen sind in erster Linie Worte, die häufig Emotionen erzeugen, die eine Einladung sind, uns einzuschränken, indem wir uns mit dem abstrahierenden Wort identifizieren. Die emotionalen Reaktionen, die mit einer vollständigen Identifikation einhergehen, können von *nicht mehr klar denken und fühlen* bis hin zum Freitod führen – zumindest, wenn wir so unreflektiert damit umgehen, wie es in unserer Kultur üblich und normal ist.

Bei der Arbeitsweise, die ich Ihnen hier vorgestellt habe, liegt der Fokus ausnahmslos auf der reinen Wahrnehmung im Moment.

2.4 Wie sich die Ketten lösen

Die Erfahrung des verschwundenen Asthmas bei Sabine verdeutlicht auf eine wundervolle Weise, wie nachhaltige Veränderungen mit einem feiner und feiner werdenden Gewahrsein für unsere Wahrnehmungen beginnen: Was nehmen wir wirklich wahr? Und was sind unsere Bewertungen? Darin liegt die erste grundlegende Unterscheidung, die essentiell ist: intellektuell zu erfassen oder emotional zu erfahren. Und dafür können wir zunehmend ein verändertes, ein neues Bewusstsein entwickeln – ein Bewusstsein, in dem es uns selbstverständlich erscheint, dass Wahrnehmung und Bewertung etwas vollkommen Unterschiedliches sind. Aber jetzt lassen Sie sich überraschen, was Ihnen ein Apfel darüber erklären kann!

Was sehen Sie hier?

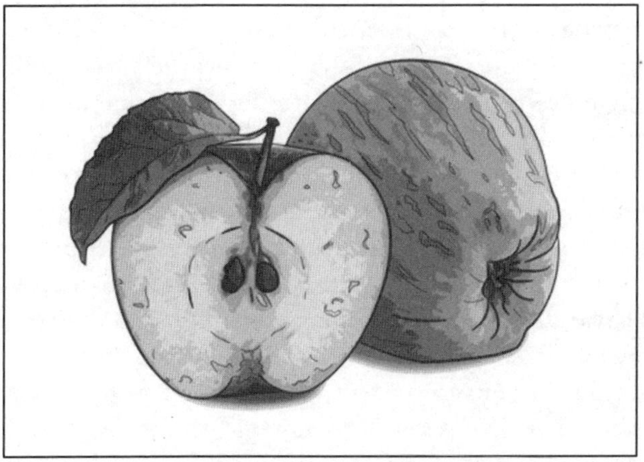

Das ist kein Apfel! Das sind auch nicht eineinhalb Äpfel!

Glauben Sie tatsächlich, dass das ein Apfel ist? Dann schauen Sie bitte nochmals auf das Bild. Was war gerade Ihr erster Gedanke? Vielleicht so etwa wie: „*Na klar ist das ein Apfel – was gibt es denn da zu fragen...?*" Genau! Es gibt da tatsächlich etwas zu fragen. Denn der Satz unter der Abbildung ist zu 100 Prozent richtig: ***Das ist kein Apfel!***

Verstehen Sie, warum der Satz *„Das ist kein Apfel!"* stimmt? Sind ein Apfel und das *Bild eines Apfels* etwa das Gleiche? Sind Sie das Bild von sich? Natürlich nicht! Ein Bild von Ihnen, selbst in 3D, kann immer nur ein Bild bleiben. *Sie* haben damit eigentlich nicht wirklich etwas zu tun. Ein Bild kann nicht mehr sein als eine Summe von Bits und Bytes, die uns zu einer bestimmten Wahrnehmung einladen. Ein Bild kann in unseren Köpfen eine Wirklichkeit erzeugen, die sich real anfühlt. Ein Bild ist aber immer nur *ein Bild* und nie *die Wirklichkeit.* Man kann sich im Bild eines Apfels geradezu verlieren, aber satt werden Sie nur von einem Apfel, nicht vom Bild eines Apfels! Ich kann mir einen Apfel intensiv vorstellen und in meinem Mund wird allein dadurch schon die Speichelproduktion angeregt, mein Magen beginnt Magensäfte zu produzieren und bereitet sich auf die Verdauung des angekündigten Apfels vor. Der Apfel fehlt dennoch. Bei Bildern oder Filmen, die wir als erotisch empfinden, wird der Unterschied zwischen der Vorstellung von Sex und mit einem anderen Menschen Sex zu erleben, noch deutlicher. Im Erleben von Sex mit einem anderen Menschen können wir die Intensität sehr unterschiedlich erfahren: sind unsere Gefühle in einem gewissen Grad beteiligt oder ist es eine mehr oder weniger körperliche Aktivität auf der Ebene einer Übung im Fitness-Center? Aber die Tatsache, dass alleine das Betrachten eines Bildes sofort entsprechende chemische Reaktionen in unserem Gehirn auslöst, die in der Kraft der Gegenwart zu Körperreaktionen führen, kennen wir alle. Von diesem Phänomen in unserem Gehirn lebt etwa die Pornofilm-Industrie. Aber auch die Werbeindustrie allgemein nutzt bunte, gerne bewegte Bilder, die bestimmte Emotionen auslösen, egal in welcher Branche. Verstehen Sie, worauf ich hinaus will? Die Intensität unseres Erlebens im gegenwärtigen Moment hängt wesentlich von unserer Verbindung zu unseren Gefühlen ab. Ein Bild oder ein Gedanke, den wir als erotisch empfinden, kann augenblicklich konkrete Körperreaktionen hervorrufen. Das ist aber reines Kopfkino. Gedanken schicken elektrische Signale durch unser Gehirn und lösen chemische Reaktionen aus, die konkrete physiologische Wirkungen auf unsere Zellen haben. Doch hat es wenig Sinn, unsere Gedanken zu „kontrollieren". Viel effizienter ist es, die Systemebene zu wechseln: **Welche Überzeugungen sind verantwortlich dafür, dass ich den Gedanken denke, den ich denke?** Denn indem ich ein Gewahrsein für meine Überzeugungen entwickle und diese verändere, verändert die Intelligenz in mir meine Gedanken. Dieses Bewusstsein für unsere Überzeugungen zu entwickeln ist auch die Voraussetzung dafür, zunehmend die bunten Werbebotschaften zu durchschauen.

Die Unterscheidung zwischen dem *Bild vom Apfel* und dem *realen Apfel* wird uns noch einige Male beschäftigen. Und sehr unterstützend kann es wirken, wenn wir uns zunehmend bewusst machen, wo wir uns im Alltag gewohnheitsmäßig damit abgefunden haben, uns mit dem *Bild der Wirklichkeit* zufrieden zu geben. Das visuelle Medium Fernsehen, mit all seinen heutigen Internet- und Computervarianten, trägt sehr dazu bei, uns die Fähigkeit abzutrainieren, zwischen dem *Bild des Apfels* und dem *Apfel* selbst unterscheiden zu können. Wir werden systematisch dazu eingeladen, Begeisterung für bunte Scheinwelten statt für reale innere Erlebniswelten zu entwickeln. Das visuelle Medium Fernsehen per se ist die Botschaft. Das, was das Medium transportiert, ist letztlich sekundär. Das Medium verändert unser Bewusstsein so, dass wir Bilder der Wirklichkeit für die Wirklichkeit halten. Und das macht uns leicht manipulierbar. Ich möchte Sie dazu anregen, wieder mit Ihrem authentischen Selbst in Kontakt zu kommen!

2.5 Das Versprechen der Erlösung

An dieser Stelle schiebe ich bewusst einen kurzen Exkurs ein, wie Werbung funktioniert. Die Manipulation durch die Werbung, der wir permanent ausgesetzt werden, verändert unser Gehirn. Es findet immer im Jetzt statt. Haben Sie Lust darauf, es gerade zu erleben? Dann denken Sie bitte jetzt nicht an ein trauriges Wildschwein im Schlafanzug! Bitte halten Sie kurz inne und gönnen Sie sich den Gedanken.

Funktioniert's? Nun brauchen wir es lediglich noch mit ein paar emotional geladenen Bildern und einem Versprechen der Erlösung zu verbinden. Beispielsweise: „*Wir wissen nicht, wie dieses Wildschwein gegen seinen Schwermut ankämpft. Wir empfehlen bei Depressionen Happylin. Happylin, ein Produkt von ABC-Pharma – ‚drugs for a better life'.*" Schon sind wir im geistigen Feld des Defizits gefangen und glauben irgendwann, dass Drogen die Grundlage für ein besseres Leben seien. Hätten Sie ohne diesen Blödsinn gerade an Depressionen gedacht? Oder an *Happylin*? Oder daran, dass verordnete Drogenabhängigkeit mit einem Slogan „*for a better life*" verknüpft wird? Nun tun Sie es aber. Deswegen ist es essentiell, den Mechanismus zu durchschauen, mit dem wir abhängig gemacht werden. Der Tenor fast jeder Werbung ist: „*Unser Produkt erlöst Dich von der Leere in Deinem Leben!*" bzw. vom Schmerz, von Stress, Unwohlsein oder von Deiner Kraftlosigkeit. „*Mit unserem Produkt bist Du ‚hipp', Du gehörst dazu!*" Professionelle Werbemacher beherrschen es hervorragend, uns unentwegt für die Renditen der Industrien ins Boot zu holen. Wir sind schon so daran gewöhnt, dass wir in bunte Bildchen verpackte Werbebotschaften bekommen, dass wir es einfach als „normal" empfinden: Banken verkaufen dem Verbraucher nicht, sich für eine eigene Wohnung oder ein Haus Hals über Kopf zu verschulden; nein, Banken verkaufen uns *Familienglück*. Es wird auf Emotionen abgezielt.

Schauen Sie sich die Werbung von Banken und Bausparkassen für private Immobilienkredite einmal genauer an. „*Nur mit einer eigenen Immobilie können Sie mit Ihrer Familie wahres Glück erleben!*", so die unterschwellige Message. Und flankiert wird diese Aussage von einem Bild einer glücklichen Familie mit ein oder zwei Kleinkindern, alle natürlich mit strahlenden Gesichtern. Auf denselben Zug springen auch Bauträger gerne auf. Bei kinderlosen, wohlhabenderen Paaren arbeitet man gerne mit dem Gefühl von der perfekten Partnerschaft und einem *wirklichen Gefühl des inneren Friedens*. Und für medizinische Produkte wird dasselbe Verfahren genutzt. In den Bildern wird Leichtigkeit und Geborgenheit vermittelt – Nebenwirkungen und Langzeitfolgen durch das Unterdrücken oder Abschwächen von Symptomen werden nicht gezeigt. Welche Kluft zwischen solchen Werbebotschaften und der Wirklichkeit klafft, kann Ihnen jeder Bauträger solcher Luxusimmobilien erzählen. Hohe Scheidungsquoten, viele der Immobilien stehen nach zwei bis fünf Jahren wieder zum Verkauf, weil die emotionale Sehnsucht durch Konsum – mit etwas im Außen – nie erfüllt werden kann. Ein Porsche für den Herrn in der Midlife-Crisis kann kurzfristig ein gutes Gefühl vermitteln, aber er stellt keine Erlösung vom eigentlichen Leiden dar. Genauso wie die Botox-Spritze für die 40-jährige Dame, die sich bisher über ihren Sex-Appeal identifiziert hat, nur kurzfristig Linderung verschaffen kann. Es ist nicht das Älterwerden, woran etliche Menschen leiden, sondern es sind die eigenen Überzeugungen, die damit verbunden sind. Es ist das eingeschränkte Konzept von der eigenen Identität. Alter per se hat nichts mit Leiden zu tun, nur mit dem Jugendidol als Ideal wird über Werbung und Staatsfernsehen Leiden erschaffen. Das sind Ketten im Gehirn, um Menschen in einschränkende Identitäten zu führen. Das Gute ist, dass diese Identitäten nicht von Gott gegeben, sondern einfach nur Überzeugungen sind. Doch mit dieser Art, Menschen in ihren einschränkenden Überzeugungen zu bestärken und ihnen Hilfe von außen anzubieten, lassen sich Millionen verdienen. Einschränkende Überzeugungen sind ein Geschäft! Und das gleiche gilt gewissermaßen auch für all die „Industrien", deren Geschäftszweck Krankheiten sind.

Aber wir können auch ganz alltägliche, billige Produkte nehmen, die von der Industrie mit Millionenbeträgen beworben werden: Beispielsweise Backmischungen – billig mit minderwertigen Zutaten und häufig mit gehirn-schädigenden Zusatzstoffen versehen, richten sich die Werbebotschaften an die gestresste berufstätige Mutter, die nebenbei noch ihren Haushalt auf die Reihe kriegen muss. Die Backmischung wird als die Erlösung vom Leiden des ganz alltäglichen Wahnsinns verkauft. Ähnlich verhält es sich mit Tiefkühl- und sonstigen Fertigprodukten. Der Waschmittel-Gigant *Unilever* betreibt die Tochterfirma *Food Solutions*. Scheinbar ist Essen ein „Problem". Wozu bräuchten wir sonst „Solutions", Lösungen? Die Kosmetikindustrie spricht mit ihrer Werbung für Deo gerne Menschen an, die befürchten, abgelehnt zu werden, ähnlich wie die Zigarettenindustrie. *„Du brauchst das Deo oder die Zigarette, um dazuzugehören."* Sie brauchen nur einen Blick auf die Geschäftsberichte der Konzerne zu werfen, welche Summen für Werbung ausgegeben werden. Wir bezahlen mit vollkommen überteuerten Produktpreisen diese moderne Form der Ablasszahlung: *„Du fühlst Dich schlecht mit Dir selbst? Oder sozial ausgegrenzt? Du fühlst Dich einsam oder minderwertig? Du leidest unter Deinem Alter, Deinen Falten, Deinem Aussehen? Kauf Dich frei von Deinem Leiden!"*

„Die Münze in dem Beutel klingt, die Seele in den Himmel springt.", war die Werbebotschaft des blühenden Ablasshandels vor einigen Jahrhunderten. *„Durch Konsum fühlst Du Dich gut!"*, ist die Botschaft, die unsere Volkswirtschaft vermeintlich antreibt, um immer neue Rekorde für Großbildschirm-Fernseher, Smartphones, Autos, teure Bekleidung, krankmachende Kosmetika oder qualitativ immer minderwertigere Nahrungsmittel zu erreichen.

Die kulturelle Vorstellung vom Mangel hält uns gesellschaftlich im Griff. Auch in unserer post-modernen Kultur sind wir in Glaubenssystemen gefangen. Unter diesem Gesichtspunkt hat sich gegenüber dem Mittelalter nicht viel verändert. Nur die Inhalte der Glaubenssysteme sind anders, *post-modern* eben.

Wenn früher unsere abendländische Religion für die Erlösung vom Leiden, die von außen kommt, sehr emotional angelegte „Werbung" machte, ist an ihre Stelle heute in der Breitenwirkung Konsum als die Erlösung vom Leiden getreten. Sehr subtil wird mit dem gefühlten Mangel Geschäft betrieben. Uns in das emotionale Feld von Schuld und Scham zu katapultieren ist bestens geeignet, um *Erlösung vom Leiden* zu verkaufen. Niemand kennt sich mit der Steuerung des menschlichen Gehirns durch Überzeugungen besser aus als Organisationen, die schon seit vielen, vielen Jahrhunderten die *Erlösung vom Leiden* verkaufen. Selbst die professionellsten Werbeagenturen wirken dagegen zuweilen farblos in ihrer Kompetenz. Ich bin überzeugt, dass viel von dem Wissen, das ich in diesem Buch beschreibe, in Europa bereits auf eine lange Tradition zurückblicken konnte, bis durch den Genozid der Inquisition, während der fünf Jahrhunderte zwischen dem beginnenden 13. Jahrhundert und der französischen Revolution Ende des 18. Jahrhunderts, eine „Gleichschaltung" unserer Gehirne erreicht wurde. Das Eintauchen in innere Erlebniswelten und die Verbindung zur *Universellen Intelligenz* zu erleben, war bis zu diesem brutalen Genozid europäisches Kulturgut.

Die Geschichten wurden ausgetauscht, die Wirkung ist hirnphysiologisch jedoch dieselbe. **Und der effizienteste Weg heraus aus diesem Spiel, das mit uns betrieben wird, ist, sich der eigenen Überzeugungen zunehmend bewusst zu werden und ein Gewahrsein dafür zu entwickeln.** Dieses Gewahrsein befähigt uns, die Botschaften des Mangels hinter den Werbebotschaften – egal welcher Couleur – wahrzunehmen und zu spüren.

2.6 Dünger fürs Gehirn

Erinnern wir uns noch einmal an den Unterschied zwischen dem *Bild von einem Apfel* und *einem Apfel.* Und jetzt nehmen wir ein Symptom, das Sie in Ihrem Leben als störend empfinden. Irgendetwas, was Sie als einschränkend erleben. Was machen wir normalerweise damit? Wir gehen in der Regel zu einem Spezialisten, der das Symptom bewertet, vielleicht dem Symptom ein Bild sowie das Etikett einer Krankheit aufdrückt. Und was passiert dann, sofern wir der Bewertung *glauben*? Wir fangen an, uns mit diesem Bild der Wirklichkeit und dem Etikett eine neue Identität aufzubauen. Wir identifizieren uns mit dem Bild: *„Ich bin... Krebs-Patient, Asthmatiker, Diabetiker, Burnout-Patient, Allergiker, hypersensibel, Neurotiker, traumatisiert etc...“* Leider sind das aber keine kraftvollen Identitäten, sondern sie reduzieren uns auf einen Teilaspekt unseres Seins. Dummerweise wird diese nicht gerade kraftvolle Identitätsbildung von Seiten vieler professioneller Behandler gefördert. Und die bunte Scheinwelt unserer Medien verkauft uns die kraftlosen Identifikationen als „normal“. Dabei sind es *Bilder vom Apfel*, die uns als die ganze Wirklichkeit präsentiert werden.

Wir können Symptome wahrnehmen. Diagnosen dagegen können wir nie wahrnehmen:

Diagnosen werden „erfunden“. Sie beruhen stets auf Bewertungen. Und Bewertungen sind immer Teil eines Glaubenssystems. Diagnosen können niemals die Wirklichkeit sein, bestenfalls können sie ein Bild von einer Wirklichkeit sein.

Aber Bilder von Wirklichkeiten lösen in uns emotional etwas aus. Und diese Information wird heute nicht beachtet – sie ist aber entscheidend! Es ist das Gleiche wie im vorherigen Beispiel das *Bild eines Apfels* und der *Apfel selbst* etwas grundlegend Verschiedenes sind. Und so unterschiedlich bis konträr die sogenannte Schulmedizin auf der einen Seite und die weite Bandbreite alternativer Heilungsmethoden auf der anderen Seite sind, ist ihnen doch eines gemeinsam: der Glaube an die jeweilige Diagnose als die ganze Wirklichkeit! Können Sie sich aber vorstellen, wohin es uns führt, wenn wir beginnen, uns mit dem Bild einer Wirklichkeit, die wir als defizitär bewerten, zu identifizieren? Es führt uns mit voller Geschwindigkeit in die Schwäche und Machtlosigkeit. Und diese sich immer wieder bestätigende Schwäche und Machtlosigkeit ist die eigentliche „Seuche“ unserer Epoche, eine grassierende Epidemie, die verhindert, dass wir die Potentiale, die wir in unserem Gehirn haben, zur Entfaltung bringen.

Wie soll bei der heute üblichen Fokussierung auf das Defizitäre, das Kranke, die Störung in unseren Gehirnen Begeisterung entstehen?

Um die neuronale Architektur unseres Gehirns zu sanieren und zu modernisieren, brauchen wir *neue* Gedanken, Gefühle und Informationen, die unser ganzes Zellsystem durchdringen. Nichts ist dafür mehr geeignet als unseren Fokus auf die Augenblicke voller Freude, Liebe und Inspiration zu richten, anstatt uns in der unendlichen Geschichte des Mangels zu verheddern.

In den letzten Jahrzehnten ist viel über die *Kraft der Gegenwart* geschrieben worden. Doch bleibt es solange bloße Theorie, wie wir nicht den Ebenenwechsel von der Benutzeroberfläche unseres Biocomputers zur Steuerungsebene erleben und aus dem *Schutzmodus* in den *Schöpfungsmodus* wechseln. Mit dem Gewahrsein steht uns ein konkreter Weg zur Verfügung, wie wir den Informationen in uns zuhören können, die direkt von der inneren Steuerungsebene unserer Gefühle kommen. Sobald wir entdecken, welche unendlichen Möglichkeiten uns dadurch zur Verfügung stehen, erwächst aus unserer Begeisterung darüber eine nachhaltige Veränderung unserer Synapsenverbindungen im Gehirn. So entsteht u.a. auch Neuroplastizität in unserem Gehirn, welche die Grundlage für Veränderungen ist. Während ein krankes Gehirn erstarrt bzw. verhärtet ist, weist ein gesundes Gehirn Plastizität auf: Es ist formbar und anpassungsfähig. Ohne diese Plastizität können keine neuen Synapsenverbindungen entstehen und es ist keine Veränderung aus uns selbst heraus möglich. Sobald wir neue neuronale Netzwerke in unserem Gehirn aufbauen, werden veränderte Signale an unsere Zellen geschickt. Der entscheidende Schlüssel liegt darin, einen emotionalen Nährboden in uns zu kultivieren, auf dem unser evolutionäres Potential gedeihen und wachsen kann. All die Potentiale sind schon immer in unserem genetischen Code vorhanden.

„Begeisterung ist Dünger fürs Gehirn.“[(19)]

Gerald Hüther

2.7 Die Fülle der Welt – jenseits des nackten Verstandes

Das heute gängige Weltbild, Diagnosen nicht als ein Bild oder ein Modell einer möglichen Wirklichkeit wahrzunehmen, sondern per se für *die einzige Wirklichkeit* zu halten, beruht auf der Vorstellung, dass wir alles mit dem nackten Verstand materialistisch erklären können. Die Idealisierung des Denkens, das vom Körper und unseren Gefühlen losgelöst ist, war der vor wenigen Jahrhunderten gestartete Versuch des Rationalismus, mit dem Leben besser zurechtzukommen. Als Begründer dieser Weltsicht gilt der Brite Isaak Newton, der im 17. Jahrhundert lebte. Nach ihm ist die heute noch gängige Weltsicht als *Newton'sches Weltbild* und die klassische Physik als *Newton'sche Physik* benannt. Bis zum Beginn des 20. Jahrhunderts galt allein die Newton'sche Physik, in der alles messbar und vorhersagbar ist, als die einzige wissenschaftliche und damit gültige Beschreibung der Wirklichkeit. Auf diesem Weltbild sind bis heute alle abgeleiteten Wissenschaften wie die Medizin und die Psychologie aufgebaut.

Seit der Entdeckung der Quantenphysik im Jahr 1900 und insbesondere seit den 1920er-Jahren wissen wir jedoch, dass die Newton'sche Physik *nur für Materie* ihre Gültigkeit hat. Alles dagegen, was nicht der Welt der Materie angehört, unterliegt völlig anderen Gesetzmäßigkeiten. Einen Teil dieser Gesetzmäßigkeiten beschreibt die Quantenphysik, die aus der Perspektive der Newton'schen Physik in vielem „unlogisch" erscheint. Ohne uns mit allen Details beschäftigen zu müssen, ist für unsere Betrachtung hier nur wichtig zu bemerken, dass alles, was nicht dem Bereich der Materie angehört, anderen Gesetzmäßigkeiten unterliegt, als wir es aus der Newton'schen Physik kennen. Der reine Newton'sche Rationalismus hat lediglich für die Welt der Materie eine Bedeutung. Für alles, was Gefühle, Körperwahrnehmungen, Geisteshaltung und innere Überzeugungen betrifft, brauchen wir veränderte Erklärungsmodelle. Die vermeintlichen Gesetzmäßigkeiten der Welt der Materie passen nicht mit unserem Erleben zusammen. Denken und Analysieren sind ungeeignete Zugangswege zu uns selbst. In der Gegenwart können wir einer anderen Ebene unseres Seins gewahr sein. Mit anderen Worten gehorcht die Software unseres Biocomputers anderen Gesetzmäßigkeiten, als sie für die Hardware gelten. Wenn wir die Computermetapher von Hard- und Software nehmen, schätze ich bei allen Hardware-Störungen unsere heutige Medizin. Darunter verstehe ich etwa ein gebrochenes Bein, solange es „nur" darum geht, es zu reparieren. Das Phänomen, dass Menschen sich wiederholt ein Bein brechen oder in Unfälle verwickelt sind, offenbart bereits schon wieder die Software-Komponente des Geschehens. Alle anderen Software-Themen – und zu denen zähle ich wie im Beispiel von Sabine die *Erstickungsanfälle* – lassen sich gänzlich anders angehen, als wir es heute gewohnt sind.

Wenn wir sehen, wohin uns der Rationalismus gebracht hat, scheinen wir auf einem fatalen Irrweg zu sein. Doch gleichzeitig macht uns dieser Irrweg extrem manipulierbar. Heute stehen wir an der Schwelle, die Intelligenz und Kraft unserer Gefühle wiederzuentdecken, eine spürbare Wertschätzung für sie zu entwickeln und zu lernen, wie wir die in ihnen verborgenen Informationen in jedem Moment aktiv für uns nutzen können. Gesundheit ist ein anhaltender Prozess, der sich von selbst einstellt, wenn wir lernen, der Intelligenz unserer Zellen zu folgen. Denn Gesundheit ist kein intellektuelles Problem. In uns sind unablässig 60 bis 80 Billionen molekularer Genies am Werk. Nur sind wir nicht gewohnt, deren Intelligenz zu folgen. Vielmehr bewerten wir Symptome als störend und haben kunstvolle Techniken entwickelt, um Symptome wegzumachen, anstatt ihren Botschaften und Wegweisern zu Liebe, Erfolg, Mitgefühl und Friede zu folgen. So gesehen ist unsere heute gängige Psychologie und Medizin genaugenommen *Newton'sche Psychologie* und *Newton'sche Medizin*. Der Fokus liegt auf der Reparatur einer vermeintlichen Störung auf der Hardware-Ebene. Aber unsere Überzeugungen, Einstellungen und unsere Geisteshaltung gehören offensichtlich nicht dem Reich der Materie an. Gleichwohl können wir sie wahrnehmen und verändern. Doch scheinen die Gesetzmäßigkeiten der Welt der kleinsten, nicht materiellen Teilchen einen anderen Rahmen zu bieten als die Newton'schen Gesetzmäßigkeiten, die uns das Leben in der Welt der Materie erklären. Ein heute gängiges Modell, mit dem uns Bewusstsein und Unterbewusstsein seit Jahrzehnten erklärt wird, ist das sogenannte *Eisberg-Modell*. Über 95 Prozent von dem, was uns ausmache, sei unter der Wasseroberfläche verborgen und nur weniger als 5 Prozent ragten als Bewusstsein aus dem Wasser heraus. So gut, so schön. Es ist ein recht statisches Modell, das auf Newton'scher Denkweise beruht. Es ist eine gängige Erklärung, ein *Bild der Wirklichkeit*. Es impliziert, dass es eben so ist. Nun sind wir Menschen aber lebende Systeme. Erlauben wir uns doch einmal, einen Umweltfaktor in diesem statischen

Modell zu verändern. Lassen Sie uns einfach einmal in Gedanken die Wassertemperatur in diesem Modell signifikant erhöhen. Was passiert dann mit dem Eisberg? Richtig, er fängt an zu schmelzen. Und das ist genau das, worauf ich mit dem Thema *Gewahrsein* hinaus will. Wir sind heute in der Lage, vielmehr unbewusste Inhalte unserer Überzeugungen und inneren Haltung bewusst wahrzunehmen und uns durch ein sich veränderndes Bewusstsein entscheidende Veränderungen auf Zellebene zu erlauben.

Mit statischen Modellen halten wir uns dagegen klein, weil sie keinen Raum für wirkliche Veränderungen liefern.

„*Im Zusammenhang mit der Frage nach der Objektivität neurowissenschaftlicher Befunde gerät nun auch erstmals all das ins Blickfeld, was sich im Gehirn des Neurobiologen selbst abspielt, der scheinbar objektive Untersuchungen durch den Einsatz objektiver Messverfahren durchzuführen glaubt: seine bisherigen subjektiven Erfahrungen, seine daraus abgeleiteten subjektiven Annahmen, seine unter Rückgriff auf subjektiv entwickelten Modellvorstellungen und sein gesamtes Repertoire eigener, ebenfalls subjektiver Überzeugungen, Einstellungen und Erwartungen. Diese subjektiven Faktoren haben einen entscheidenden Einfluss auf die Auswahl der jeweiligen Fragestellung, die er untersucht, auf die Abgrenzung interferierender Variablen, auf die Konzeption und Durchführung der jeweiligen Untersuchung und (leider allzu oft sogar noch) auf die Interpretation der erhobenen Messdaten.*“[20]

Gerald Hüther

Ein Phänomen der Quantenwirklichkeit, das heute bei der Bewertung von Krankheitsbildern ignoriert wird, ist das Thema *Ursache und Wirkung*. Wir sind dank des Newton‘schen Denkens überzeugt, für alles eine Ursache herausfinden zu müssen. Jenseits der Welt der Materie zeigt uns die Quantenphysik aber auf, dass an die Stelle von Ursache und Wirkung Wahrscheinlichkeiten treten. Das ist der Punkt, an dem wir uns mit unseren inneren Haltungen, Vorstellungen und Überzeugungen entweder einen emotional wahrnehmbaren Nährboden für ein starkes Immunsystem und Vitalität oder für eine hohe Anfälligkeit für Krankheiten erschaffen. Was genau dann in unserem Zellsystem entsteht, ist eine Frage von Wahrscheinlichkeiten, nicht jedoch von Ursache und Wirkung.

Die Suche nach Ursachen loszulassen,
scheint eine der größten Herausforderungen unseres Zeitalters zu sein.

Jederzeit sind wir in der Lage, die Ebene unserer Wahrnehmung und damit den Fokus unseres Bewusstseins zu wechseln: „*Was nehme ich jetzt im Moment an Bildern, Vorstellungen, körperlichen Phänomenen, Emotionen oder Gedanken wahr?*" Auf dieser Ebene interessiert nur, in welche innere Wirklichkeit es mich in diesem Moment führt. Und dieser Wirklichkeit können wir mit einem „*...ist ja spannend...*" als Beobachter begegnen. Es geht um ein Ankommen in der Erfahrungswelt, jenseits unseres Intellekts, unseres Verstehens, Benennens und Bewertens. Einfach den Augenblick in seiner Einzigartigkeit erleben.

Glaubst Du an ein Leben *vor* dem Tod?

Anita Moorjani lebt und arbeitet in Singapur. Sie ist 2006 an Krebs erkrankt. Anita beschreibt, wie sie nach der Diagnose „Krebs" mit der Suche nach alternativen Therapien anfing – alternativ deswegen, weil die Schulmedizin offen sagt, dass sie mit Nachdruck an einer wirksamen Therapiemöglichkeit forscht, jedoch nach Jahrzehnten offenbar immer noch nichts zu bieten hat, außer dem „Tod auf Raten" mittels Chemotherapie und Bestrahlung. Anita hatte sowohl ihre beste Freundin als auch ihren Schwager in den Jahren vor ihrer Erkrankung dabei begleitet, wie sie an den „Nebenwirkungen" der Chemotherapie gestorben sind. Sie suchte immer weiter, suchte und suchte. Doch „*...alles hat nicht geholfen*" (Vergeben, Beten, Wünschen, Heilenergie, vegane Ernährung, TCM, erleuchtete Meister etc.). Nach vier Jahren nahm ihr Körper keine Nährstoffe mehr auf und sie wurde mit multiplem Organversagen auf die Intensivstation in eines der modernsten Universitätsspitäler von Singapur gebracht.
Alle Heilmethoden hatten, wie sie erkannte, eines gemeinsam: „*...damit gebe ich meine Macht an die Außenwelt ab, und äußere Ereignisse können mich beherrschen, können mein Verhalten, meine Stimmungen und mein Denken bestimmen... dann nehmen unsere Überzeugungen uns in Besitz, statt umgekehrt. Unseligerweise suchen wir weiterhin außerhalb unserer selbst nach Antworten, in der Religion, in der Medizin, in Büchern und bei anderen Menschen. Wir glauben, dass die nach wie vor nicht greifbare*

Antwort irgendwo da draußen zu finden ist. Doch dadurch verlieren wir uns immer weiter, scheinen uns von unserem wahren Wesen und Sein mehr und mehr zu entfernen... Plötzlich erkannte ich, dass ich mich nie geliebt, für mich nie Wertschätzung empfunden, nie die Schönheit meiner Seele wahrgenommen hatte... Das ganze Universum existiert in unserem Inneren. Meine Antworten befinden sich in meinem Inneren, so wie Ihre Antworten in Ihrem Inneren liegen. ...Wir müssen nicht warten, bis wir sterben, um die Erfahrung des Nirwana zu machen. Unsere wahre Großartigkeit existiert genau jetzt."(21)

Anita Moorjani

Anita wurde ein Zugang zu ihren inneren Erfahrungswelten zuteil, die sie im Moment ihres Todes beschreibt – in dem Moment, in dem sie klinisch gesehen ins Koma gefallen ist, in dem Moment, als nach modernsten Klinikdiagnosen ihre Organe anfingen zu versagen. Äußerlich sah es aus wie ein klassischer Sterbeprozess. Innerlich erlebte Anita etwas ganz anderes. Sie kehrte ins Leben zurück. Oder begann sie vielleicht das erste Mal überhaupt wirklich *ihr* Leben zu leben? Innerhalb kürzester Zeit regenerierte sich ihr völlig vom Krebs zerfressener Körper und sie wurde zum „Wunder" der Medizin. Doch braucht es wirklich die Erfahrung des Todes, um ins Leben zu finden? Um zu erleben, was und wer wir wirklich sind? Unser Leben ist doch viel zu kurz, um uns mit einschränkenden Identitäten und Überzeugungen aufzuhalten!

Anita hatte in dem, was sie vor ihrem „Tod" für ihr Leben hielt, immer danach gesucht, wie sie sein und was sie tun müsste, um „richtig" zu sein. Genau diese geistige Haltung hat sie nach der Diagnose ihrer Krankheit auch mit der gleichen geistigen Haltung fortfahren lassen: *„Was muss ich machen, um richtig zu sein, um Heilung zu finden?"* Lesen Sie bitte gerade nochmals den letzten Satz. Diese Frage *ist* die geistige Haltung desjenigen, der die Frage stellt! Alle Anbieter, die sich in dem System bewegen und Hoffnung auf Heilung anbieten, haben Anita unterstützt, ihre geistige Haltung nicht zu hinterfragen, sondern sie sogar weiter zu verfestigen. *„Mache das, dann bist Du richtig, dann wirst Du geheilt werden!" „Nein mache jenes, dann wirst Du Heilung finden!"*, hallt es von der anderen Ecke. *„Das allein wird Dich erlösen."*, kommt der Schlachtruf der nächsten Möglichkeit. Im Jahrmarkt der Eitelkeiten, wer am besten heilt, spielt nur die Frage nach der „richtigen Methode" eine Rolle. Nur gibt es keinen Wechsel der Ebene in dieser Welt. *„Du willst es genau richtig machen, oder...? Ist ja spannend! Was löst es denn in Dir aus?“* Da geht es plötzlich *„um das Richtigmachen“*. Das ist die Überzeugungsebene, da geht es um unsere Einstellungen. Auf diese Ebene kann niemand wechseln, solange wir uns innerhalb des Systems bewegen und Heilung suchen. Es geht allein darum, den Schritt heraus zu wagen aus dem geistigen System, in dem wir uns bewegen. Die geistige Haltung, mit der wir das tun, was wir machen, ist entscheidend. Es ist das gleiche Phänomen, das ich im ersten Kapitel beschrieben habe, mit dem Forschungsergebnis von Gerald Hüther zum Erfolg der Fastenkur.

Solche Geschichten wie die von Anita Moorjani sind sehr ermutigend, zu einem Leben *vor* dem Tod zu finden; zu einem Leben im Erfüllungsmodus unseres Zellsystems; zu einem Leben im Feld unserer leuchtenden Augen; von einem *Über-Leben* zu einem erfüllten *Leben vor dem Tod* zu finden!

2.8 Die Kraft unseres Bewusstseins

Unsere Körperfunktionen werden weitgehend durch das gesteuert, was wir als unser *autonomes Nervensystem* bezeichnen. Es sorgt dafür, dass unser Magen die aufgenommene Nahrung verdaut, dass unser Herz schlägt, es lässt Blutzellen in unseren Adern pulsieren, die Nieren ihre Funktion erfüllen und es ermöglicht noch ganz viel mehr in dem Wunderwerk dieses lebenden Systems, das wir sind. All diese unbewusst ablaufenden Vorgänge könnten wir gar nicht mit unserem Bewusstsein lenken. Die Menge der Daten und die Geschwindigkeit der Informationsverarbeitung mit unserem bewussten Verstand ausführen zu wollen, würde augenblicklich zu einem Systemabsturz führen. Eine sofortige *„Error“*-Meldung, wie wir sie von unseren Computern kennen, wäre die Folge. Wollen wir die Geschwindigkeit der Informationsverarbeitung einmal vergleichen? Es wäre in etwa so, als würden wir die Geschwindigkeit einer Schnecke mit der einer Rakete vergleichen. Die Datenmenge, die wir bewusst verarbeiten können, entspricht einem Pixelpunkt aus einem hochauflösenden Bild. Die Datenmengen, die unser autonomes Nervensystem verarbeiten kann, sind dagegen millionenfach höher. Möglich machen das die genialen Funktionen im limbischen Teil unseres Gehirns. In jedem Augenblick werden unendlich viele chemische Reaktionen angestoßen, kontrolliert und gesteuert. Alles läuft im Idealfall im Einklang. Die emotionale Steuerung schafft dies über ein ausgeklügeltes Zusammenspiel. Mir fällt kein besserer Begriff für dieses Wunderwerk des Lebens ein, als sie als eine *Intelligenz in uns* zu bezeichnen, die in der Lage ist, mit einem so komplex-vernetzten System umzugehen – eine Intelligenz, die für unsere Sinnesorgane nicht wahrnehmbar ist und ihre Arbeit ganz unbemerkt im Hintergrund erledigt. Unseren mentalen Verstand und unsere bewusste Wahrnehmungsverarbeitung übersteigt es, diese uns innewohnende Intelligenz in ihrer Komplexität wahrzunehmen und zu erklären. Genauso war niemand im Zeitalter der Dampfmaschinen in der Lage, ein komplexes elektronisches System wie einen Computer zu erklären. **Wir können uns simplifizierende Erklärungsmodelle zurechtlegen, wir sind in der Lage, Teile zu beschreiben und sogar auszutauschen, aber mit dem bewussten Verstand ist diese *Universelle Intelligenz* einem umfassenden Verständnis nicht zugänglich.** Der Neocortex ist als eine Region unseres Gehirns nicht dazu geeignet, diese Intelligenz wahrzunehmen. Sehr wohl können wir diese *Universelle Intelligenz*, die uns durchdringt, aber mit anderen Gehirnregionen wahrnehmen sowie die Verbindung erleben und spüren. Es geht darum, eine so starke Verbindung zu erleben, dass eine neue Identität in uns entstehen kann. Die Grundlage dafür, unser Leben sich aus der Kraft der Gegenwart gestalten zu lassen, ist die *Universelle Intelligenz*, die all die essentiellen Funktionen in uns anstößt und überwacht, um sie als unsere Identität zu erkennen und zu leben – eine Identität, die von der Erfahrung durchdrungen ist, diese *Universelle Intelligenz* zu sein.

Die *Universelle Intelligenz*, die alles durchdringt

Vielleicht ist diese *Universelle Intelligenz* – und unsere Identität mit ihr zu erleben – dasselbe, was ein berühmter Rebell aus Palästina vor 2000 Jahren mit bildhaften Worten wie *„ich und der Vater sind eins“* (Joh. 10:30) zum Ausdruck gebracht hat. Die offiziellen Wächter des Bewusstseins der Menschen seiner Zeit erkannten sofort die Gefahr, die von diesem spirituellen Visionär ausging und unternahmen alles, damit er von der Staatsgewalt gefoltert und hingerichtet wurde. Die Religion, die über vier Jahrhunderte später angeblich auf dieser Geschichte aufbauend entstanden ist, hat dann die Folter, das Leid und den Tod in den Vordergrund gerückt. Mit seiner spirituellen Botschaft hat das eigentlich gar nichts zu tun. Es hat aber den Weg für ein Glaubenssystem bereitet, das viele Jahrhunderte lang eine der brutalsten Blutspuren hinter sich herzieht. Spannenderweise ist der Islam als Glaubenssystem zu fast der gleichen Zeit auf der Weltbühne erschienen und die Blutspur über Jahrhunderte ist sehr ähnlich. Menschen *glauben*, für das Gute zu kämpfen und verbreiten nur Tod und Gewalt – und das mit vollster Überzeugung. Alles scheint ein perfektes, perfides Spiel zu sein. Solange wir diesem Brainwash von Glaubenssystemen glauben, bleiben wir im System gefangen. An der Zahl der in ihrem Namen ermordeten Menschen sollten wir sie erkennen: Glaubenssysteme erheben eine Bewertung der Wirklichkeit, die irgendjemand einmal vorgenommen hat, zur Wahrheit. Unter diesem Gesichtspunkt besteht zwischen Religionen, die Glaubenssysteme repräsentieren und sogenannten atheistischen Systemen wie dem Kommunismus, Marxismus, Imperialismus, Kolonialismus oder dem Nationalsozialismus kein Unterschied. Solche Systeme vermögen es, Menschen dazu zu bringen, aufs Brutalste andere Menschen umzubringen. Niemand zählt die ermordeten Menschen, die im Namen des Kreuzes, des Halbmonds, von Hammer und Sichel, Union Jack oder Hakenkreuz umgebracht wurden bzw. noch immer umgebracht werden. Das jeweilige Logo ist austauschbar. Wenn sich etwas in der Welt zum Guten verändern soll, kann es nur mit einer Evolution des menschlichen Bewusstseins beginnen, um die Gefährlichkeit von Glaubenssystemen zu erkennen:

Jedes Glaubenssystem erhebt *eine Wahrheit im Außen* zur Wirklichkeit. Und das entkoppelt uns von uns selbst.

„*Ich und der Vater sind eins*" ist dagegen eine Erkenntnis, die erlebt werden kann. Es ist eine Einladung zur spirituellen Erfahrung. Es ist eine Einladung in unsere ureigenen Erlebniswelten. Das ist die Welt, von der die Mystiker aller Zeiten stets gesprochen haben.

„Jeder muss seinen Frieden in sich selber finden, und soll der Friede echt sein, darf er nicht von äußeren Umständen beeinflusst werden.“[22]

Mahatma Gandhi (1869-1948)

Zum besseren Verständnis möchte ich noch einmal auf unser autonomes Nervensystem zurückkommen: Es ist ein Teil unseres Gehirns und dort weitgehend im limbischen System angesiedelt. Unser Gehirn wiederum besteht vor allem aus Gewebe, das für die Regulation unserer Körperfunktionen zuständig ist. Das Gewebe seinerseits besteht aus Zellen. Die Zellen ihrerseits bestehen aus Molekülen, die sich aus Atomen zusammensetzen. Diese Atome bestehen aus subatomaren Partikeln, die zu 99,9999 Prozent aus Energie und nur zu 0,0001 Prozent aus Materie bestehen. Deswegen kommen heute viele Quanten-Physiker zu dem Schluss, dass es das, was wir als Materie bezeichnen, gar nicht gibt. Und jetzt können wir uns fragen, was denn diese 99,9999 Prozent Energie steuert? Diese Energie wird durch Information gesteuert. Information ist aber auch nur ein anderer, technischer Begriff für *Geist.* In der Neurobiologie wird in diesem Zusammenhang Geist als *Gehirn in Aktion* definiert. Und dieses materiell gesehene „Nichts“, diese Energie, die allem zugrunde liegt, was in unserem Körper abläuft, wird also durch Information bzw. Geist gesteuert. Verstehen Sie das Ausmaß dieser Schlussfolgerung? Mit welchen Informationen, mit welchem Geist übernehmen wir die Steuerung unseres inneren Systems? Ist der Geist nur in unserem Gehirn? Oder ist unser Gehirn die Schnittstelle zwischen Geist und Materie? Auf diese Fragen gibt es keine wirklichen Antworten, niemand kann das wissen, auch Wissenschaftler können dazu allenfalls Hypothesen aufstellen. Jedoch spricht vieles dafür, dass wir auf einer Erfahrungsebene mit der *Universellen Intelligenz* und dem *Geist* in Verbindung treten können.

Wir sind in der Lage zu erleben, dass wir mit dieser unsichtbaren Intelligenz, die unser ganzes Zellsystem durchdringt, in jedem Augenblick in Verbindung stehen. Es laufen unentwegt Wechselwirkungen ab, durch die wir aktiver Teil eines fortlaufenden Schöpfungsprozesses sind – in jedem Moment. Und dafür ein Bewusstsein zu entwickeln, mit welchen Emotionen wir unser Zellsystem führen, ist der Schlüssel für Veränderungen.

Nichts ist besser geeignet, um mit dieser Kraft in uns in Kontakt zu kommen, als unseren Zellen zu ermöglichen, sich von einem Geist und von Informationen tragen zu lassen, die wir als Gefühle der Liebe, Begeisterung, Mitgefühl, Versöhnung und Lebensfreude empfinden.

Je mehr Zeitanteile wir unseren Zellen tagtäglich in diesem Umfeld ermöglichen, desto heiler kann das ganze komplexe System unseres Gehirns tätig werden. Ein erster und entscheidender Schritt, unsere Verbindung mit dieser *Universellen Intelligenz* zu erleben und unseren Zellen ein nährendes Umfeld zu schaffen, liegt darin, die Gedankenfabrik in unserem Kopf bewusst auf Stand-by stellen zu können. Und genau hier kommt die Bedeutung unserer Überzeugungen ins Spiel. Unsere Gedanken spiegeln unsere Überzeugungen direkt wider. Sobald wir in die Lage kommen, unbewusste Überzeugungen auf Zellebene zu erkennen und zu verändern, beginnt sich nach und nach unsere erlebte Wirklichkeit zu verändern. Wir krempeln dysfunktionale Bereiche unseres Gehirns buchstäblich um. Für unsere Zellen und insbesondere unser Gehirn gibt es nichts Gesünderes, als von so erhabenen Gefühlen wie Liebe, Dankbarkeit und Frieden durchdrungen zu sein. Und ein gesundes Gehirn ist essentiell für die Gesundheit unseres ganzen Organismus und für ein erfülltes Leben. Genau dieses *Erleben* der Wirklichkeit predigte der berühmte Rebell aus Palästina vor zwei Jahrtausenden. Erst die Staatsorganisation hat aus der Botschaft des Erlebens einen *Glauben* gemacht.

Mit welchen Informationen, mit welchem Geist versorgen wir unser Zellsystem tagtäglich? Mit nährenden Informationen oder mit dysfunktionalen Informationen? Unter *nährenden Informationen* verstehe ich alle inneren Überzeugungen, die uns dabei unterstützen, eine emotional spürbare Wirklichkeit in uns zu erleben, die sich kraftvoll und einfach „gut“ anfühlt – insbesondere Liebe –, und diese zunächst einmal rein zu uns selbst zu spüren. Auch Mitgefühl zu all unseren vermeintlichen Fehlern und all dem spüren zu können, was möglicherweise „nicht richtig“ an uns ist bzw. was wir im Leben scheinbar nicht auf die Reihe bekommen und wofür wir uns innerlich abwerten. Sobald wir solche Wirklichkeiten in uns spüren können, kommen wir in die Lage, die Synapsenverbindungen in unserem Gehirn zu verändern. Unser ganzes Zellsystem wird von chemischen Botenstoffen durchdrungen, die einfach gesund sind. Und wie viele Stunden täglich ermöglichen wir unseren Zellen eine so gesunde Umgebung? Geht es unseren Zellen gut, geht es auch uns gut!

Dysfunktionale Informationen dagegen, mit denen wir in unserer heutigen Kultur nur all zu oft unser System überschwemmen, leiten uns in innere Wirklichkeiten, die weder kraftvoll sind noch sich „gut" anfühlen. Insbesondere Gefühle von Wut, Kampf und Minderwertigkeit hinterlassen stark einschränkende Strukturen in unserem Gehirn. Manche Menschen haben sich allerdings im Laufe ihres Lebens schon so daran gewöhnt, diese Zustände als ihre *Normalität* zu bewerten, dass sie gar nicht in der Lage sind, die krankmachende Struktur im eigenen Gehirn zu erkennen. Solche Menschen haben sich häufig eine Identität damit aufgebaut, eben so zu sein, wie sie es empfinden, und so ist es eben. Dysfunktionale Informationen, mit denen wir unsere Zellen steuern, beruhen regelmäßig auf einschränkenden Überzeugungen. Doch statt diese Überzeugungen wahrzunehmen, hängen wir nur allzu gerne an der Vorstellung, dass unsere Umgebung einfach „schuld" daran ist, dass ich mich in dieser emotionalen Wirklichkeit erlebe. Und bei dieser Bewertung sind wir wieder bei dem Unterschied zwischen einem *Erklärungsmodell der Wirklichkeit* und der *Wirklichkeit*: Das *Bild des Apfels* und der *Apfel*, das sind ganz unterschiedliche Dinge. Wie ich die Wirklichkeit aus der Perspektive meiner Zellen empfinde und wie ich sie bewerte, ist etwas völlig Unterschiedliches. Und darin liegt der Schlüssel, um in die Kraft der Gegenwart zu kommen. Das Geheimnis intelligenter Zellen weist uns präzise den Weg, die Kraft der Gegenwart zu erleben. Wahrnehmen was ist tritt an die Stelle von Bewertungen.

Vom Nebel ins Leben

Denken Sie doch bitte gerade einmal an Nebel, an eine richtig dicke Nebeldecke. Was löst der Gedanke an einen solchen Nebel in Ihnen aus? Wie fühlt sich der Nebel an? Fallen Ihnen Situationen oder Bilder von Ereignissen in Ihrem Leben ein, die sich richtig danach angefühlt haben, „im Nebel festzustecken"? Sich in solchen Situationen Klarheit vorzustellen, kann zuweilen eine große Herausforderung sein.

Und jetzt erlauben Sie sich doch bitte die Vorstellung, Sie wären in den Bergen und könnten auf einen Berg steigen. Sie stehen *über* dem Nebelmeer. Strahlender Sonnenschein, Fernsicht soweit das Auge reicht. Für viele Menschen bergen solche Situationen das Erlebnis von ganz viel Raum und Weite in sich. Nur mit dem Nebel ist es genau der Gleiche. Eigentlich hat sich nichts verändert. Entscheidend ist nur ein kleines Detail: Als Beobachter des Nebels können wir unsere Perspektive auf den Nebel verändern. Und mit einem Mal löst der Nebel etwas ganz anderes aus. Der Nebel ist Nebel. Er ist. Nicht gut, nicht schlecht. Je nachdem, welche Perspektive wir einnehmen, löst der gleiche Nebel etwas ganz anderes aus. Genau darum geht es: Das Äußere ist immer genau so, wie es ist. Da gibt es nichts wegzumachen. Es gilt nur, Beobachter der eigenen Perspektive zu werden. Und ganz nebenbei beginnen wir dann das Wort N E B E L von hinten zu lesen und finden ins L E B E N.

2.9 Es gibt nichts aufzuarbeiten

An dieser Stelle möchte ich jetzt nochmals auf das Beispiel von Sabine zurückkommen und wie sie eine veränderte Wirklichkeit ohne Asthma und Erstickungsanfälle erlebte. Sabine war es möglich, eine ganz neue Erfahrung in ihrem Leben zu machen, und aufgrund dieser Erfahrung hat sie das Interesse und die Begeisterung gefunden, ihr Gewahrsein zu verfeinern und Neugierde dafür zu entwickeln, was sich in ihr so zeigt, jenseits der bisherigen Überzeugungen. Hirnphysiologisch haben sich durch die neue Erfahrung veränderte neuronale Netzwerke aufgebaut. Sie konnte erleben, dass der Geist stärker ist als die Gene. Auf diesem Weg gibt es nichts *aufzuarbeiten*! Können Sie sich schon vorstellen, was ich damit meine? Es gibt immer nur das, was emotional spürbar als Information im Moment in uns auftaucht. Es geht nur um die Botschaft des Symptoms. Um etwas *aufzuarbeiten*, müssten wir ja in eine vergangene Geschichte eintauchen. Und das Besondere an meiner Herangehensweise ist, dass sich alles immer *nur* um das Erleben des Augenblicks dreht. Je mehr und je länger sich Menschen jedoch bisher mit dem *Aufarbeiten der vielen Geschichten* beschäftigt haben, desto schwieriger ist es für sie zuweilen, sich auf das Erleben des Augenblicks einzulassen, weil sie ja schon alles *wissen*. Und dieses *Wissen* kann so leicht im Weg stehen, den Augenblick zu erleben.

Die Beziehung zu meiner Mutter habe ich komplett „aufgearbeitet"

Friedrich hatte über 10 Jahre lang auf konventionelle Weise therapeutisch sein ganzes Leben, insbesondere die Beziehung zu seiner Mutter, aufgearbeitet. Es lag schon wieder einige Jahre zurück und Friedrich kam wegen beruflicher Anliegen ins Coaching. An einer Stelle kamen wir vom Job und was dort gerade nicht so toll lief, zu einem Beziehungsthema mit seiner Partnerin, das ihn emotional sehr bewegte. In der Gegenwart tauchte ein Bild aus seiner Kindheit mit der Mutter auf. Die erste Reaktion war: *„Nicht schon wieder meine Mutter. Die Beziehung habe ich komplett aufgearbeitet. Irgendwann kam sie mir nur noch zu den Ohren raus."* Das mag schon sein, ist aber in der Arbeit mit Überzeugungen vollkommen irrelevant. Da geht es nur um das JETZT. Ob Friedrich etwas an der Geschichte aufgearbeitet hat oder nicht, ist einfach nicht von Belang. Das einzig Entscheidende ist die Frage, was *jetzt* das Bild, das in diesem Moment in ihm wahrnehmbar wird, emotional in ihm auslöst. In dem Beispiel von Friedrich kam Scham auf. Und die Scham – das Symptom – ist immer nur der Wegweiser in die emotionale Sehnsucht: *„Mich so zu zeigen, wie ich bin und es nicht ständig anderen recht machen zu wollen."* Und ob diese emotionale Sehnsucht mit der Mutter zusammenhängt oder nicht, spielt keinerlei Rolle. Es geht nur darum, dass Friedrich jetzt diese Sehnsucht wahrnehmen kann. Gleichzeitig war es ihm in diesem Moment nicht möglich, eine emotionale Verbindung zu erleben. Genau an dieser Stelle kommen die *Q!-Werkzeuge* ins Spiel. Bis dahin ist es nur die geistige, innere Haltung, die ausschlaggebend ist, an diesen Punkt zu gelangen. Die in diesem Augenblick für Friedrich nicht wahrnehmbare emotionale Verbindung jetzt zu erleben, ist mit etwas Übung ganz einfach. Mit einer *Verbindung des Herzens* (konkrete Details über das Werkzeug finden Sie im Kapitel 4.5) änderte sich für Friedrich die wahrgenommene Wirklichkeit dieses Augenblicks. Denn die Wirklichkeit dieses Augenblicks offenbart genau das, was wir glauben. Sobald wir in die Lage kommen, die diesem Augenblick zugrunde liegende Überzeugung zu erleben, sind wir auch in der Lage, die Verbindung zu einer anderen Überzeugung wahrzunehmen und die Wirklichkeit verändert zu erleben. Und das wurde Friedrich möglich.

Von der Meta-Ebene aus betrachtet, ist dies das gleiche Phänomen wie bei Sabine und ihrem Asthma. Sowohl Friedrich als auch Sabine haben gelernt, das äußere Thema nur als Hinweis zur eigenen inneren Steuerungsebene anzunehmen. Und auf der äußeren Ebene veränderte sich so ganz nebenbei auch das Thema, das Friedrich zuvor noch als *Beziehungsproblem* mit seiner Partnerin bewertet hatte. Die Veränderung ist einfach geschehen, Friedrich hat aber nie sein *Beziehungsproblem* gelöst. Das Thema der Beziehung war nur der Hinweis auf einschränkende Überzeugungen. Und „zufällig" fiel es ihm dann auch wie Schuppen von den Augen, dass sein berufliches Thema auch mit der gleichen Überzeugung zusammenhängt. Doch mit dem „Aufarbeiten" der Beziehung zu der Mutter hat das Ganze überhaupt nichts zu tun. Sobald wir beginnen, Erfahrungen mit unseren Überzeugungen zu sammeln, wirkt es nur noch absurd, *eine Geschichte oder eine Beziehung aufzuarbeiten.*
Unser Schöpfungsprozess beginnt immer im Augenblick unserer Bewertungen, die heute noch weitgehend unbewusst „geschehen". Bewerte ich ein Phänomen als *Problem*, *Trauma* oder als *Krankheit*, bin ich wie magisch gezwungen, eine Problem-Löse-Technik oder eine Heilungsmethode zu suchen. Ich sitze fest in der Denkstruktur der Defizit-Beseitigung. Das Fatale ist, dass unser Kultur- und Wirtschaftssystem uns permanent auffordert, unser Gehirn genau darauf zu fokussieren. Das ist wieder der Punkt der *Ketten in unserem Gehirn*!

Es geht um Ihr Leben!

„Machen Sie was draus! Sie müssen nicht, aber sie könnten, wenn Sie wollten… An Ihrem Gehirn liegt es jedenfalls nicht, wenn Sie auch in Zukunft glauben, so weitermachen zu müssen, wie bisher."[(23)]

Gerald Hüther

Erinnern wir uns noch einmal:

**Verändere Deine Überzeugungen
und erlaube Deinem Leben, sich zu verändern.**

Und wie das Leben so ist, ereigneten sich auch in Sabines Leben weiter neue Wirklichkeiten: Aus heiterem Himmel hatte jemand versucht, Sabine umzubringen – etliche Monate nach dem verschwundenen Asthma. Ob es versuchter Mord oder *nur* versuchter Totschlag war, ist letztlich egal. Für Sabine war es zumindest eine einschneidende Erfahrung, wie sie sich sicher niemand zu erleben wünscht. Sofern wir in Diagnostik denken, bietet das Ereignis recht klar das Material für eine *posttraumatische Belastungsstörung*. Nochmals zur Erinnerung: Diagnosen können wir nicht wahrnehmen. Diagnosen wurden „erfunden" und beruhen auf einem Glaubenssystem, das wir gerne mit *der Wirklichkeit* verwechseln. Und so verhält es sich auch mit der Bewertung *Trauma* und *posttraumatische Belastungsstörung*. Wir merken gar nicht mehr, dass wir einfach daran glauben, weil diese Bewertungen überall als „normal" angesehen werden.

Die Erinnerung an ein Ereignis, das sich in unserem Leben ereignet hat, löst Angst, Furcht oder Panik aus. Solange wir glauben, dass wir dem, was in unserem Gehirn an elektro-chemischen Prozessen angestoßen wird und deren Folge wir *emotional geladen* wahrnehmen, als unumstößliche Wirklichkeit ausgeliefert sind, haben wir keine Chance, dies aus uns selbst heraus verändert wahrzunehmen. Über diesen, durch unsere Medien geförderten Glauben zementieren wir unseren Zustand.

Der Satz „*...wir erschaffen uns unsere Wirklichkeit*" stimmt auf dieser Ebene vollkommen. Die Bewertung *posttraumatische Belastungsstörung* erschaffen wir, weil wir daran glauben. Symptome sind wahrnehmbar, nicht aber Bewertungen oder Diagnosen.

Noch während bei Sabine die körperlichen Wunden, die das Verbrechen verursacht hatte, dabei waren, zu verheilen, kamen in ihr Fragen auf: Ob es sich wohl mit der Schlaflosigkeit und den Panikattacken, die sie seit dem Mordversuch plagten, genauso verhalten könnte, wie vor 10 Monaten mit dem Asthma? Existierte diese *posttraumatische Belastungsstörung* überhaupt, die im Amerika der 1970er-Jahre erfunden wurde? War das, was sie in den *Q!-Workshops*, die sie mittlerweile besucht hatte, auch dafür anwendbar? Bei der Erinnerung an die Situation, beinahe umgebracht worden zu sein, wird im Gehirn eine elektro-chemische Reaktion ausgelöst, durch die bestimmte Gehirnbereiche (*Hypothalamus* und *Amygdala*) Hormone erzeugen, die das Erinnern an das Ereignis verstärken. Wir steigen also immer stärker in die inneren Bilder ein. Und die Hormone, die dadurch produziert werden, führen uns direkt in unseren Überlebensmodus. Wir verhalten uns so, als wenn sich das Verbrechen wieder und wieder ereignet. Dieses Phänomen macht es uns unmöglich, im Schöpfungsmodus unseres Gehirns zu verweilen. Solange wir immer nur die Erfahrung machen, dass dieser innere Zustand einfach unsere Wirklichkeit ist und wir diese Wirklichkeit selbst nicht verändern können, kommen wir wieder und wieder in die Erfahrung der eigenen Machtlosigkeit. Und dem steht die Erfahrung der Freiheit entgegen, sehr wohl die Macht zu haben, diesem inneren Zustand nicht ausgeliefert zu sein!

Also gilt es zunächst, wenn Bilder und Erinnerungen an das Verbrechen auftauchen, **die Information der Bilder und Erinnerungen vom emotionalen Erleben entkoppelt wahrzunehmen**. Und das ist eine ganz schlichte Vorgehensweise: Natürlich macht so ein Erleben, *fast umgebracht zu werden*, etwas mit uns. Es ist so wichtig, uns zunächst zu erlauben, wahrzunehmen, was die Erinnerung daran an Wut, Trauer, Angst, Scham oder anderen emotionalen Zuständen in uns auslöst. Nur tun wir normalerweise alles, um diese *negativen Gefühle* nicht wahrzunehmen. Indem wir jedoch alles tun, um es zu vermeiden, sie wahrzunehmen, melden sie sich immer heftiger. Wir glauben, von diesen Gefühlen überwältigt zu werden und bildlich gesprochen in ihnen zu ertrinken. Wenn wir die Metapher vom emotionalen Ertrinken nehmen, ist das, was wir erreichen können, emotional Schwimmen zu lernen. Wenn wir schwimmen können, verliert Wasser das Bedrohliche, das ihm innewohnt, solange wir *nicht* schwimmen können. Doch brauchen wir nie den Fokus auf das Vertrauen zu richten, denn es entsteht in uns, sobald wir erleben, dass wir die Fähigkeit des Schwimmens einfach in uns haben. Und darin besteht die Kunst, wenn wir uns in den Fluss der Transformation wagen.

Was Sabine über Monate mit *„weniger heißen Themen"* erlebt hatte, war, dass die Erfahrung des *positiven Gefühls* jederzeit möglich ist, sobald wir es uns erlauben, das *negative Gefühl überhaupt* wahrzunehmen. Alles ist als Potential in unserem Gehirn angelegt. Unsere innere Schöpfungskraft kann beides erschaffen: Sowohl zum *negativen Gefühl* können wir eine emotionale Verbindung erleben wie auch zum *positiven Gefühl*. In Sabine war bereits ein Bewusstsein der eigenen emotionalen Schöpferkraft entstanden. Dieses Bewusstsein entsteht als angenehme „Nebenwirkung" aus neuen

Erfahrungen. Und das Bewusstsein wird genährt aus der Begeisterung und Freude, die wir durch unsere veränderten Wahrnehmungen empfinden. Zu erleben und zu erkennen, dass eine veränderte *Wahr*nehmung eine veränderte erlebte *Wahr*heit erschafft, ist elementar dafür, dass ein verändertes Bewusstsein unserer Schöpfungskraft entsteht. Nochmals zur Erinnerung: In unserem Gehirn existiert ein Bild von dem Mordversuch, das selbstverständlich mit einer sehr spezifischen emotionalen Ladung verbunden ist. Der Fokus unseres Gewahrseins liegt nie auf dem Ereignis, in diesem Fall dem Mordversuch. Es geht *nur* um das Bild, das in unserem Gehirn abgespeichert ist. Dieses innere Bild existiert immer nur im Augenblick. Genau mit diesem augenblicklichen Geschehen ist es uns möglich, den Fluss der Transformation zu durchqueren. Mit unserer Wahrnehmung erschaffen wir unsere erlebte Wahrheit, die wir für die Wirklichkeit halten.

Sabine hatte mit *Q!* die Erfahrungen emotionaler Transformation mehrfach gemacht und so kam auch bei diesem Erinnern an den Mordversuch die Neugierde, es auszuprobieren. Es braucht nicht mehr als die Bereitschaft, liebevoll auch „negative Gefühle" wahrzunehmen. Und binnen weniger Tage konnte sie wieder einen erholsamen Schlaf erleben, und die Bilder und Erinnerungen an das Ereignis lösten in ihr Liebe und Mitgefühl sich selbst gegenüber aus. Einen liebevollen Umgang mit unseren eigenen Gefühlen zu lernen und allen Gefühlen die Erlaubnis zu geben, einfach da zu sein und nicht bewertet zu werden, darin liegt der Schritt, uns selbst gegenüber Liebe und Mitgefühl zu entwickeln. Es geht nicht um intellektuelles Verstehen, sondern mit dem Erleben dieses Schrittes beginnt der Weg dahin, grundlegende Veränderungen in uns und in unserem Leben zuzulassen. Und auf diesem Weg gibt es nichts aufzuarbeiten. Sobald wir erleben, was es bedeutet, der Fülle des Lebens gewahr zu sein, können wir den Knospen unserer Potentiale zur Blüte und Entfaltung verhelfen.

Für unser Glück und unsere Gesundheit ist es entscheidend,
eine wirklich gute emotional spürbare Einstellung zu uns selbst
und jedem Augenblick unseres Lebens zu haben.
Und uns von unserer innerer Begeisterung
durchs Leben tragen zu lassen,
selbst wenn wir von unserem Denken her
überhaupt keinen Grund dafür erkennen können!

Fallbeispiel Oliver: *„Ihnen geht es zu gut!“*

Oliver, ein sehr agiler Rentner Mitte 70, ist an sich kerngesund. Wenn da nur seine linke Hüfte nicht wäre. Seit Jahren schmerzte sie und ließ ihn immer schlechter vorwärtskommen. Ein Röntgenbild zeigte eine Coxarthrose. Fehlhaltungen stellten sich zunehmend ein und er merkte im Laufe der Wochen, wie er mürbe wurde. Sein Orthopäde verstand nicht, was er nur gegen die Operation habe. *„Das ist doch heute ganz selbstverständlich, ein künstliches Hüftgelenk einzusetzen. Das ist eine der ‚Segnungen' unserer Medizin und reine Routine. Ohne Operation lässt sich dagegen gar nichts machen.“* Etwas in Oliver sträubte sich jedoch dagegen, es war aber *„nur so ein Gefühl“*. Der Arzt meinte, er solle sich doch nicht so anstellen und nicht so zimperlich sein. Alle Sendungen im Fernsehen vermittelten das gleiche Bild: Alles ganz normal, modern, ein einfacher Eingriff, ein Glück für jeden Menschen, dem diese wundervolle Möglichkeit zur Verfügung steht. *„Dann wird das wohl so sein...“*, dachte Oliver etwas resignierend. *„Ich habe nur die falschen Empfindungen. Wenn das alle sagen und für normal halten, ist in mir eben irgendwas nicht in Ordnung.“* So vereinbarte er schließlich einen Termin für die Operation – in sechs Wochen wäre es dann so weit.

Weil es ihm seit der Entscheidung emotional immer schlechter ging, kam er auf Empfehlung eines Freundes kurzfristig zu einem der *Q!-Workshops* nach München. Ich wusste überhaupt nichts von dem Operationstermin, er erzählte nur von seiner gedrückten Stimmung. Ab und an fiel es zwar auf, dass er hinkte, mehr erfuhr aber niemand von ihm. Als Oliver jedoch am dritten Tag anfing, von seiner vor vier Jahren verstorbenen Frau zu erzählen und dem gemeinsamen Sohn, der vor vielen, vielen Jahren bei einer Skitour mit ihm im Alter von 16 Jahren durch einen Lawinenabgang tödlich verunglückte, kamen sehr emotionale Themen auf. Was sich zeigte, war das Thema *Schuld* sowohl dem verstorbenen Sohn als auch seiner verstorbenen Frau gegenüber. Und diese Schuld konnte Oliver in der Gegenwart erleben. Er hat nichts Vergangenes hergeholt, niemand hat etwas analysiert oder bewertet. Die Dame aus dem Kurs, die in Stellvertretung für seine verstorbene Frau stand, wusste nicht einmal, dass seine Frau verstorben war. Was in diesem Moment auftauchte, war: *„Lass mich in Frieden ruhen!“* und *„Alles ist*

gut." Im Mittelpunkt der Workshop-Tage stand die Versöhnung mit seinen eigenen inneren Bildern, Vorstellungen und Erinnerungen – mit allem, was jetzt ist, in die eigene Mitte zu kommen, den eigenen inneren Frieden zu erleben, unabhängig davon, was sich im Gedanken-Karussell gerade dreht. Oliver lernte, die Intelligenz seiner Zellen zu integrieren. Nach den sechs intensiven Tagen fiel mir nur auf, dass Oliver nicht mehr sichtbar hinkte. Ich dachte mir nichts weiter dabei. Er selbst erwähnte es ja auch mit keinem Wort, dass es mit seinem Hüftgelenk da etwas gäbe. Um so überraschter war ich, als sich Oliver an einem Montag zwei Wochen später meldete: *„Ich war heute bei meinem Orthopäden für das letzte Vorgespräch zur Operation Ende der Woche, er brauchte noch aktuelle Röntgen-Aufnahmen. Wie ich seine Praxis betrat, war er nur ganz verblüfft, weil ich wieder richtig laufen konnte. Und an diesem Tag war er es, der den Operationstermin absagte. Selbst die Röntgen-Bilder sahen viel besser aus. Er wisse nicht, was passiert sei, aber es gäbe momentan keinen Grund für die Operation. Das könne zwar nicht sein, weil er sich sicher sei, dass seine Diagnose hundertprozentig richtig gewesen ist und mein Hüftgelenk nicht habe heilen können – alleine schon wegen meines Alters! Orthopädisch gesehen sei zwar meine Hüfte nicht die beste, aber mir gehe es ‚zu gut für eine Operation'.*"
Irgendwie ist das doch spannend, dachte ich mir, als Oliver mir die Geschichte erzählte. Aber ich weiß einfach nicht, was sich ereignet hat. Nur irgendetwas ist für Oliver deutlich anders. Das Einzige, was ich weiß ist, dass Oliver sehr intensiv in seine inneren Erfahrungswelten eingestiegen ist und sich erlaubte, auf eine sehr kraftvolle Weise seine Überzeugungen verändert wahrzunehmen. Mit solchen Erlebnissen fühle ich mich so dankbar dafür, Menschen innerhalb weniger Tage mit *Q!* in ihrer inneren Mitte erleben zu dürfen. Diese erfüllenden Veränderungen von Menschen zu erleben, ist wundervoll. Nach dieser Rückmeldung von Oliver überkam mich auch eine tiefe Dankbarkeit.

„Nicht das viele Wissen, nicht die auswendig gelernten Lehrsätze, nicht die vielen Ratgeber und Lehrbücher, sondern die Vorstellungen, die inneren Überzeugungen, die Welt- und Menschenbilder, mit denen wir herumlaufen, bestimmen unser Denken und Handeln... an ihnen hängen wir wie in selbstgeschmiedeten Ketten."[24]

Gerald Hüther

„In Wahrheit ist das Wunder der modernen Medizin Teufelstrug. Es besteht darin, dass nicht nur Individuen, sondern ganze Bevölkerungen dazu gebracht werden, auf einer inhuman niedrigen Stufe der persönlichen Gesundheit zu überleben.“[25]

Ivan Illich, Theologe und Philosoph

Ivan Illich war Philosoph, Autor, Jesuit, Theologe und katholischer Priester, der nach einem Streit mit dem Papst sein Priesteramt niederlegte und in den 1970er und 1980er-Jahren als Gastprofessor an verschiedenen deutschen Universitäten tätig war. Er dürfte der scharfsinnigste Kritiker unseres westlichen Gesundheitssystems gewesen sein, dessen Analysen in den letzten Jahrzehnten immer treffender werden: Wir überleben auf einer immer niedrigeren Stufe persönlicher Gesundheit! Und dieses niedrige Niveau unserer Gesundheit nennt sich *Kostenexplosion im Gesundheitswesen*.

3. Kapitel: Symptome, Krieg und Frieden

3.1 Die geistige Haltung der Gegenwärtigkeit

„Sobald man annimmt, das Leben der Menschheit könne durch Vernunft gelenkt und geleitet werden, macht es das Leben als solches unmöglich.“[(26)]

Leo Nikolajewitsch Tolstoi, russ. Schriftsteller (1828-1910)

Erleben können wir immer nur JETZT. Erfahrungen sind nur im jeweils gegenwärtigen Augenblick möglich. Sobald wir etwas als „negativ“ bewerten oder den Impuls haben, etwas „wegmachen“ zu müssen, ist es eine Einladung in die Gegenwärtigkeit. Sobald wir solche Impulse aus einer Geisteshaltung des *„...ist ja spannend...“* betrachten können, das heißt, diesen Impuls einfach wahrnehmen können, ohne zu bewerten oder zu benennen, dann sind wir in der Lage, Gegenwärtigkeit zu erleben. In dieser essentiellen Geisteshaltung erleben wir, wie wir zum *„Beobachter unserer selbst“* werden. Dieses Beobachter-Sein ist ein hirnphysiologischer Zustand. Es ist eine Art und Weise, unser Gehirn zu nutzen. In diesem hirnphysiologischen Zustand *sind wir* unserer Gefühle, Empfindungen und inneren Informationen *gewahr*, ohne unseren Neocortex zu bemühen. In dieser geistigen Haltung nutzen wir einfach nur einen anderen Bereich in unserem Gehirn. Es ist ein Bereich, der uns das Tor zum *Sein* öffnet. Diese Art, unser Gehirn zu nutzen, können wir mit etwas Neugierde und Üben leicht lernen. Die Fähigkeit, Gegenwärtigkeit zu erleben, haben wir alle schon immer in uns, doch im gewohnten Alltag erfahren wir sie nicht. Also lassen Sie uns im Alltag etwas mehr Hirn, jenseits unseres Neocortex, nutzen. (In Kapitel 4 lernen Sie, wie Sie konkret mit Hilfe von *Q!* über diese Ebene Ihr Potential entfalten und dadurch Ihre Augen ins Leuchten kommen können.)

Das Annehmen dessen, was jetzt ist, setzt manchmal voraus, uns unsere *Verletzlichkeit* zuzugestehen. Kulturell haben wir gelernt, über uns und das, was wir empfinden, hinwegzugehen. *„Ach, das macht mir doch nichts, das macht mir gar nichts aus.“*, wäre so ein typischer Gedanke, der uns dabei unterstützt, uns in unserem *Funktionier-Modus* wiederzufinden. Und ab und an kann dieser Modus ja auch ganz hilfreich sein – ab und an. Allerdings können wir in diesem Modus unsere Überzeugungen nicht mitbekommen.

Wir befinden uns im *Funktionier-Modus* und es bleibt dann nur die Option, einen Symptom-Behandler aufzusuchen und auf Erlösung von außen zu hoffen. Aber so kann es passieren, dass wir uns zum optimalen *Wirtschaftsobjekt* machen für die omnipräsenten Industrien, die an Krankheit verdienen. In moderner wirtschaftswissenschaftlicher Formulierung wird diese Geisteshaltung dann zum *Stakeholder Value.* Klingt doch gut – oder? Geist wird zum *Stakeholder Value*. Unter *Stakeholder Value* wird in der Wirtschaftswissenschaft der *Ertragswert* beschrieben, der den „Anspruchsgruppen" eines Unternehmens aus dessen Tätigkeit erwachsen. Nutznießer dieser Illusion, die uns als *Wirklichkeit* vorgegaukelt wird, sind all diejenigen, die am Ertragswert profitieren. Dieser Zusammenhang zeigt, wie eine einschränkende geistige Haltung Menschen dazu bringt, sich selbst zum Wirtschaftsobjekt zu machen und so einen Wert für die Nutznießer von Unternehmen erschaffen, die an dieser Illusion profitieren. Wir leben in der materialistischen Post-Moderne, in der wir uns selbst auf Materie reduzieren.

Subjektivität – was ist das eigentlich?

Subjektivität ist die Fähigkeit, mittels Wahrnehmung und Bewusstsein in jedem Augenblick eine konkrete Erfahrung aus unterschiedlichsten Möglichkeiten zu erschaffen.

Das, was wir als *Wirklichkeit* in jedem Augenblick erleben, ist physikalischer wie geistiger Natur – ein Quantum empfindungsfähiger Energie. Dieses Quantum existiert und wird von dem nächsten Quantum abgelöst. Die Gegenwart wird ständig aufs Neue wieder aus dem scheinbar unerschöpflichen Vorrat an *Gegenwarts-Quanten* angefüllt. Zukunft ist ein rein virtueller Raum, den wir durch den Begriff und unser Denken verdinglichen, das heißt zu einem Objekt machen. Zu der bewussten subjektiven Erfahrung des Augenblicks hat nur das erfahrende Individuum Zugang. Im Jetzt kollabiert das Quantenfeld der Möglichkeiten. Die geistige Haltung des Beobachters mit all seinen Überzeugungen, Erfahrungen, Intentionen und Zielvorstellungen ist dabei entscheidend. Wie wir bereits gesehen haben, sind Atome Schwingungsgebilde aus subatomaren Teilchen, die selbst wieder Gebilde aus Schwingungen sind. Die Grundeinheiten der Natur sind Elementarteilchen, beispiels-

weise Photonen und Elektronen. Das sind auch die Grundeinheiten unseres Körpers, unseres Seins. Für sie bestehen viele alternative Zukunftsmöglichkeiten. Sie sind elektrisch geladen, sie „erkennen" also das elektrische Feld um sie herum.
Die quantenphysikalische Wellenfunktion, die das mögliche Verhalten von Elektronen, Photonen und anderen Elementarteilchen aufzeigt, bildet mögliche Zustände eines Systems als Wahrscheinlichkeiten ab. Sobald das Teilchen im Rahmen einer Messung in eine konkrete Wechselwirkung mit einem physikalischen System tritt, kollabiert die Wellenfunktion zu einer einzigen der vielen Möglichkeiten. Die Wellenfunktion selbst hat jedoch nichts Materielles, sondern ist eine rein virtuelle Beschreibung von Möglichkeiten. Die Prozesse des menschlichen Bewusstseins unterscheiden sich nicht grundsätzlich von Entscheidungen zwischen verschiedenen Quantenzuständen.

Indem wir Symptome durch Diagnosen bewerten oder allgemein gesprochen Wahrnehmungen als Defizit benennen und diese Bewertungen für die Wirklichkeit halten, kollabiert die Wellenfunktion. Es gibt dann nur noch diese eine Wirklichkeit.

Wenn wir selbst die Gestaltung unserer Wirklichkeit übernehmen wollen, setzt das voraus, dass wir vom *Funktionier-Modus* in den *Programmier-Modus* wechseln. Wir dürfen eine Haltung des Beobachters einnehmen und uns unsere Verletzlichkeit erlauben. Alles, was auftaucht, ist herzlich eingeladen; insbesondere sofern Emotionen auftauchen, die sich keiner großer Beliebtheit erfreuen. Denn ungeliebte Emotionen wollen wir normalerweise ganz schnell wegmachen. Diese Gewohnheit hat aber leider eine Nebenwirkung: Wir können unsere Emotionen gar nicht wirklich wahrnehmen, wenn wir sie gleich los werden wollen. Zu diesen wenig geliebten Emotionen, die in der Hit-Chart der meisten Menschen ganz unten rangieren, gehören Wut, Niedergeschlagenheit, Trauer, Scham und Hilflosigkeit. Wahrzunehmen was ist, ohne zu bewerten, ohne zu benennen, klingt so leicht, doch etliche Menschen befürchten, dass dieses Erleben in einen emotionalen Sumpf führt. Und diesen Glauben hegen sie, weil sie es schon wiederholt so erlebt haben. Also ist das *doch* die Wirklichkeit. Ja, das ist richtig. Es ist solange richtig, als wir noch keinen anderen Weg gefunden haben, auch eine ANDERE EMOTIONALE WIRKLICHKEIT parallel dazu erleben zu dürfen. Denn alles ist auf der Ebene der Information immer vorhanden. Je häufiger jemand erleben durfte, dass jede als *negativ* etikettierte Emotion nur ein Hinweisschild, eine Botschaft in die bio-chemische Wirklichkeit der Glücks-Botenstoffe in unserem Körper ist, um so leichter fällt es uns, die veränderte Nutzung unseres Gehirns zur Gewohnheit werden zu lassen. Sobald wir lernen, unser *limbisches Navi* zu verwenden, erleben wir, was es heißt, uns wirklich authentisch zu fühlen. In diesem Erleben liegt das Fundament für alle Veränderungen.

Authentischsein erleben wir, wenn *das, was wir tun, fühlen, glauben und zum Ausdruck bringen*, in völliger Kongruenz ist, in vollkommener Übereinstimmung.

Diese Kongruenz aller Informationen, die für unseren *Zellstaat* relevant sind, registriert unser Gehirn. Die Produktion der molekularen Botenstoffe, die wir als Emotionen wahrnehmen, verändert sich. Unser Erleben verändert sich. Die Information der Kongruenz, der Übereinstimmung, ist eines der stärksten Signale, die wir als Information senden können. Ich kann hier nur versuchen, das Erleben, das jedem Menschen möglich ist, in Worte zu fassen. Aber solange wir es nicht selbst erlebt haben, bleibt es eine philosophische These. Und mir geht es überhaupt nicht darum, dass jemand diese These glaubt. Glauben oder nicht glauben ist vollkommen egal. Den Unterschied macht es, wenn ein Mensch die Neugierde in sich wahrnimmt, genau das erleben zu wollen – die Erfahrung zu machen und zu staunen. Aus diesem Staunen erwächst die Begeisterung, es wieder und wieder erleben zu wollen. Und aus der Wiederholung heraus können wir dieses Erleben zu unserer Gewohnheit werden lassen.

Wenn uns dabei etwas im Wege steht, ist es allenfalls die Art und Weise, wie wir bis heute gewohnt sind, unsere Gehirne zu nutzen. Sie wurde uns über Jahrzehnte beigebracht. Es wurde gelehrt, dass es keine Alternative gibt. Die wenigsten Menschen wissen daher um die Alternative in ihrem Kopf, die Möglichkeit, im jetzigen Augenblick die Wirklichkeit verändert wahrzunehmen. **Heute glauben die meisten Menschen ihren Gedanken, Gefühlen und den Auffassungen, die ihnen durch den Kopf gehen. Sie halten sie für die schier unumstößliche Wirklichkeit.** Deswegen plappern wir sie auch so gerne nach. Die Gedanken in unseren Köpfen sind unsere ständigen Begleiter. Und sie sind – wie bereits beschrieben – höchst real: Jeder Gedanke schickt ein elektrisches Signal durch unser Gehirn, das seinerseits eine chemische Reaktion in Gang setzt. Deren Folge können wir als Körperempfindung oder Gefühl in unserem Körper wahrnehmen. Gedanken haben ganz reale physiologische Wirkungen und einen signifikanten Einfluss auf das Verhalten jeder Zelle in unserem Körper. Und aus dieser Einsicht entspringen auch die vielen Tipps, positiv zu denken, die wir kennen. Die unterschiedlichen Formen des Mental-Trainings bauen darauf auf. *„Sie müssen Ihre negativen Gedanken ausmerzen!“* oder *„Sie müssen Ihren inneren Schweinehund überwinden!“*, lautet das vielbeschworene Credo. Klingen diese Sprüche vom inneren Schweinehund nicht fürchterlich abstoßend? Aber das ist er auch, dieser Schweinehund. Es ist eine widerliche Metapher. Auch wenn ihn die heutige Ironman-Szene gerne auf post-modernen, bunten Bühnen-Motivations-Shows bemüht. Wessen Geistes Kind wohl die „Excellence-Speaker“ dieser Schweinehund-Motivationsshows mit ihren Großleinwänden sind? Der Schweinehund zumindest ist ein Relikt aus dem nationalsozialistischen Deutschland – ein Bild, das genutzt wurde, um Soldaten zu Höchstleistungen anzuspornen; ein Bild, um Menschen dazu zu bringen, ihr Äußerstes zu geben.

So wie Göbbels auch einer der ersten „Motivations-Gurus“ war. Hätte es schon Speakers-Excellence gegeben, Goebbels wäre sicher der Ehrenpräsident geworden. Sowohl der innere Schweinehund als auch die *Beweg-Deinen-Arsch-Motivations-Shows* sollten heute endlich endgültig beerdigt werden, als letzte Reste der Denkstrukturen der 1930er-Jahre. Aber abgesehen von dieser zweifelhaften Historie greift der Ansatz auch nicht wirklich, außer natürlich, um Soldaten oder Sportler dazu zu bringen, über ihre körperlichen Grenzen hinauszugehen und brav zu funktionieren. Dafür ist es oft hilfreich, dysfunktionale Überzeugungen sogar noch weiter zu fördern: Genau damit haben die Nationalsozialisten auch bereits große Erfolge feiern können. *„Du bist nichts, Dein Volk ist alles!“*, ist nur eines der vielen Beispiele, wie in den 1930er-Jahren die Arbeit mit Überzeugungen manipulierend gebraucht wurde. Alle Glaubenssysteme basieren auf Manipulation von außen. Ein austauschbarer Inhalt wird zur Wahrheit erhoben und mit *gut* und *böse* verbunden, mit *Zugehörigkeit* und *Ausgrenzung*. Und sobald Menschen beginnen, diese Wirklichkeit zu *glauben*, ist die Tür geöffnet für Manipulation.

Zu funktionieren oder unserem Herzen zu folgen und unserem Leben zu erlauben, sich zu verändern, sind zwei unterschiedliche Wege, die wir wählen können. Nein, es ist sogar ein völlig anderes Paradigma, wie das Buch zeigt! Es geht um Verbindung, um das Erleben unseres Verbundenseins. Indem ich funktioniere, kann ich den Vorstellungen anderer folgen und es zu Höchstleistungen bringen. Das unterstützen solche Motivations-Events. Aber diese Haltung zollt ihren Tribut in Form von ganz vielen Hinweisen unseres *limbischen Navis*, die sich irgendwann zu handfesten Symptomen mausern. Und dazu sollen wir dann immer noch positiv denken und natürlich wieder kämpfen – gegen den inneren Schweinehund. *„Du musst alle Symptome bekämpfen und stark sein."* Um diese dysfunktionale, krankmachende Haltung und wie Sie sich davon befreien können, darum geht es mir.

Können Sie sich vor dem Hintergrund der ersten beiden Kapitel dieses Buches bereits vorstellen, warum dieses Kämpfen und Stark-Sein langfristig nicht funktioniert? **Es geht darum, authentisch zu sein, um Kohärenz. Um die eigene innere Weisheit zu spüren, brauchen wir das uneingeschränkte Wahrnehmen dessen, was ist. Und dazu gehört eben auch unsere Verletzlichkeit.**

Unsere Gedanken entstehen aus unseren verinnerlichten Überzeugungen und Glaubenssätzen auf der Systemsteuerung unseres Bio-Computers. Gedanken entsprechen schlicht den bunten Bildchen unseres „Desktops", unserer Benutzeroberfläche. Sobald ich Gedanken, die scheinbar nicht positiv sind, „wegmachen" will, unterstützt das schon wieder eine Überzeugung auf der Ebene unserer Systemsteuerung, wie etwa: *„Ich mache es nicht richtig."* oder *„Ich bin nicht gut genug."*; *„Ich habe nicht gut genug positiv gedacht."* oder *„Ich muss noch ganz viel machen."* Der Satz, der historisch zum Schweinehund gehört, ist noch plakativer: *„Du bist nichts, Dein Volk ist alles!"* Ein solches Bewusstsein ist nicht sehr hilfreich, um unser Gehirn auf eine gesunde Weise zu benutzen, weil wir gegenläufige Steuerungsbefehle verwenden. Die viel ökonomischere Form ist, jeden Gedanken so zu nehmen, wie er ist, und in jedem Gedanken die Botschaft wahrzunehmen. Für unser Gehirn gibt es nichts Gesünderes, als entspannt zu sein. Und das heißt auch, sich des *Kampf-und-Flucht-Mechanismus* immer häufiger gewahr zu sein.

Entspannung entsteht, sobald wir aufhören,
unsere Gedanken zu *glauben*, sie für die Wirklichkeit zu halten.
Gedanken sind wie ein Tonband in unserem Kopf.
Wäre es nicht an der Zeit, dieses Band ab und an zu wechseln?

Wie es möglich ist, das Band zu wechseln, habe ich in Kapitel 2.3 am Beispiel von Sabines Asthma aufgezeigt. Die einzige Voraussetzung ist, dass wir *Beobachter unserer Gedanken* werden. Unser Gehirn so zu gebrauchen, stellt eine veränderte geistige Haltung dar, die jeder Mensch sehr schnell lernen kann. Sie kann innerhalb weniger Wochen zur Gewohnheit werden. Und diese Gegenwärtigkeit ist dann die Basis all der Veränderungen und Wunder, die durch uns wirken.

Jedes Gefühl ist, wie ich im nächsten Abschnitt am Beispiel von Herbert zeigen werde, immer mit dem polar entgegengesetzten Gefühl verbunden, etwa *Wut* und *Liebe*. In dem Moment, in dem ich starke Wut empfinde, wirkt dies auf uns aber so, als gäbe es überhaupt keine Liebe. Die Haltung, von der ich hier spreche, entsteht immer mehr wie von selbst, je häufiger wir die Erfahrung machen, dass wir innerhalb weniger Minuten die Transformation von Wut zur Liebe in uns erleben und gestalten können. Unsere Freiheit besteht darin, die Wut erleben zu dürfen und getragen zu sein von der Erfahrung, dass gleichzeitig auch Liebe und innerer Frieden vorhanden sind. Auf der Ebene des Geistes bzw. der Information ist immer alles vorhanden. **Unser Schöpfungsprozess liegt darin, zunehmend die Meisterschaft über den erlebten emotionalen Ladungszustand zu erlangen.** Auf den Punkt gebracht hat dieses Phänomen der Dalai Lama, als er gefragt wurde, ob er denn nie wütend werde. Sinngemäß antwortete er, dass er *„natürlich wütend werde, aber immer kürzer"*.

Die Tür geht auf

In der professionellen Begleitung von Menschen in Veränderungsprozessen erlebe ich eine ganz zentrale Weichenstellung, was in den ersten Minuten zwischen zwei Menschen geschieht, die sich im Kontext des Coachings begegnen. Stellen Sie sich vor, die Tür geht auf, ein Mensch betritt mit seinen Anliegen den Raum. Welche Wirklichkeit entsteht in den ersten fünf Minuten? Worauf richtet sich der Fokus der Aufmerksamkeit? Auf den Mangel oder auf die Sehnsucht nach Begeisterung?

Auf welcher Ebene der Begegnung entsteht Empathie? Empathie im Drama oder Empathie zu dem, was die Augen ins Leuchten bringt? Es gibt zwei diametrale Wege, wie wir beginnen können und die Weichen für den ganzen Prozess stellen. Bewegen wir uns in der geistigen Haltung von Therapie und Heilung oder der Haltung der Potentialentfaltung? Das eine lässt sich nicht mit dem anderen vermischen. Es braucht die eigene Klarheit, wo wir hin wollen. Symptome „wegmachen", wie es im alten Paradigma gefordert und gefördert wird? Oder das In-Kontakt-kommen mit der *Universellen Intelligenz*?
Als professioneller Begleiter spüre ich in mir das, was die ersten Sätze in mir emotional auslösen. Je klarer ich selbst als Begleiter bin, wohin mich in meiner inneren Welt die Geschichte und die Emotionen des Partners, den ich begleite, führen, umso leichter fällt es mir, Vorschläge für das Feld der leuchtenden Augen meines Gegenübers zu machen. An die Stelle eines mentalen „Verstehens" der Worte und der ganzen Geschichte, tritt ein *In-Verbindung-sein* mit dem emotionalen Feld, von dem die Worte durchdrungen sind. In der geistigen Haltung der Potentialentfaltung bin ich getragen vom Vertrauen, dass der „Experte" mir gegenüber sitzt. Alles ist immer vorhanden und zeigt sich genau zum richtigen Moment.

Auf dieser Grundhaltung unseren Gedanken gegenüber beruht auch die professionelle Begleitung von Menschen hinsichtlich ihrer Überzeugungen. In jedem Moment bin ich in der Begleitung ein Resonanzboden, um zu sehen, was dieser Gedanke in mir auslöst. Da geht es um Schwingung, um Kohärenz. Und Empathie entwickle ich immer zu der emotionalen Sehnsucht des Partners, den ich begleite. Linda beispielsweise hatte kaum den Raum betreten und schon sprudelten Geschichten los, die herzlich in die Wut eingeladen haben. Geschichten von Missbrauch und Demütigung. Ich nahm Lindas Wut wahr und es bestand für mich als Begleiter die Aufgabe, in mir die Sehnsucht nach Liebe zu spüren. Bei Linda dauerte es nur wenige Minuten, bis sie den Stand-by-Knopf für ihre Geschichten entdeckte und ins Erleben der Liebe kam. Alle Bilder und Erinnerungen blieben, aber innerhalb von kürzester Zeit war es möglich, die emotionale Verbindung zu entkoppeln. Alles, was uns im Leben widerfahren ist und was wir erlebt haben, ist das eine. Das andere ist, welche emotionale Verbindung wir in der

Kraft der Gegenwart zu diesen inneren Informationen erleben. Darin liegt der große Hebel für Veränderungen.

Es geht nie um das, was *war*, es geht immer nur um das, was jetzt in unserem Kopf abgespeichert ist. Information ist immer nur jetzt.

Und sobald das Erleben der Liebe möglich wird, verändert sich die „Ladung" der Geschichten. Das ist Empathie, nicht im Drama, sondern im Feld der leuchtenden Augen. Zu lernen, auf dieser Ebene Empathie zu entwickeln, ist sowohl für den Partner als auch für den Begleiter so wohltuend.

Materie – was ist das eigentlich?

„Ich habe 60 Jahre erforscht, was Materie im Innersten zusammenhält, und komme zu dem Schluss, dass es das, was wir Materie nennen, im Grunde genommen gar nicht gibt."[27]

Prof. Hans-Peter Dürr, Elementarteilchenphysiker

Wir wissen schon lange, dass das, was uns als *Materie* erscheint, aus Atomen besteht. Erst die Quantenphysik des 20. Jahrhunderts konnte jedoch zeigen, dass Atome keine massiven Teilchen, sondern hochenergetische Schwingungsgebilde sind. Diese Systeme aus Schwingungen bestehen aus subatomaren Teilchen, die ihrerseits wieder Schwingungsgebilde sind. Unser ganzer Körper, alle Molekülketten in uns, unser Gehirn, bestehen also aus solchen Schwingungsgebilden. Und über unsere Emotionen, unser subjektives Erleben des Augenblicks, das wiederum stark von unseren Überzeugungen gesteuert wird, entstehen Frequenzen und Schwingungen – immer und überall. Und es gibt nichts Gesünderes, als diese Schwingungen in Resonanz zu bringen. *Konstruktive Interferenz* nennt sich das in der Sprache der Quantenphysik. Und das Gefühl, mit dem wir diese konstruktive Interferenz am stärksten erleben, nennen wir Liebe. Diese *Schwingung* hat direkten Einfluss auf das, was wir als die Materie wahrnehmen. Gleichzeitig sind alle Schwingungen nur für ein erfahrendes Subjekt in der Gegenwart erlebbar. Dieses Erleben findet immer nur *jetzt* statt, ohne Vergangenheit und Zukunft. Gewahrsein, Geist und Bewusstsein sind entscheidend.

„Und wenn Sie sich hinsetzen, trägt Sie der Stuhl, weil die Sitzfläche und Ihr Gesäß auf Grund eines dichten Wechselspiels der Erzeugung und Zerstörung virtueller Photonen einander abstoßen. Wenn Sie aufstehen, kommt ein Großteil dieser Aktivität im Vakuumfeld zum Stillstand, aber jetzt erscheinen Wolken von virtuellen Photonen zwischen Ihren Füßen und dem Boden, immer da, wo Sie die Füße hinsetzen. Alle Moleküle in Ihrem Körper, alle Zellwände und alle Nervenimpulse hängen davon ab, dass im alles durchdringenden Vakuumfeld ständig Photonen auftauchen und verschwinden. Wie es der Physiker Paul Davis ausdrückte: ‚Ein Vakuum ist nicht ereignis- und eigenschaftslos, sondern vibriert vor Energie und Lebendigkeit'. Wir haben uns schon sehr weit von dem schlichten Glauben entfernt, Atome seien winzige feste und gleichbleibende Dinge. Nach der gegenwärtigen Theorie ist Materie selbst ein energetischer Prozess, und Masse hängt von der Interaktion mit Feldern im Vakuum ab.“[(28)]

Rupert Sheldrake

Ich möchte dies am konkreten Beispiel von Herbert verdeutlichen.

3.2 Von der Depression zur Lebensfreude

Herbert kam vor einiger Zeit zu mir und ich begleitete ihn in Einzelarbeit über zwölf Wochen, insgesamt 24 Stunden, verteilt auf 5 Termine. Der Gemütszustand von Herbert war geprägt von einem Grundtonus, bei dem ein entmutigender Gedanke auf den anderen folgte. Wenn er sich an Vergangenes erinnerte, verspürte er Bedauern und Klagen, beim Ausblick auf die Zukunft verspürte er Unbehagen und Fatalismus. In der Gegenwart beherrschte er die Kunst hervorragend, das Haar in der Suppe zu finden. Jeder Versuch von anderen Menschen, ihm zu vermitteln, etwas einmal als positiv, leicht oder heiter zu sehen, erwies sich stets als vollkommen sinnlos. Er hatte auch bereits eine Odyssee hinter sich und wurde von Experten als „schwerst depressiv“ etikettiert. Bereits mehrfach wurde er nach kurzen Anfangsversuchen als untherapierbarer Fall klassifiziert und hinausgeworfen.

Ich finde Schilderungen solcher Erlebnisse immer sehr spannend. Manche Konstrukte von Wirklichkeiten halten sich schon sehr hartnäckig. Erinnern wir uns: Ob es Depression gibt oder ob es sie nicht gibt, weiß ich nicht. Und selbst wenn es diese Wirklichkeit, losgelöst von unserer Bewertung, geben sollte, wäre ich meilenweit davon entfernt, jemanden davon heilen zu können. Doch was versteht man denn gewöhnlich unter dieser speziellen Bewertung von Symptomen?

„Seit den neunziger Jahren ist erkannt worden, dass die Depression unzureichend vermarktet wird. Eine Art Rasterfahndung nach bislang unentdeckt gebliebenen Depressiven – wohlgemerkt profitieren auch immer einige von solchen Strategien, die meisten nehmen jedoch durch zusätzliche Etikettierung in ihrer Gesundheit Schaden – hat zum Beispiel in den USA dazu geführt, dass sich von 1987 bis 1997 die Zahl der wegen Depression Behandelten von 1,7 auf 6,3 Millionen fast vervierfacht hat. In einer sorgfältigen Untersuchung wurde herausgefunden, dass für diesen Sprung die aggressive und aufwendige Werbung für Antidepressiva kausal entscheidend war... In Deutschland käme für einen ähnlichen Sprung die Vermehrfachung der niedergelassenen Psychotherapeuten kausal in Betracht.“(29)

Prof. Dr. Klaus Dörner, Soziologe und Psychiater

Ist es nicht spannend, wie Milliardenbeträge der „Industrie“ investiert werden, um durch *„aggressive und aufwendige Werbung“* Menschen dazu zu bringen, sich in einer eigenen *Identität als krank* wiederzufinden und sich entsprechend zu fühlen, sofern sie sich mit der Diagnose identifizieren? Manchmal frage ich mich dann, ob das nicht ein Verbrechen an der Menschheit darstellt?

Das, was wir gewohnheitsmäßig als *Depression* bezeichnen, können wir stattdessen einmal als einen Streik unseres emotionalen Entscheidungssystems im Kopf ansehen. In Herberts Kopf waren also ein paar Milliarden Zellen in Streik getreten. Der letzte Rat, den er bekam, war, dass er in der Psychiatrie mit Medikamenten *ruhiggestellt* werden könnte. Dann ginge es ihm wieder gut. Irgendwie erinnert mich das schon sehr an Ratschläge von Drogendealern. Ich vermute, dass man in diesem Berufszweig ähnliche Tipps bekäme: Mit ein paar psychedelischen Substanzen geht es Dir wieder gut. Und hier wird das sogar über Krankenschein verordnet. Na, dann Hurra und wohl bekomm's! Doch... wenn wir nichts mehr wahrnehmen, ist das dann nicht eine Art emotionaler Selbstmord an uns selbst? Aber lassen wir das einfach einmal dahingestellt. Herbert hat sich nicht dafür entschieden und so kam er zu mir. Und erinnern Sie sich? Womit geht es los? Es beginnt stets mit einer veränderten Haltung gegenüber dem Anliegen des Partners: „*Ob Du eine Depression hast oder nicht, kann ich Dir nicht sagen. Heilen kann ich Dich erst recht nicht, weil ich ja nicht weiß, ob Du krank bist. Ich bin der völlig Falsche, um Dich zu therapieren. Aber bist Du neugierig und hast Du Interesse, Deine eigenen Steuerungsprogramme kennenzulernen und selbst mit Deinen Überzeugungen zu arbeiten?*“

Aus dieser veränderten Haltung heraus beginnen wir. Wir kommen in die Kraft der Gegenwart. Das ist keine Floskel, sondern diese Formulierung soll der geistigen Haltung Ausdruck verleihen, um die es mir geht: eine innere Haltung, die nur insofern radikal ist, als sie nichts als Defizit bewertet. Es geht darum, nicht in eine Bewertung oder Diagnose einzusteigen und sich damit einzuschränken. Symptome werden ausschließlich als Botschaften gesehen. Es gibt keinen Kampf, nichts Böses. Es geht nur darum, Gewahrsein zu entwickeln für das, was jetzt ist. Wir richten den Fokus ausschließlich und konsequent darauf, was jetzt, im Moment, an Information auftaucht. Und aus Herbert sprudelten die Informationen nur so heraus. „*Ich hätte es viel besser machen müssen in meinem Leben.*“, „*Alles ist meine Schuld.*“, „*Alles führt zu nichts.*“, „*Ich lehne mich ab.*“ und „*Ich war schon immer nur eine Last für andere.*“ Diese Art unterschiedlicher Gedanken in solch einer atemberaubenden Geschwindigkeit entstehen zu lassen, beherrschte Herbert bis zur Perfektion. Echt cool finde ich so was! Das ist doch eine unglaubliche Fähigkeit. Erinnern Sie sich? Ich nehme eine andere Grundhaltung zu Herbert ein. Sofern wir Gedanken wie gewohnt glauben, werden sie unsere Wirklichkeit. Das heißt, wenn ich als Begleiter Herberts Gedanken glauben würde, unterstützte ich ihn weiter darin, seinem gewohnten dysfunktionalen Konstrukt der Wirklichkeit zu glauben. Die andere Möglichkeit ist,...

genau diese Informationen vor uns
***aufs Silbertablett unseres Bewusstseins* zu legen!**

Indem wir die Informationen auf dem Silbertablett vor uns beobachten, können wir uns fragen, welche dieser Informationen Herbert denn wohl am meisten interessiert. *„Bei welchen Worten spürst Du in Dir eine Reaktion?“* Und so beginnt es mit: *„Ich lehne mich ab.“* Sofort kann Herbert eine Wut und einen Hass auf sich selbst spüren. Wut und Liebe sind in derselben Gehirnregion zu Hause. Sie leben sozusagen in derselben WG. Ich nenne dieses Phänomen gerne die *Achse der Polarität*: *hell* und *dunkel*, *Wut* und *Liebe* sind jeweils vom Potential her identisch. Nur der emotional erlebte *Ladungszustand* ist ein anderer. Wenn wir den einen Pol erleben können, sind wir auch in der Lage, den anderen Pol zu erleben. Wir brauchen da nichts zu „richten“, zu „korrigieren“ oder zu „heilen“. Da gibt es nichts „Negatives“ wegzumachen. Die *Wut* ist schlicht die Botschaft zur *Liebe*, das *Dunkle* die Botschaft zum *Hellen*, die *Schwermut* die Botschaft zur *Freude*. Es geht darum, im Moment nur *Gegenwärtigkeit* zu erleben, das, was gerade ist. Wenn ich als Begleiter spüren kann, wie mich die Wut zur Liebe einlädt, kann ich damit eine empathische Beziehung zu Herbert aufbauen. Und aus dieser Empathie zu dem, was die bisher unerfüllte Sehnsucht von Herbert ist, beginnen wir mit den Werkzeugen aus dem *Q!-Werkzeugkasten* zu arbeiten. Entscheidend ist die Grundhaltung, aus der heraus ich die Werkzeuge anwende.

Es gibt nichts zu richten, es gibt nichts zu reparieren, es gibt immer nur die Wahrnehmung im Augenblick – Gegenwärtigkeit erleben.

Auf der Informationsebene treten wir in Kontakt zu dem polaren Gegensatz und lassen daraus die emotionale Verbindung spürbar werden. Wir realisieren, dass das Potential schon vorhanden ist. Nur konnten wir bisher keine emotionale Verbindung dazu erleben. So einfach ist das: Die emotional spürbare Verbindung zu dem erlebbar zu machen, was Herberts Augen zum Leuchten bringt. Mit bewusst formulierten Überzeugungen begann Herbert seine innere Wirklichkeit verändert wahrzunehmen: *„Ich bin ein Geschenk für die Welt.“* und *„Schön, dass es mich gibt!“* Im Unterschied zu klassischen Affirmationen ist hier entscheidend, dass Herbert sich selbst aus einer anderen Grundhaltung heraus erfährt. Die veränderte Wirklichkeit erlebte er mit Hilfe einer *Verbindung des Herzens* und mit einer *Verbindung der inneren Ruhe*. Das sind zwei der *Q!-Werkzeuge*, die auf der emotionalen Ebene des Gewahrseins und nicht auf der kognitiven Ebene ansetzen. (Nähere Informationen zu beiden Werkzeugen gebe ich Ihnen in Kapitel 4.4 und 4.5. In meinem ersten Buch *Quanten-!ntelligenz* habe ich sie außerdem im Detail beschrieben.)

Der *modifizierte Muskeltest*, den ich bei meiner Arbeit anwende und zu dem Sie in Kapitel 4.3 eine konkrete Anleitung finden, hilft dabei, von der Ebene des Denkens ins Gewahrsein zu wechseln. Denn damit die Veränderungen eintreten und die in Herbert vorhandenen Gesundheitspotentiale sich entfalten können, ist es essentiell, dass er vom Nachdenken ins Gewahrsein kommt. Auf dieser Ebene angelangt, haben wir dann noch einige weitere Werkzeuge eingesetzt: die *Verbindung des Vertrauens*, bei der wir in einer sehr entspannten, meditativen Haltung die ganze Lebenslinie von der Verbindung der ersten beiden Zellen über die Schwangerschaft, Geburt, Kindheit, bisheriges Erwachsenalter und dann darüber hinaus die Vorstellungen und inneren Bilder erscheinen ließen – von heute über all die Zeit, die noch vor uns liegen mag, von dieser irdischen Existenz bis zu unserem Tod. Es ging dabei nicht darum, etwas aufzuarbeiten oder etwas zu korrigieren, sondern nur eine entspannte Verbindung zu allen Informationen oder Vorstellungen erlebbar zu machen. Die meisten Menschen erleben dabei eine tiefe Ruhe und Gelassenheit, die oft noch länger anhält. Es ist ein Werkzeug, bei dem es um die erlebte innere Wirklichkeit geht, in der wir uns hinterher wiederfinden. *Lösungswerkzeuge* sind etwas vollkommen anderes. Aber genau darum geht es: zu erleben, dass es jenseits der Verwendung unseres Neocortex nichts zu lösen gibt. Wir können einfach nur lernen, unser Gehirn in viel mehr Facetten zu nutzen, als wir es heute gewohnt sind und über Jahrzehnte gelernt haben.

Mit Herbert war der nächste Schritt eine *Q!-Beziehungsaufstellung*^{2}. Mit der *hoch2* liebe ich den Anglizismus *in the Power of two*. Die Beziehungsaufstellung ist eine sehr kraftvolle Verbindung *in der Kraft von zwei*, auf die ich im Kapitel 4.6. detailliert eingehen werde. Bei Herbert trat das spannende Phänomen auf, dass stets, wenn er Schmerz und seine Sehnsucht nach Liebe spürte, ihm Bilder von seiner Mutter im Geiste auftauchten. Wichtig ist, dass es immer *nur* um die inneren Bilder geht, die wir in uns tragen, wie etwa bei Herbert das Bild der Mutter. Dieses Bild hat in der Gegenwart der Erfahrung eine hirnphysiologische Wirklichkeit. Wie die

Mutter *wirklich* war oder ist, das ist die Ebene, die aus der Perspektive unseres Gehirns überhaupt keine Rolle spielt. Genau genommen geht es nie um das *Außen*, sondern immer nur um unsere Bilder davon. In Herberts Beispiel ist die reale Mutter, so wie sie ist, einfach nicht relevant. Höchst relevant ist dagegen das von Herbert verinnerlichte Bild seiner Mutter.

Herbert hat in den Wochen, in denen wir zusammengearbeitet haben, gelernt, einen Zugang zu einem Bewusstsein zu entwickeln, in dem er sein Gehirn verändert gebrauchen kann. Heute lächelt er nur bei der Vorstellung, seinen Gedanken geglaubt und dadurch die eigene innere Wirklichkeit einer „Depression" erschafft zu haben. Er hat nachhaltig erlebt, wie einfach es ist, sich der eigenen Überzeugungen gewahr zu werden und diese verändert wahrzunehmen. Herbert hat keine Heilung erfahren, sondern gelernt, die innere Wirklichkeit verändert wahrzunehmen. Diese Gegenwärtigkeit im Prozess unserer Wahrnehmungen erschafft eine veränderte Wirklichkeit. Ob im gegenwärtigen Augenblick Krankheit oder Gesundheit, Depression oder Lebensfreude entsteht, entscheidet in erster Linie unsere geistige Haltung. Herbert hat gelernt, seine eigene geistige Haltung wahrzunehmen und zu verändern. Es geht bei meinem Ansatz um Geist und Bewusstsein. Es geht darum, zu lernen, den Fokus unserer Aufmerksamkeit nicht auf Defizite zu richten.

Von irgendwelchen Depressionen gab es bei Herbert keine Spur mehr. Ob sie zuvor wirklich existiert haben? Ich weiß es nicht und es spielt auch überhaupt keine Rolle. Oft werde ich dann gefragt, was man denn machen könne, wenn dann doch wieder „negative" Gedanken aufkommen sollten? Die Antwort ist ganz einfach: Ich hoffe sehr, dass Herbert solche negativen Gedanken auch bekommt, sonst würde ja irgendetwas nicht stimmen. Die gehören zu unserem Menschsein dazu. **Die entscheidende Frage ist, wie wir damit umgehen.** Es gibt die Möglichkeit, dass sie einfach keine emotional geladene Wirklichkeit mehr auslösen. Herbert hat gelernt, seine Wirklichkeit verändert wahrzunehmen. Heute hat er seine helle Freude an dem täglich neuen Erschaffen seiner inneren Wirklichkeit im Jetzt. Für Herbert wurde erlebbar, was ich mit dem *neuen Paradigma* meine. Der Fokus liegt in erster Linie auf der veränderten geistigen Haltung.

In 24 Stunden *Q!-Coaching* oder sechs Tagen Workshop zu einem neuen Leben – *„ob das wirklich funktioniert?"*. Das mag sich ganz zu Recht jetzt der eine oder andere vielleicht fragen. Da kann ich beruhigt antworten:

„Nein, keine Sorge, es ***funktioniert*** *überhaupt nicht!*
Q! ***funktioniert*** *nicht.*
Denn Lebewesen und alle lebenden Systeme funktionieren nicht."

Solange wir in der Kategorie „funktionieren" denken, rennen wir einfach hinterher, wenn von den Märkten, Seminarveranstaltern und Verlagen wieder *„die nächste Sau"* mit der noch besseren neuen Heilmethode *„durchs Dorf getrieben wird"*. Gewahrsein zu entwickeln und sich der eigenen Schöpfungskraft unserer inneren Wirklichkeiten bewusst zu werden, ist etwas ganz anderes als zu „funktionieren". Da können wir nicht dem nächsten Rattenfänger hinterherlaufen. Mit Gewahrsein bringen wir nichts ins Funktionieren, sondern es entsteht ein verändertes Bewusstsein für das, wer wir sind, für unsere Schöpfungskraft, für die spirituelle Dimension unseres Seins. Es ist wie unentdeckte Gebiete zu entdecken, mitten in uns.

Was viele Menschen am Anfang einfach als sehr herausfordernd empfinden ist, ihre geistige Haltung zu verändern. Diese veränderte Haltung ist: **Ob etwas funktioniert oder nicht, krank ist oder nicht, ist vollkommen bedeutungslos**. Das ist eine Haltung, die unseren Bewertungen und Glaubensvorstellungen überhaupt keine Kraft mehr verleiht. Es geht nicht darum, Symptome wegzumachen, sondern zu spüren, wo sie uns hinführen. Nur „Techniken" können funktionieren. Unser Gehirn anders zu verwenden, kann nicht „funktionieren". Das wäre eine Hommage an ein ausschließlich materialistisches Reparatur-Denken, das ich in seinen Beschränkungen bereits aufgezeigt habe. Es geht für mich darum, dass wir das, was wir für die Wirklichkeit halten, anders erleben können – in jedem Moment. Die Wirklichkeit verändert wahrzunehmen, ist aber keine Technik, sondern eine geistige Haltung. Und aus dieser veränderten geistigen Haltung entwickelt sich ein Bewusstsein, dessen ***Wirkung*** gesundheitsfördernd ist.

3.3 In unserem Gehirn existieren nur wir selbst

Im Beispiel von Herbert hatte ich gerade erwähnt, wie über die Wahrnehmung des Schmerzes im Rahmen einer *Q!-Beziehungsaufstellung* plötzlich ein Bild seiner Mutter auftauchte. Wir haben es also nicht *mit der Mutter*, sondern *mit dem Bild seiner Mutter* zu tun, das Herbert in sich abgespeichert hat. Die klassischen Fragen, die eine konventionelle Aufstellungsarbeit ausmachen, etwa wie denn die Mutter war und was er mit ihr erlebt hat, tauchen in meiner Vorgehensweise daher gar nicht auf. In unserem Gehirn haben wir von allem, was wir erlebt haben, ein oder mehrere Bilder, manchmal auch ganze Filme, die über konkrete Synapsen-Verbindungen „verdrahtet" sind. Dadurch erleben wir die Erinnerung an konkrete Bilder häufig höchst emotional. Der Fokus der Arbeit sollte meiner Ansicht nach daher nicht auf dem liegen, was wir erlebt haben, sondern nur auf dem, was wir jetzt im Moment als Wirklichkeit emotional spüren bzw. wahrnehmen. Denn in unserem Gehirn existiert niemand anderes als wir selbst. Es sind unsere eigenen Bilder, Gefühle, Informationen und Vorstellungen, die eine kraftvolle oder dysfunktionale Wirkung auf unser Zellsystem haben. Entscheidend ist: Alles ist Information im Heimkino unseres Gehirns, die jetzt abrufbar ist. Wir arbeiten also bei der *Q!-Beziehungsaufstellung* nicht mit dem, was war, nicht mit Vergangenem, sondern immer nur mit der Information im Jetzt. Das meine ich damit, radikal aus der Geschichte auszusteigen, was sich irgendwann in unserem Leben vielleicht ereignet hat. Es geht in dem veränderten Paradigma ausschließlich darum, welche Information jetzt in unserem Gehirn zu elektrischen und biochemischen Signalen führt. Erlebe die Information verändert, verändert sich die emotionale Wirklichkeit. In unserem Kopf existiert niemand außer uns selbst!

Sobald ich wahrnehmen kann, dass ich zu einem bestimmten Thema oder einer bestimmten Person mein Zellsystem nicht in kraftvolle Wirklichkeiten führe, ist es mit ein wenig Übung ein Leichtes, die erlebte Wirklichkeit verändert wahrzunehmen. Damit komme ich nochmals zurück zu der Grundhaltung: Die Geschichten, die wir vermeintlich erlebt haben, machen uns bei der heute gängigen Verwendung unseres Gehirns glauben, dass es das Außen, die Erlebnisse sind, die das verursacht haben, was wir als innere Wirklichkeiten erlebten. Und über dieses Konstrukt unserer Wahrnehmung erschaffen wir uns den Glauben, dass wir von äußeren Umständen abhängig sind.

Bei Vorträgen oder Workshops kommt an dieser Stelle häufig die Frage, dass dies doch wohl kaum gelten könne, wenn ein Mensch Gefangenschaft, Missbrauch, Folter, Vergewaltigung oder ganz elementare Erlebnisse wie Hunger, Durst oder extreme Schmerzen erlebt hat. Und da beginne ich gerne mit einer Geschichte: Vor einigen Jahren habe ich einmal ein Interview mit einem tibetischen Mönch gesehen, der viele Jahre in schrecklichsten chinesischen Gefängnissen verbracht hatte und dort auch lange Zeit auf das Heftigste gefoltert wurde. In diesem Interview wurde er unter anderem gefragt, was denn in all den Jahren das Schlimmste für ihn war. Seine Antwort darauf hat mich total berührt, denn er sagte: ***„Das Schlimmste für mich war die Angst davor, die Liebe zu verlieren.“***

Genau so verstehe ich meine Ausführungen. Natürlich gibt es im Außen Ereignisse, die Stressreaktionen in unserem Organismus auslösen. Aber nur, wenn aus solchen unangenehmen bis schrecklichen Erlebnissen in uns etwas „zurückbleibt“, haben wir die Möglichkeit, im *Jetzt* mit den inneren Bildern, Verletzungen und einschränkenden Überzeugungen ganz konkret zu arbeiten. Da gibt es aber nichts „aufzuarbeiten“. Das führt uns nur in die erlebte Geschichte hinein und damit weg von uns und unserer Steuerungsebene. Im *Jetzt* dagegen zeigt sich unsere innere Wirklichkeit, und jeder Mensch hat die Fähigkeit und die Freiheit, diese innere Wirklichkeit verändert wahrzunehmen – so er das will. Doch genau diese Bereitschaft, sich für Freiheit zu entscheiden und die erlebte Geschichte loszulassen, halte ich für den absoluten Wendepunkt. Denn leider gibt es einfach zu viele Dienstleistungen auf dem Markt der „Krankheitsindustrie“, die uns ganz im Gegensatz dazu auffordern, immer wieder den alten Schmerz anzusehen und zu erleben. Und ich kenne einige Menschen, die wirklich davon überzeugt sind, dass ihnen diese „emotionalen Bäder“ im Erinnern an das, was vielleicht einmal war, gut tun und sie dieses *Erinnern* oft jahrzehntelang scheinbar sogar förmlich lieben und genießen. Dass aus dieser Art der *Liebe* zu dem, was einmal war, neue Wege zu wirklicher Liebe und Mitgefühl gefunden werden, halte ich aus meiner Erfahrung heraus für eher unwahrscheinlich. Meist ist wohl das Gegenteil der Fall, denn der Begriff *Stress*, wie er heute verwendet wird, führt uns ebenso wie die Definition *Trauma* in die Opferrolle, und diese schafft fortwährend neue Abhängigkeiten. Genau deswegen ist für mich das eigentliche Thema: Mut, den Weg in die Freiheit zu gehen! Doch nicht allzu selten scheinen Menschen geradezu „süchtig" danach zu sein, mehr von denselben biochemischen Botenstoffen zu bekommen, die durch das Erinnern an die Geschichte ausgeschüttet werden. Es gibt ihnen zumindest ein Recht zum Leiden.

Aber sobald wir uns dazu entscheiden, die Wirklichkeit verändert wahrzunehmen, geht es nicht mehr um das, was wir erlebt haben, sondern um die Freiheit, die innere Wirklichkeit in der Gegenwart selbst mitzugestalten. In unseren Zellen und in unseren Gehirnen existiert immer nur der gegenwärtige Augenblick und damit gibt es nur das unbeirrte Jetzt. Das ist unsere Chance, denn in unserem Gehirn können stets nur Verbindungen von Synapsen bestehen, die im Jetzt aktiviert werden. Die Kunst besteht darin, diese Verbindungen wahrzunehmen und bewusst zu verändern. Im Laufe der vergangenen zehn Jahre habe ich es in Workshops und Einzelarbeit schon x-mal erlebt, wie sich Überzeugungen gefühlt von einem Augenblick zum nächsten völlig verändern können: von der Empfindung *„Ich bin der letzte Dreck."* zu *„Ich bin ein Geschenk für die Welt."* liegt manchmal nur eine Minute. Es geht nur darum, das, was in unserem Gehirn auf eine bestimmte Art und Weise verbunden ist, bewusst wahrzunehmen und mit einer neuen Information zu steuern. Solange man dieses Phänomen nicht selbst erlebt hat, wirkt es wie aus einem Science-Fiction-Roman, wenn ich dieses leicht reproduzierbare Phänomen beschreibe.

Wir erschaffen unsere Wirklichkeit und *The Secret*

„Wir erschaffen unsere Wirklichkeit." Dieser Satz des Quantenphysikers Fred Alan Wolf stammt aus den 1970er-Jahren und beschreibt die Welt jenseits der Materie, wie sie die Quantenphysik untersucht. Er gilt für alles, was jenseits der Materie ist, wie unsere Gedanken, Emotionen, Gefühle, inneren Bilder und Vorstellungen. Aufgegriffen wurde er jedoch ganz schnell von der konsumnahen *Wünsch-Dir-was-Szene*, die ihn auf die Welt der Materie umgedeutet hat, für die ihn nie jemand formuliert hatte. So wird eine Weisheit zum profanen Unsinn.
Solange wir die Erkenntnis *„Wir erschaffen unsere Wirklichkeit!"* nicht auf unsere Bewertungen, unsere Diagnosen und Analysen, auf die Bewertungen *Trauma* oder *Stress* beziehen, auf unseren Umgang mit Symptomen, sondern sie für eine vermeintlich unumstößliche Wirklichkeit

halten, bleiben Veränderungen schwierig. Die unendliche Geschichte von Sisyphus wird dann immer wieder neu aufgelegt...
Möglicherweise sind diese Eso-Blockbuster-Filme und Bücher wie *The Secret* nur eine bewusste Steuerung der „Krankheitsindustrie", um uns wieder auf einer profanen Ebene unserer Konsum-Welt wiederzufinden. Für diese These würden auch die Fakten sprechen, dass alle Blockbuster, die mit viel Geld beworben werden, in einem der drei größten Verlagskonzerne erscheinen. Viele der angeblichen Alternativen im *Erlösung-vom-Leiden-Markt* bewegen sich so *„...in der Rille daneben..."*, die dann wieder mit Vollgas in die konventionellen Denkstrukturen führen, dass sich mir manchmal die Frage nach bewussten Auftragsarbeiten aufdrängt.

Wie viel Zeit verbringen wir in unserem Leben erfüllt von Liebe, Dankbarkeit und Mitgefühl? Und wie normal ist es für unsere Zellen, biochemische Botenstoffe zu bekommen, die vor allem dann in unserem Organismus erschaffen werden, wenn wir von Liebe, Dankbarkeit und Mitgefühl erfüllt sind? Oft bekomme ich auf solche Fragen die Antwort, dass es im Moment nicht so gut damit aussieht, weil im Außen einfach zu viel *„nicht in Ordnung"* sei: die Beziehung, die Gesundheit, das Geld, der Job... Doch im Laufe der vielen Jahre, in denen ich mich intensiv mit dem Geheimnis intelligenter Zellen beschäftigt habe, komme ich immer mehr zu dem Schluss: Mit dem, was wir als Ursache bewerten und dem, was wir als Wirkung wahrnehmen, verhält es sich häufig genau umgekehrt. **Je mehr wir auf unseren emotionalen Zustand achten und lernen, wie wir aus der Verbindung mit unserem Innersten Liebe und Mitgefühl uns selbst gegenüber empfinden können, desto klarer können sich Zustände in unserem Außen verändern.**

Um nachhaltige Veränderungen zuzulassen, braucht es das Erleben, was jeder Gedanke und jedes Symptom in uns auf unserer Steuerungsebene auslöst. Doch das funktioniert nicht durch denken, nicht durch grübeln oder dadurch, Fragen zu stellen, sondern rein mittels Gewahrsein. Und dieser veränderte Gebrauch unseres Gehirns macht das Leben so viel leichter, freudvoller und erfüllter.

3.4 Vom Trauma zur Lebenskraft

Trauma ist, wie ich bereits im vorherigen Kapitel erwähnt hatte, eine der Bewertungen der Wirklichkeit, die in wenigen Jahrzehnten einen raketenhaften Aufstieg genommen haben. Die Bewertung *Trauma* als ein Konstrukt der Wirklichkeit wurde in amerikanischen Vietnam-Veteranen-Hospitälern in den frühen 1970er-Jahren *erfunden.* Es ist einfach so essentiell wichtig, uns immer wieder daran zu erinnern:

Diagnosen können nicht entdeckt werden – Diagnosen werden erfunden!

Da ist Menschen schon Schlimmes in ihrem Leben widerfahren und dann bekommen sie zusätzlich eine kraftvolle Einladung, sich selbst mit einer Einschränkung zu identifizieren: „*Ich bin Trauma-Patient.*" Diese Identifikation ist überhaupt nicht kraftvoll und zudem vollkommen ungeeignet, um Veränderungen zu erleben. Aus einer anderen Haltung erlebt, erscheint es so, dass jemand diese Bewertung in seinem Neocortex erfunden und die Welt eingeladen hat, es als Konstrukt der Wirklichkeit zu glauben. Es handelt sich dabei, wie weiter oben beschrieben, nur um ein Modell der Wirklichkeit. Doch das hat beträchtliche Nebenwirkungen. In den Veteranen-Hospitälern Amerikas wurde der Wert dieser Erfindung für die „Krankheitsindustrie" entdeckt und mit Werbebotschaften wie „*Science for a better life*" vermarktet. (vgl. bei Prof. Dörner *Die Gesundheitsfalle*)

Im vorherigen Kapitel bin ich bei dem Fallbeispiel von Sabine bereits kurz auf die einschränkenden Zusammenhänge eingegangen. Erinnern wir uns auch nochmals an den Apfel. Wir verwechseln all zu gerne das *Bild der Wirklichkeit* mit der *Wirklichkeit.* Und es kann einfach nicht in die Kraft führen, sich mit einschränkenden Bewertungen der Wirklichkeit zu identifizieren. Trauma ist eine krankmachende Diagnose, ein *Trauma* können wir nicht wahrnehmen.

So kam eines Tages Laura zu mir in die Workshops und schon nach wenigen Sätzen war klar, dass sie eine Patienten-Odyssee hinter sich hatte und sich mit der Bewertung der Wirklichkeit, „traumatisiert" zu sein, klar identifizierte. Geschichten von Missbrauch, Vergewaltigung und Erlebnissen, die man niemandem wünscht, hätten locker aus ihr heraussprudeln können. Doch dann wären wir nur wieder auf der Ebene der Benutzer-Oberfläche unseres Bio-Computers geblieben, auf der keine Veränderungen stattfinden. Also kümmerten wir uns weniger darum. Auf die *Erzählerin der Geschichte*, nicht auf die *Geschichte* kommt es in erster Linie an. Alles dreht sich also darum, Laura in die Gegenwärtigkeit des Augenblicks zu begleiten.

Und so war der Start eigentlich eher unspektakulär: „*Ob es ein Trauma gibt oder nicht, weiß ich nicht. Und heilen kann ich Dich schon deswegen nicht, weil ich nicht weiß, ob Du überhaupt krank bist, ob jemand überhaupt traumatisiert sein kann. Aber wenn Du magst, kannst Du Dir gerade ein Bild in Deinem Kopf aus dem inneren Archiv holen, das Dich am meisten belastet. Dich im Gewahrsein liebevoll zu begleiten und Dir Deinen inneren Raum der Transformation erlebbar zu machen, das kann ich sehr wohl.*“ Scheinbar fiel es Laura sehr leicht, sich ein belastendes Bild zu vergegenwärtigen, bei dem ihr auch gleich die Tränen kamen. Von außen brauche ich keinerlei Informationen zur Geschichte, aus der das Bild stammt. Wenn sie kommen, stören sie nicht – sie spielen einfach keine wirkliche Rolle, sondern sind sogar meist hinderlich auf dem Weg, nachhaltige Veränderungen zu erleben. Das einzig Wichtige ist, mitzubekommen, dass es ein Bild ist, das in Laura emotional etwas auslöst. Und das tat es offensichtlich, wie die Tränen zeigten. Wir begannen wieder mit dem modifizierten Muskeltest zur Selbstwahrnehmung (zu dem Sie in Kapitel 4.3 die ausführliche Anleitung finden). Der Partner, mit dem ich arbeite, ist immer selbst der Experte für sein eigenes System. Der modifizierte Muskeltest war eindeutig *Null*, der Arm ging nach unten. Wir begannen mit einer *Verbindung innerer Ruhe*.

Zwei Minuten später konnte Laura weiter das Bild wahrnehmen, aber die emotionale Verbindung mit dem Schmerz und mit der Wut war nicht mehr wahrnehmbar. Das ist die wichtige Ausgangsbasis, Information/Bilder und emotional erlebte Wirklichkeit entkoppelt wahrzunehmen. In den folgenden Tagen im Workshop konnte Laura es immer wieder erleben, wie leicht sie selbst in die Lage kam, Information und erlebte emotionale Wirklichkeit verändert wahrzunehmen. Laura hat erlebt, wie leicht es ist, den Informationen im Kopf die bisher gewohnte emotionale Wirklichkeit zu nehmen und stattdessen auch bzw. gerade mit den Bildern vergangener Ereignisse den Weg in Liebe, Stärke und Lebensfreude zu wählen. Das läuft nicht auf kognitiver Ebene ab. Laura stellt sich nichts vor, sondern sie *er-*

lebt, wie eine kraftvolle Wirklichkeit in der Kraft der Gegenwart erfahrbar wird. Es gibt keine Intervention von außen, keine Trance, keine Hypnose, rein die Erfahrung, den emotionalen Ladungszustand von inneren Informationen selbst zu erschaffen.

Im Mittelpunkt steht die Erfahrung der eigenen Schöpfungskraft in der Gegenwart.

Das ist der direkte Weg, die Gegenwärtigkeit zu erleben. Wir lassen denken und analysieren konsequent beiseite, und lernen einen Raum der Möglichkeiten in uns zu betreten. Transformation wird direkt erlebbar – in uns selbst, aus uns selbst, aus unserer ureigenen Schöpfungskraft. Es geht darum, uns in einem Bewusstsein zu erleben, in dem wir die Kraft unseres Geistes erleben können. Geistige Prozesse sind etwas ganz Selbstverständliches. Indem ich dieses Buch schreibe, indem Sie dieses Buch lesen, indem Sie etwas sagen oder hören: Alles ist ein geistiges Tun und Erleben. Erlaube Dir, die Information verändert wahrzunehmen, und unser *inneres System*, unser Geist erschafft instantan eine spürbar andere Energie. Denn jeder Energie liegt Information und Geist zugrunde. Die Schnittstelle liegt darin, es emotional zu erleben. Je intensiver, desto „wirklicher" fühlt es sich an.

Darauf aufbauend konnte Laura erleben, wie sie die Verbindung zu kraftvollen Überzeugungen körperlich spürbar herstellen konnte. Hierzu einige Beispiele:

- *„Ich spüre mich."*
- *„Ich liebe mich selbst, so wie ich bin."*
- *„Liebe und Mitgefühl erfüllen mich in all meinen Zellen."*
- *„All meine Gefühle sind wichtige Botschaften meiner Seele."*
- *„Alles ist richtig, so wie es ist."*
- *„Ich bin richtig, so wie ich bin, und es ist mir eine Freude, mich so zu zeigen."*
- *„Es darf sich in meinem Leben mehr verändern als ich mir vorstellen kann."*

Ein verändertes Bewusstsein benötigt keine Gedanken. Wir brauchen keine Energie darauf zu verschwenden, solche bewusst formulierten Überzeugungen zu verstehen oder darüber nachzudenken. Wir können die wohltuende Wirkung in uns erleben, in dem Moment, in dem wir die Worte als Wirklichkeit in uns erleben können. Auch an dieser Stelle nochmals die Wiederholung: Gewahrsein führt uns ins unmittelbare *Erleben*, in die direkte Erfahrung, in Erlebniswelten. Denken führt uns in den *Glauben*. Das sind zwei sehr unterschiedliche Wege, unser Gehirn zu nutzen. Die so viel benutzten *Affirmationen* gehören in die Welt des Denkens und des Glaubens. Sobald wir beginnen einem Gedanken zu folgen: „*Ob das denn wirklich funktioniert?*", „*Mache ich das auch richtig?*", „*Ist das auch der richtige Satz, den ich verwende?*", „*Sollte ich es nicht noch besser machen?*" usw. sind wir wieder „im Spiel": „*Ist ja spannend, was ich da gerade denke!*"

Die Kunst ist es, den Gedanken zu beobachten statt ihn zu glauben. Und diese geistige Haltung kann sehr schnell zur Gewohnheit werden. Die Welt unseres Geistes liegt einfach hinter unserer Gedankenfabrik. Verborgen ist sie aber nicht. Es geht nur darum, einen Schritt weiterzugehen, als wir es gemeinhin gewohnt sind. Es geht um eine veränderte Haltung uns selbst gegenüber. Hinter unserer Gedankenfabrik liegt ganz viel Neuland, das es zu entdecken und zu erschließen gilt.

3.5 Von der Vergebung zur Versöhnung

Mit Laura war es eine Freude, uns im Gewahrsein zu bewegen und dadurch neue Erfahrungen zu ermöglichen. Einer der für sie wichtigsten Punkte war dann im weiteren Verlauf das Thema *Versöhnung*. In der konventionellen Arbeit taucht hier meist der Begriff *Vergebung* auf. Können Sie sich vorstellen, warum für meine Haltung der Unterschied zwischen *Vergebung* und *Versöhnung* so essentiell ist? Es geht mir wieder um den Wechsel der Ebenen, den wir uns in diesem Fall über die tiefere Bedeutung der Begriffe verdeutlichen können. Denn was setzt Vergebung voraus? Wir müssen wieder und wieder in die Geschichte und in die Bewertung einsteigen. Vergebung setzt die Bewertung vergangener Geschehnisse voraus. Der Begriff hat zur Voraussetzung, dass einer Person ein Unrecht angetan wurde, das eine andere Person begangen hat. Das heißt es gibt Opfer, Täter und ganz viel Geschichte. Wir befinden uns hier auf der Ebene des Leidens und des Dramas. Und all das können wir unmittelbar hinter uns lassen, sobald wir mit Hilfe unserer bisher weniger genutzten Hirnareale eine andere Ebene einnehmen und ein Bewusstsein dafür entwickeln, dass wir die Bewertungen und die Geschichten überhaupt nicht brauchen. Warum soll ich mich mit einschränkenden Bildern auf meinem Desktop beschäftigen, wenn ich direkt mit der Systemsteuerung arbeiten kann, welche die Geschichte und die damit verbundenen Gefühle erst erschafft? Ist es nicht viel sinnvoller, auf der Ebene zu arbeiten, aus der die Emotionen entstehen, statt sie nur oberflächlich anzugehen? Im Jetzt unseres Gehirns existiert niemand anderes als wir selbst! Und so tritt an die Stelle der *Vergebung* die *Versöhnung* mit dem, was jetzt in uns erscheint. Laura kam zum Beispiel schnell in mentale Endlosschleifen wie: *„Warum ist mir all das Leid widerfahren?"* Und in diesen Schleifen sind wir schnell gefangen und verpassen den gegenwärtigen Augenblick, der so viele andere Wirklichkeiten ermöglichen würde, in dem wir völlig andere Emotionen erfahren könnten – Emotionen, die uns gut täten, indem sie unsere Zellen mit lebensfördernden Informationen umgäben. Entsprechend begann Laura, sich aus der Grundhaltung des Gewahrseins dessen, was jetzt ist, mit ihrem Thema zu versöhnen. Sie begab sich bildlich gesprochen also auf die Ebene der Systemsteuerung ihres Körpers. *„Mir ist Leid widerfahren."* Punkt. In der Gegenwart das annehmen, was ist. Mit dem Gedanken *„mir ist Leid widerfahren"* erlebte sie nun einen Zustand von innerem Frieden. Das ist der zentrale Unterschied, um mehr geht es beim Einnehmen der veränderten Grundhaltung nicht. Anstatt sich in mentalen Endlosschleifen zu verlieren, erfährt Laura einen Zustand des inneren Friedens im Augenblick – ein Zustand, der sich in jedem Moment positiv bei der Gestaltung ihres weiteren Lebens auswirken kann. Es ist so einfach, sobald wir uns nur noch im Augenblick wiederfinden. Wenn wir in der Gegenwärtigkeit ankommen, existiert jenseits unseres Verstandes nur Liebe oder Angst, Friede oder Wut. Wofür entscheiden wir uns? Und das passiert nicht mit dem Verstand, sondern mit unserem *limbischen Navi*.

Meine Erfahrung zeigt, dass man lernen kann, sich in wenigen Augenblicken mit allen Bildern, Vorstellungen und Informationen, die aus der Vergangenheit stammen und jetzt im Moment im Gehirn erscheinen, zu versöhnen. Wir sind viel mehr als die Gedanken in unserem Kopf. Unseren Gedanken zu glauben, ist nicht mehr als eine schlechte Gewohnheit, die wir ablegen können. Und dann wird das gesamte Konzept der Vergebung vollkommen überflüssig. Aber sind wir auch in der Lage, uns mit dem

Konzept der Versöhnung, mit den Geschichten unserer Vergangenheit zu versöhnen? Das ist genau das, was Laura getan hat, indem sie annahm, was jetzt im Moment *ist*.

Und wie ging es mit Laura weiter? Sie hat gelernt, gegenwärtig zu sein und nicht mehr uneingeschränkt den Endlosschleifen ihrer Gedankenfabrik zu glauben. Das ist eine Freiheit, derer sie sich in jedem Moment wieder bedienen kann. Für sie ist es heute zur Selbstverständlichkeit geworden, ihre Gedanken und Gefühle beobachten zu können und damit aus negativen Gedankenketten auszusteigen. Die Bilder schlimmer vergangener Erlebnisse sind zwar weiter in ihr vorhanden, lösen heute aber geradezu einen Zustand der Dankbarkeit aus – Dankbarkeit dafür, Liebe, Schönheit und Fülle im Jetzt erleben zu dürfen. Laura arbeitet mittlerweile seit über einem Jahr mit diesem Ansatz, sich rein auf die emotionale Wirklichkeit der Gegenwart zu fokussieren. Und ihr geht es blendend damit. Sie hat den Eindruck, dass sich ihr ganzes Leben dadurch umgekrempelt hat: Beziehung, Job, Gesundheit. Etliche Überzeugungen über sich und das Leben kann Laura heute verändert wahrnehmen. Ich finde es immer wieder wichtig, darauf hinzuweisen, dass es dabei nie um tatsächlich *neue* Überzeugungen geht. Alle Informationen sind immer schon da – die alten sowie die neuen Überzeugungen. Nur der emotionale Ladungszustand zu der Polarität, die sich emotional *wirklich* anfühlt, verändert sich. Indem wir uns einer *Kleinigkeit* im eigenen Schöpfungsprozess der erlebten Wirklichkeit gewahr werden, darf sich die erlebte Wirklichkeit, das Leben, verändern. Mit unseren Überzeugungen gestalten wir in jedem Augenblick das, was wir als *emotionale Wirklichkeit* wahrnehmen.

Wir tragen die Fähigkeit in uns, von einem Augenblick zum nächsten immer wieder die Erfahrung machen zu können, dass die Möglichkeit besteht, eine grundlegend veränderte Wirklichkeit zu erleben. Diese Erfahrung, dass diese Schöpfungskraft in jedem Menschen selbst liegt, ist entscheidend. **Die Erfahrung der eigenen Macht und der Möglichkeit, selbst zu bestimmen, wie wir das Leben erfahren, hat eine grundlegend transformierende Wirkung. Es ist etwas völlig anderes, als Vorstellungen und mentalen Konstruktionen uneingeschränkt zu glauben.**

Mit allem, was in mir wahrnehmbar wird, habe ich die Möglichkeit, Versöhnung zu erleben. Es muss daher keine Angst aufkommen, mit dem, was sich zeigt, nicht umgehen zu können. Es ist jederzeit möglich, egal was man erlebt hat, Frieden in sich zu erleben – es so anzunehmen, wie es ist. Diese Haltung hat überhaupt nichts mit Fatalismus zu tun. Im Gegenteil! Aus dieser Haltung heraus erwächst ein Bewusstsein unserer eigenen Schöpfungskraft. Wir erschaffen unseren Zustand von Liebe, Dankbarkeit und Frieden jetzt im Moment. Vor allem in solchen Situationen, die wir im Außen als *schwierig* oder *herausfordernd* erleben, ist das besonders wichtig. Es gibt gerade dann nichts Wohltuenderes, als uns das innere Erleben der Versöhnung zu gönnen. Möglicherweise liegt in dieser Haltung eines unserer größten Potentiale, nicht nur für unsere Gesundheit. Erinnern wir uns kurz einmal an die heute so gängige Meinung, dass Symptome „wegzumachen" sind und wir gegen sie kämpfen müssen. Können Sie die Spannung zwischen diesem geistigen Pol und dem, was Laura erlebt, ausmachen? Zwischen diesen beiden Polen zeigt sich, zu was wir fähig sind, wenn wir in unsere Schöpfungskraft eintreten. Uns dieser ganz klar bewusst werden zu können, ist für mich eines der wundervollsten Geschenke des Universums.

Unsere kulturellen Mythen

In jeder Kultur existieren viele Geschichten, wie das Leben so ist. Auch in den meisten Familien. Und viele sind heute von Alter, Leid und Pflege geprägt. In meiner Familie gab es da eine ganz andere Geschichte, mit der ich aufgewachsen bin: Meine Urgroßmutter war Jahrgang 1864. Sie heiratete einen Handwerker, der eine Glasmanufaktur in Böhmen mit ein paar Mitarbeitern betrieb. Zwischen 1885 und 1900 brachte sie acht Kinder zur Welt, vier Jungs und vier Mädels. 1912 wurde ein Sohn vom ersten Lastwagen im Dorf tödlich überfahren. Die anderen drei Söhne fielen 1913 nacheinander innerhalb kurzer Zeit an der Ostfront. Für ihren Mann war die Situation, als Deutscher plötzlich einen tschechischen Pass zu haben, unerträglich. Er haderte mit sich, seinem deutschen Vaterland und der Welt, erkrankte und starb innerhalb kurzer Zeit. Meine Urgroßmutter meisterte die Situation mit der Firma, indem der erste Geselle als Angestellter mit ihr die Leitung übernahm. Die Töchter brachte sie „gut unter die Haube". 1925, mit ungefähr 60 Jahren, erkrankte sie an Unterleibskrebs. Der Arzt in der nahen Kleinstadt sagte ihr, dass sie sich auf ihren Tod vorbereiten solle, sie habe kein Jahr mehr zu leben. Medizinisch sei nichts mehr zu machen. In Böhmen waren damals Wasserkuren nach Prießnitz sehr bekannt. Der Naturheiler Vincenz Prießnitz hatte 100 Jahre zuvor im nahen Schlesien an der Grenze zu Böhmen gelebt und war aus der Beobachtung der Natur zur Heilung mit Wasser gekommen. Von den Wächtern der Glaubenssysteme wurde er natürlich als „Kurpfuscher" verunglimpft. Trotzdem fing meine Urgroßmutter an, nachts aufzustehen und Unterleibsbäder im eiskalten Bach hinter dem Haus durchzuführen, viele Kräutertees und eine Menge überhaupt nicht anerkannte Sachen zu sich zu nehmen. Binnen drei Jahren befand sie sich wieder bei bester Gesundheit. Dann kam der Zweite Weltkrieg und 1945 die Vertreibung der Deutschen – wegen des Unrechts „der Deutschen". Was für ein Unrecht sie begangen hatte, blieb meiner Urgroßmutter, wie vielen anderen Menschen, völlig unklar. Nun ja, es war, wie es war. Allerdings war meine Urgroßmutter 1945 über 80 Jahre alt und durfte aus „humanitären Gründen" bleiben. Glücklicherweise war ihr Geselle tschechischer Herkunft und übernahm das Haus. So war es ihr möglich, in ihrem Haus zu bleiben, in ihrem Zimmer. Nur war es eben formal nicht mehr ihr Haus. Sie starb 1956 mit 92 als bildhübsche Greisin, mit schlohweißem Haar und äußerst rüstig. Ihr Haus war nicht behindertengerecht, sie hatte nie wirklich einen Arzt gesehen, alles, was sie im Leben erlebt hatte, hätte den Stoff für endlose Traumatherapien abgegeben. Nur war damals *Trauma* noch nicht erfunden. Mit dieser Lebensgeschichte meiner Urgroßmutter bin ich aufgewachsen. Sie wurde mir immer wieder erzählt. Das Bild von ihrem 90. Geburtstag, auf dem sie so frisch aussah, stand immer auf der Kommode im Wohnzimmer. Ich glaube, es mangelt uns heute an solchen Geschichten darüber, was möglich ist. Was ist normal? Uns als *krank* oder uns als *gesund* zu identifizieren? Wäre in unserer heutigen modernen Welt der „Krankheitsindustrie" so ein Leben und so ein Lebensabend überhaupt noch möglich? Worauf richten wir denn den Fokus unseres Bewusstseins? Beispielsweise rollstuhlgerecht unsere Häuser umzubauen? Wundern wir uns dann noch wirklich, dass wir im Defizit landen, wenn wir uns unser ganzes Leben nur zielgerichtet darauf vorbereiten? Das Leben ist viel mehr als das, was wir uns vorstellen können. Und erst recht viel mehr als der ständige Fokus aufs Defizit.

3.6 Von der *Ohnmacht* zur eigenen *Macht*

„Wie lange wollen wir noch als Anhänger irgendwelcher Vorstellungen und als Verfechter irgendwelcher Ideen herumlaufen, die sich andere Leute ausgedacht haben?"(30)

Gerald Hüther

Einfach ohnmächtig zu sein, äußeren „Mächten" geradezu ausgeliefert zu sein, erscheint manchen Menschen als ihre unumstößliche Wirklichkeit. Manche Menschen sprudeln nur so von Geschichten oder Erklärungen, wie schlecht die Firma, der Chef, der Ehemann, die Lebenspartnerin oder die Gesellschaft, das Finanzsystem, der Islam, die Christen, die Juden, die Kommunisten, die Atheisten oder einfach die Welt heute ist. Und das Faszinierende ist, dass die Geschichten etwas von Unendlichkeit und schier unumstößlicher Wahrheit haben. Sie mögen wahr sein, sie mögen falsch sein. Klar ist, dass sie austauschbar sind. Und fördernd für unsere Gesundheit ist der hirnphysiologische Zustand, in den sie uns führen, überhaupt nicht. Mit solchen Geschichten und unserem unumstößlichen Glauben an deren Wahrheit erschaffen wir eine Wirklichkeit in unserem Gehirn. Es ist wie eine Sucht. Wir scheinen von den biochemischen Cocktails abhängig zu sein, die wir durch solche Gedanken und Emotionen in unserem Zellsystem produzieren. Als Begleiter in diese Geschichten einzusteigen erscheint mir so, als würde man mit einem Drogensüchtigen gemeinsam auf „Trip" gehen oder mit einem Alkoholiker mit einem Grappa anstoßen. Es entstehen neue Co-Abhängigkeiten. Und es ist wieder wie im Beispiel mit der zur heutigen so unterschiedlichen Normalität in Bezug auf die äußere Hygiene bis Ende des 19. Jahrhunderts. Heute haben wir kein Bewusstsein für mentale Hygiene! Wir haben kein Bewusstsein für die hirnphysiologischen Zustände, in die wir dadurch eintreten, dass wir in diese Geschichten einsteigen!

Wenn ich dann mit einem für *Q!* so typischem Satz beginne wie: *„Es mag so sein, es mag nicht so sein, aber was nimmst Du jetzt in Deinem inneren Raum wahr?"*, kann dies daher zunächst durchaus irritierend sein. Doch genau darin liegt das Tor, um die Ebenen zu wechseln – von der Geschichtenebene hin zu unserer inneren Steuerungsebene. Die Geschichtenebene, die von unserer Gedankenfabrik in unserem Gehirn genährt wird, ist einfach nicht nur irrelevant, sondern sie ist auch dysfunktional, nicht gesundheitsfördernd. Doch meist ist es ein hirnphysiologisches Phänomen, dass wir vollkommen davon überzeugt sind, dass jemand anderes an dem Zustand schuld ist, in dem wir uns befinden. Schuldzuweisungen und Abwertungen von sich selbst und anderen prägen meist die Situation. Solche stark emotional geladenen Bewertungen haben die Kraft, unsere Gehirne zu „vergiften". Die Gedankenfabrik läuft auf Hochtouren mit Produkten, wie: *„Er liebt mich nicht."*, *„Sie hört mir nie zu."*, *„Er ist arrogant."*, *„Ich habe das Gefühl, Du empfindest nichts für mich."*, *„Ich bin auserwählt."*, *„Er ist ungläubig."*, *„Ich bin ein Versager."*, *„Das ist der Satan."*, *„Sie sind Erbfeinde."* oder *„Sie ist eine Schlampe."*, bilden ständig wachsende Giftmülldeponien in unserem Gehirn. **Der Giftmüll in unserem Kopf, den wir uns Tag ein, Tag aus in unserer Gedankenfabrik selbst erschaffen, macht uns ohnmächtig.**

Barbara, eine Dame mittleren Alters aus der Westschweiz, hat binnen kurzer Zeit eine völlig veränderte Wirklichkeit von der Ohnmacht hin zur eigenen Kraft erlebt. Barbara habe ich gar nicht selbst begleitet, sondern Rene, ein Kursteilnehmer, hat nach einigen Workshoptagen das Gelernte gleich hervorragend umsetzen können. In einer Zeit seines eigenen persönlichen und beruflichen Wandels wurde Rene durch eine Freundin im Oktober 2013 auf *Q!* aufmerksam gemacht. An sich hatte er sich nach einem sehr intensiven Jahr auf die Herbstferien gefreut und haderte deshalb zu Beginn noch mit seiner Entscheidung, zu Gunsten der *Q!-Workshops* auf die Hälfte der lang ersehnten Ferien zu verzichten. Aber er folgte der Stimme seines Herzens und die sagte ganz klar *„Ja"* zu *Q!*. Was Rene dann in den Ausbildungstagen – er selbst spricht viel lieber von „Erlebnistagen" – erfahren und lernen konnte, übertraf bei weitem seine Erwartungen. Und ein paar Tage nach dem Workshop kam Barbara mit dem Anliegen zu ihm, in der von ihr erlebten Ohnmacht fix und fertig zu sein. Rene überlegte nicht lange, sondern probierte einfach sofort aus, das Gelernte anzuwenden:

„Kurz nach dem Workshop von Klaus hätte die Herausforderung bei meiner ersten Begleitung mit Q! nicht größer sein können – so dachte ich. Da kam Barbara, ein halbes Jahr nach einem Psychiatrieaufenthalt, vom Alltag komplett überfordert und erschöpft, drei Kinder, ein Ehemann, der

trinkt, schlägt und fremdgeht. Anstatt eines Lehrstücks stand gleich ein Meisterstück auf dem Programm. Beinahe bekam ich kalte Füße. Es war **Q!** *für mich selber angesagt...*
Umso schöner war die erste Rückmeldung von Barbara nach ein paar Tagen: Ihr Mann hätte wieder einmal getobt und sei völlig ausgerastet. Zu ihrem eigenen Erstaunen sei sie völlig ruhig geblieben. Sie habe sich einen feinen Tee angesetzt, ihr Lieblingsbuch geschnappt und es sich auf dem Sofa bequem gemacht. Der Ehemann tobte und beschimpfte sie weiter und ging schließlich zu Bett. Barbara war sehr erstaunt darüber, wie ruhig und gelassen sie bleiben konnte und dass sie sich trotz allem ganz auf ihr Buch konzentrieren konnte. Zitat: ‚...alles prallte von mir ab..., es kümmerte mich nicht, was er sagte oder tat..., ich stieg einfach nicht (mehr) darauf ein (!!!)... überhaupt nicht'. Ein paar Tage später stand eine Geschäftsreise des Ehemanns an. Die Situation eskalierte wieder und der Mann versuchte, die Kinder gegen Barbara auszuspielen. Er wurde auch wieder handgreiflich. Sie hatte die Kraft, sich nicht darauf einzulassen und wies ihm, nachdem er die Nacht in einem Hotel verbracht hatte, am anderen Morgen die Tür. Das war die Ausgangslage für unseren zweiten **Q!***-Termin. Es ging darum, dass Barbara ganz und gar den eigenen Gefühlen vertrauen und sich den grenzenlosen Möglichkeiten ihrer eigenen Existenz bewusst werden wollte. Sehr eindringlich habe ich das Thema ‚Stellvertretung' bei Barbara erlebt. Barbara hatte eine Stellvertretung zu ihrem Mann aufgebaut. Von der Information oder dem Geist her gesehen, war sie sozusagen ‚Täter' und ‚Opfer' gleichzeitig. Macht und Ohnmacht, beides war schon immer in ihr. Nur konnte sie nie eine emotionale Verbindung zu ihrer eigenen Macht erleben. Die Identifikation bestand nur zur eigenen Ohnmacht. Und Stellvertretungen bauen wir sehr gerne unbewusst zu den Menschen auf, unter denen wir leiden. Ich bin gespannt, wie es im Leben von Barbara weitergeht, aber nach bisher drei Monaten erlebe ich, wie aus Barbara, aus einer völlig in der eigenen Ohnmacht gebundenen Frau, eine selbstbewusste Dame wurde, die kaum wiederzuerkennen ist. Ich bekam eine leise Ahnung davon, wie wunderbar es ist, wenn das wahre Potential eines Menschen zum Ausdruck kommen darf – und selbst dann, wenn eine Situation als total verfahren und aussichtslos erscheint.“*

Rene aus der Schweiz

Die Gespräche mit Rene über dieses Erlebnis grundlegend veränderter Wirklichkeit haben mich sehr berührt. Ist es nicht faszinierend, was ein Wandel unseres Bewusstseins alles herbeiführen kann? Das Wundervollste für mich ist die transformierende Wirkung auf die „Welt" – Barbaras Welt, aber auch Renes Welt. So ganz nebenbei haben sich auch Renes Vorstellungen dessen, was möglich ist und in welchen Situationen er Menschen nachhaltig begleiten kann, grundlegend verändert. Potentiale, die schon immer in Barbara schlummerten wie auch Renes Potentiale, konnten sich nachhaltig entfalten. Ob Barbara tatsächlich vorher krank war, wen interessiert es? In wessen Wirklichkeit wäre sie krank? Wie sehen die Überzeugungen der Menschen aus, die sie in ihrer Krankheit und der Verfestigung ihrer *Identifikation, krank zu sein*, begleitet hätten? Erkenntnisse wie *„alles ist miteinander verbunden"* öffnen sich dem persönlichen Erleben. Für Menschen, die in die Lage kommen, solche Erfahrungen zu machen, wird dies zur erlebten Wirklichkeit. Ein Bewusstsein der eigenen Macht, im Sinne der eigenen Fähigkeiten Menschen aus einer erlebten Ohnmacht in das *Feld ihrer leuchtenden Augen* zu begleiten, wird durch solche Erlebnisse zur selbstverständlichen Identität unserer Selbst.

Ich habe mich gefunden

„Mein Erleben des gegenwärtigen Augenblicks ist im Laufe der Zeit mit Q! zu einem fortwährenden Entwicklungsprozess geworden. Meine Bewertungen zu erkennen und von meiner Wahrnehmung zu trennen, ist mir mittlerweile wie zu einer Tugend geworden. Ich empfinde es immer wieder als faszinierend, wohin uns Gewahrsein führen kann. Und wenn ich es manchmal ganz menschlich brauche, sauer zu sein... kann ich mein Grinsen kaum verstecken – so schnell geht es vorbei. Ich habe gelernt, liebevoll wütend zu werden. Das lässt mich mein Berührtsein viel häufiger erleben und genießen. Ich spüre zunehmend meine Freiheit, mich immer weniger gefangen nehmen zu lassen von dem, was auf der Bühne meines Lebens gerade gespielt wird. Wie ich auf all die ‚Einladungen von Außen' reagiere und mit welchen Gefühlen meine Zellen durchdrungen sind, passiert zunehmend entkoppelt voneinander. Das empfinde ich als wahre, tiefe Freiheit. Dadurch merke ich, dass mein Mitgefühl viel größer geworden ist und ich immer häufiger die Intelligenz meines Herzens wahrnehmen kann. Ich

fühle mich immer öfter einfach dankbar, unterwegs zu sein und spüre eine prickelnde Neugierde in mir, was auf meinem Lebensweg wohl hinter der nächsten Ecke auf mich wartet. Denn heute darf ich erleben, dass ich mich jederzeit entscheiden kann, wie ich mit der Welt in Beziehung stehen möchte: leicht, fröhlich, liebevoll, erfüllt, frei und offen. Ich weiß auf einer ganz tiefen Ebene und erfahre immer wieder aufs Neue, dass ich immer die Wahl habe, mich im Jetzt zu entscheiden, in welcher emotionalen Wirklichkeit ich mich wiederfinde. Und das ist einfach wundervoll.“

Elke Jorosch, *Q!-Coach*

3.7 Ängste – gibt es sie überhaupt?

Die Frage klingt zugegebenermaßen schon etwas paradox: Gibt es überhaupt Ängste? Ehrlich gesagt wäre ich auf so eine komische Frage auch nie gekommen, hätte mich die Erfahrung in der Arbeit mit Menschen, die überzeugt sind, an Ängsten zu leiden, nicht darauf gebracht. Denn wenn jemand zu mir kommt und von Ängsten spricht, kommt von mir stets so ein *„...ist ja spannend, was lässt Dich denn wissen, dass Du Angst hast?“*. Und nach einem kurzen, anfänglichen Irritierts-Sein schildern Menschen ganz konkrete körperliche Zustände wie Schwitzen, weiche Knie, Nichts-mehrsagen können usw... Angst ist per se schlicht nicht wahrnehmbar! Wir sind in der Lage, körperliche oder emotionale Phänomene wahrzunehmen, die wir gelernt haben, als Angst zu bewerten. Und das ist genau die Stelle, wo wir die Ebene wechseln können: *„Was nimmst Du wirklich wahr, jetzt im Augenblick?“* Jeder Mensch, der nicht unter Drogen, Medikamenten oder Psychopharmaka steht, nimmt etwas wahr, das hinter der Angst erfahrbar ist. Und das sind ganz konkrete körperliche oder emotionale Phänomene, die erlebbar werden können. Wir haben gelernt, die Bewertung dieser wahrnehmbaren Gefühle oder Körperreaktionen als Angst zu benennen. Angst ist aber kein Gefühl! Angst ist immer eine Bewertung. Je feiner wir lernen, dessen gewahr zu sein, was im Moment auftaucht, desto klarer bekommen wir die Botschaft bzw. Information aus unserer Steuerungsebene. Die meisten Ängste sind ohnehin ausschließlich Produkte unserer Gedankenfabrik, die uns davon abhalten, gegenwärtig zu sein. Wir denken an das, was morgen sein könnte und verspüren instantan einen Verlust unserer

Energie oder ein Gelähmt-Sein. Wir begeben uns in virtuelle Wirklichkeiten und lassen uns von ihnen gefangennehmen. Diese Ängste tauchen überhaupt nicht mehr auf, je mehr wir lernen, gegenwärtig zu sein und uns nicht schon wieder in möglichen virtuellen Zukunftsszenarien wiederzufinden.

An Hand des konkreten Beispiels von Roland möchte ich noch einmal verdeutlichen, was ich meine. Roland kam zu mir ins *Q!-Coaching*, um einige berufliche Herausforderungen zu meistern. Ganz nebenbei erwähnte er auch seine Flugangst. Mit Hypnose habe er es bereits versucht, und auch einen speziellen Kurs bei einer Airline habe er besucht, bislang aber erfolglos. Jetzt stand beruflich ein 12-Stunden-Flug bevor. Roland hatte keine Idee, wie ihm diese Herausforderung gelingen sollte. Und auch in einem solchen Fall beginnt die Arbeit mit *Q!* so: *„Ist ja spannend. Ob es Flugangst gibt, ob es sie nicht gibt, ich weiß es nicht. Wegmachen kann ich sie nicht. Heilen davon kann ich Dich erst recht nicht. Aber wenn Du magst, kann ich Dich in dem begleiten, was Du jetzt in Dir wahrnimmst, wenn Du die Bilder dazu in der Gegenwart einlädst. Wir können uns gemeinsam dem Bewusstsein Deiner eigenen Schöpfungskraft nähern."*

Und bei Roland kamen sehr schnell Bilder, Informationen und Erinnerungen auf, wenn er an konkrete Flugsituationen dachte. Sie führten uns zunächst in die Erfahrung der Atemlosigkeit und dann über das Erleben eines vollkommenen Starr-Werdens geradezu direkt in den Tod. Mit der *Q!-Verbindung der inneren Ruhe* war es Roland zum ersten Mal möglich, die Bilder aus der Vergangenheit, die in der Gegenwart in ihm lebendig wurden, verändert wahrzunehmen. Die Bilder sind nicht mehr als Bits und Bytes, dessen müssen wir uns bewusst werden. Die emotionale Verbindung zu diesen Informationen, die in uns auftauchen, können wir jederzeit verändert wahrnehmen. *„Erlaube Dir, die emotionale Wirklichkeit, die mit den in Dir auftauchenden Informationen verbunden ist, jetzt im Augenblick verändert wahrzunehmen."* Dieser Moment birgt genau die in uns wohnende Schöpfungskraft in sich! Wir haben lediglich noch kein Bewusstsein für diese Schöpfungskraft entwickelt. Dieses Bewusstsein entwickelt sich quasi als Nebenwirkung aus einer Vielzahl an Erfahrungen, wie sie Roland machen konnte. Die Bilder bleiben unverändert in uns, aber sie sind nicht mehr mit den Emotionen verbunden, die uns zu der Bewertung führen, Angst zu haben. Im nächsten Schritt widmeten wir uns der Todesstarre, von der Roland sprach. Die Überzeugung *„Ich darf leben.“*, war für Roland auf der Erfahrungsebene nicht erlebbar. Nur zur Erinnerung: Was wir dazu denken, spielt keine Rolle, es geht nur um das Erleben in der Gegenwart. Also machen wir mit einer weiteren *Q!-Verbindung* die emotionale Verbindung zu *„Ich darf leben.“* erlebbar. Auch hier nochmals zur Erinnerung: Ich mache nichts mit Roland, ich behandle ihn nicht. Ich begleite ihn lediglich dabei, die direkte Erfahrung in sich selbst wahrzunehmen. Roland ist also in einer aktiven Rolle. Die veränderte Wirklichkeit erschafft er ausschließlich selbst. Im Laufe von drei mal vier Stunden hatten wir mit der *Q!-Verbindung des Lebens* und mit der *Q!-Beziehungsaufstellung* an der konkreten Wahrnehmung der Wirklichkeit gearbeitet. Und Roland erinnerte sich immer wieder an das, was früher schon der Gedanke an einen Flug bei ihm ausgelöst hatte. Doch heute ist er in der Lage, eine vollkommen veränderte Wirklichkeit zu erleben. Und dazu hat er lediglich gelernt, sich in Verbindung zu seiner schon immer in ihm wohnenden Schöpfungskraft wahrzunehmen. Und das Fliegen löst in Roland heute eine völlig veränderte, freudvolle Wirklichkeit aus. Diese eigene Macht zu erleben, ist nichts anderes, als die Potentiale sich entfalten zu lassen, die schon immer in unserem Gehirn angelegt sind. Sobald wir in diesem veränderten Bewusstsein angelangt sind, entlockt uns das, was wir früher für *die Wirklichkeit* hielten, nicht mehr als ein Lächeln – ein Lächeln in Dankbarkeit und Mitgefühl uns selbst gegenüber sowie Freude. Und manchmal kommt mir dabei dann der Gedanke, ob dieses Durchqueren des Flusses der Transformation vielleicht der *Sinn* unseres Lebens ist? Die Fähigkeit und Kraft zur Schöpfung unserer eigenen, inneren Wirklichkeit zu erleben. Wie bereits erwähnt: *Schöpfung* ist nichts Abgeschlossenes, sondern findet auch *in uns* in jedem Moment statt.

Die Quellen unserer Gesundheit

Die Luft, die wir atmen, das Wasser, das wir trinken und die Nahrungsmittel, die wir zu uns nehmen, sind die elementarsten *äußeren Quellen* unserer Gesundheit. Auch sie hängen jedoch in einem hohen Maße mit unseren inneren Wahrnehmungsfähigkeiten und unseren Überzeugungen zusammen: Bin ich in der Lage wahrzunehmen, womit ich meinen 70 Billionen Zellen etwas Gutes tue? Wie sehr folge ich den Botschaften unserer Werbung, billige, gezuckerte „Plörre“ in Form von

Industrie-Limonaden statt gesundem Trinkwasser zu mir zu nehmen? Am Besten noch Cola in Alu-Dosen: Das Cola löst gleichzeitig Aluminium und transportiert es direkt ins Gehirn! Wie sollte man sich und seine Kinder denn sonst gezielter auf regenerative Hirnerkrankungen vorbereiten? Der *„Milliardenmarkt Pflege“* (Originalton unseres Staatsfernsehens) muss doch bedient werden. Und man kann gar nicht früh genug damit anfangen, etwas für das erforderliche Wirtschaftswachstum beizusteuern...

Neben diesen äußeren Quellen gehört ein gesunder Schlaf zu den elementarsten *inneren Quellen* unserer Gesundheit. Denn in unserem Schlaf spiegeln sich fast eins zu eins direkt unsere Überzeugungen wider. Doch sobald wir beispielsweise die Qualität unseres Schlafes als defizitär wahrnehmen, werden wir normalerweise schon wieder in den Kreislauf des Konsums gezogen. Das abendländische Credo *„Die Erlösung liegt im Außen.“* fängt uns gleich wieder mit dem boomenden Wellnessmarkt ein. Ganz schnell landen wir schon wieder bei einem *Entstörungsgerät* oder der *Mega-Energie-Schlafunterlage*.

Es ist nett, das eine oder andere Wellness-Produkt zu kaufen, nur ändert es nichts an unseren Überzeugungen. Es verstärkt sie sogar nur, weil wir uns wieder in dem Glauben an die äußere Erlösung tiefer und tiefer verstricken. Und wenn ich an das Thema *Schlafraum-Entstörung* denke, verstärkt es gleich noch ein ganzes Potpourri einschränkender Überzeugungen: *„Die Welt ist ein gefährlicher Ort, ich muss mich schützen, ich muss ganz viel machen...“* Genau darin Gewahrsein zu entwickeln, ist die Grundlage für die grundlegenden Veränderungen, die wir in unserem Leben brauchen.

3.8 Vom Stress zu Gelassenheit und innerer Ruhe

Meine Kollegin im *Q!-Institut*, Nicole Mund, hatte ebenfalls ein sehr schönes Erlebnis zum Thema *Vom Stress zu Gelassenheit und innerer Ruhe*, das sich so nebenbei fast „zufällig“ ergab. Es ging um eine Gehaltsforderung einer Freundin in der Firma, in der sie arbeitet, und wie das ganz entspannt ablaufen kann. Nicole erzählt hier ihre Erfahrungen, wie sich Stress einfach in Gelassenheit verwandeln kann, wenn wir in die Lage kommen, einschränkende Überzeugungen zu transformieren:

„Vor einigen Wochen unterhalte ich mich gemütlich mit einer Freundin. Es ist Monatsende, ihr Handy surrt, es ist eine SMS von ihrer Tochter. Sie schaut mich an und sagt: ‚Ich mag einfach nicht mehr! Meine Tochter bittet mich um 20,00 € und ich kann ihr diesen Wunsch nicht erfüllen, weil ich selber kein Geld mehr auf dem Konto habe. Jeden Monat das Gleiche, denn jeder dauert länger als das Gehalt reicht. Das ist so frustrierend! Vor etlichen Monaten habe ich deswegen in meiner Firma auch schon mal um ein Gespräch gebeten, aber es ist ein Wahnsinn, denn ich werde immer wieder aufs Neue vertröstet und verschoben. Das stresst mich total!'

Veronika weiß, was ich mache, deswegen antwortete ich ohne Erklärung spontan: ‚Hast Du Lust mal hinzuschauen, welche Überzeugungen da Recht haben könnten!' ‚Ja klar!', sagte sie und erzählte mir gleich einige Details über ihren Job, ihre konkrete Aufgabe und von ihrem Engagement für die Firma. Wir waren uns schnell einig darüber, dass es an fundierten Argumenten ganz sicherlich nicht fehlte, und so vereinbarten wir einen Termin in der nächsten Woche.

Bei den Fragen nach ihren genauen Vorstellungen, Wünschen und Argumenten, die natürlich das Fundament für Verhandlungen jeglicher Art sind, fiel der Satz: ‚Eigentlich habe ich das Gefühl, anmaßend zu sein, wenn ich mehr Geld fordere!' Ich machte sie darauf aufmerksam und stellte ihr die Frage, wo sie dieser Satz als Wegweiser hinführen würde. Nach kurzer Überlegung gelangten wir zu ihrer Überschrift für diesen Tag: ‚Ich darf dafür sorgen, dass sich meine Wunschträume erfüllen!' Ja, das würde ihre Augen zum Leuchten bringen, sagte sie.

Mit diesem Wunsch gingen wir einen **Q!**-*‚Weg der inneren Weisheit' und gelangten so zu einigen kraftvollen, inneren Überzeugungen: ‚Ich bin vollkommen, so wie ich bin.', ‚Ich bin im Einklang mit meiner inneren Wahrheit!', ‚Ich darf ich sein und meine Großartigkeit und Einzigartigkeit zeigen und leben!' und ‚Ich heiße Veränderungen in meinem Leben willkommen!'. Kurze Zeit und einige* **Q!**-*Verbindungen später hatte Veronika eine völlig veränderte Ausstrahlung, und das konkrete Anliegen, eine Gehaltserhöhung zu fordern, stand nur noch im Hintergrund. Sie war so begeistert und total neugierig darauf, zu entdecken, was sich noch für unbewusste Hinweise zeigen würden, dass ich ihr eine ‚*__Q!__*-Aufstellung mit ver-*

deckten Karten' anbot. Dafür wurden von Veronika zwei Symbolkarten gezogen. Wir beide gingen dann jeweils in Stellvertretung für eine Karte, ohne deren Botschaft zu wissen, denn angeschaut werden sie immer erst nach der Aufstellung. Grundsätzlich beziehen sich beide Karten jedoch auf Aspekte der Person, für welche die Aufstellung ist. Man könnte auch sagen, dass wir uns als zwei in dem Moment unbekannte Anteile Veronikas gegenüberstanden. Was einem dann ohne Kontext bleibt, das sind nur die Fragen: ‚Was kann ich wahrnehmen und was würde mir gut tun?' In dieser Variante der Q!-Aufstellungsarbeit verabschieden wir uns vollkommen aus dem bewusst formulierten Anliegen, und ich genieße daran ganz besonders, so absolut frei und offen den Raum der Möglichkeiten zu betreten. Es geht einfach um das Erleben, und das Nachdenken wird in dem Sinn auf Stand-by gestellt.

Veronika konnte die Präsenz ihres Gegenübers nicht spüren und wünschte sich deswegen zu hören: ‚Ich bin hier!' Ich, das ‚Gegenüber', fühlte mich unvollständig und wollte deswegen ‚Du bist ganz!' hören. Das Ritual der Q!-Verbindung spendete uns beiden umgehend Energie und Kraft, und die Informationen, die wir über die Karten nachgeliefert bekamen, fanden wir beide bemerkenswert. Veronika hatte sich für Symbolkarten mit kraftvollen Bildern und Botschaften entschieden, und auf einer der Karten stand: ‚Inneres Wachstum durch eine neue, herausfordernde Aufgabe'. Ich war für sie der ‚klärende, wenngleich auch manchmal unangenehme Impuls'. Mit anderen Worten ausgedrückt, könnte das auch eine Form von Kritik sein oder als solche empfunden werden. Da wir jedoch beide Anteile von Veronika waren, handelte es sich entweder um ihren eigenen ‚inneren Kritiker' oder darum, wie Veronika innerlich mit Kritik umging. Und diesen Teil in sich selbst konnte sie vorher gar nicht wahrnehmen.

Das Wichtigste bei einer Q!-Aufstellung ist, nicht alles sofort mit dem bewussten Verstand erklären und verstehen zu wollen. Nach wie vor geht es eben vielmehr darum zu spüren, mit einer höheren Weisheit verbunden zu sein. Das traf bei Veronika zu, denn für sie fühlte es sich an dieser Stelle einfach rund an. Und meine Frage, wie es ihr bei dem Gedanken an das Gehaltsgespräch ginge, beantwortete sie strahlend mit: ‚Einfach entspannt!'

Der vereinbarte Verhandlungstermin in der Firma verschob sich noch einmal, doch dieses Mal war Veronika selbst der Grund. Sie war krank geworden und blieb im Bett, statt wie üblich trotzdem zur Arbeit zu gehen.

Gut erholt und vorbereitet ging sie so erst zwei Wochen später in ihre Besprechung mit den drei Geschäftsführern. Zunächst wurde sie zurückgewiesen, weil ihre Forderung viel zu hoch und deswegen auf keinen Fall umsetzbar für die Firma sei. Daraufhin geschah für sie das Überraschende, denn sie konnte ihre eigene Reaktion beobachten. Aus Erfahrung wusste sie, dass sie an dieser Stelle früher eingelenkt hätte und zurückgerudert wäre. Dieses Mal jedoch hörte sie sich ganz ruhig noch einmal ihre Argumente vortragen, um danach in ein gelassenes Schweigen zu fallen. Das wäre zuvor undenkbar gewesen! Umso mehr staunte sie, als in dieser Pause der zweite Geschäftsführer anerkennende Worte für sie fand. Von allen Veranstaltern wäre bisher nur Lob und ausgesprochen positives Feedback über Veronikas Schulungen zurückgekommen, was aus seiner Sicht die Kundenzufriedenheit signifikant verbessert hätte. Daraufhin erbat sich die Geschäftsleitung Zeit für eine endgültige Entscheidung. Sie würden ihr diese in der kommenden Woche mitteilen.

Die Tage vergingen wie im Flug und Veronika genoss die ungewöhnliche Ruhe in sich. Unabhängig vom Ergebnis war dieses Gefühl alleine schon eine Belohnung, doch es kam noch besser. Veronika bekam mehr Geld als sie sich gewünscht und gefordert hatte, und die Erhöhung wurde sogar rückwirkend für die letzten beiden Monate ausbezahlt. Veronika war und ist absolut begeistert und glücklich. Eine Nettoerhöhung von rund 500,- €, soviel hatte sie noch nie zuvor erhalten. Ich freute mich auch riesig, denn es stimmt: ‚Geteiltes Glück ist doppeltes Glück!'

Für mich ist das ein wundervolles Beispiel dafür, was eine veränderte Wahrnehmung auslösen kann, und ich liebe es, Menschen zu zeigen, wie viel Potential und Macht in ihrem Inneren verborgen ist. Und meine Freundin Veronika kann heute aus Erfahrung und mit voller Überzeugung sagen: ‚Meine Wunschträume erfüllen sich!'“

Nicole Mund

Was könnte da passiert sein, in dieser *Q!-Aufstellung mit verdeckten Karten*? Zur Verdeutlichung ein Erklärungsmodell, also das *Bild eines Apfels*: Wir entscheiden uns bewusst dafür, die Positionen nicht zu benennen. Dennoch ist klar, dass im Grunde jeder für einen Anteil eines größeren Ganzen (in diesem Fall von Veronika) steht. Indem sich die beiden Partner dann gegenüberstehen und tief in die Augen sehen, ist immer irgend etwas wahrnehmbar. Und selbst wenn jemand sagt, dass er nichts wahrnehmen kann, wäre ja genau das die konkrete Information, eben nichts wahrzunehmen.

In Veronikas Beispiel war es ähnlich, denn sie – in Position für ihren Wachstumsanteil – konnte ihr Gegenüber, den inneren Kritiker, der sich ja selbst als unvollständig wahrgenommen hat, zwar sehen, aber keinerlei Anwesenheit spüren. Erst durch Gewahrsein und das verbindende Ritual wurden die Präsenz und die Vollkommenheit erlebbar. Es fühlte sich sehr kraftvoll an und es wirkte, als ob sich zwei Aspekte von Veronika zum ersten Mal begegnet wären. Mit anderen Worten könnte man vielleicht sagen, dass der Wachstumsanteil von Veronika ihren inneren Kritiker samt seines wertvollen Potentials entdeckt hat und auf diese Weise mit ihm in Frieden gekommen ist. In ihrer Firma konnte Veronika anschließend die Erfahrung machen, dass es möglich ist, einen äußeren, unangenehmen Impuls wie durch sich hindurchfließen zu lassen. Sie konnte ihn wahrnehmen, doch sie wurde nicht von ihm überrascht und aus ihrer Mitte geworfen. Er konnte in dem Sinn nicht anhaften und sie blieb einfach in Ruhe und Gelassenheit.

Wichtig ist, sich darüber im Klaren zu sein, dass dies auch nur *ein* Erklärungsmodell ist – es ist *nur ein Bild* einer möglichen Wirklichkeit!

„Das, was ich heute bin, ist ein Hinweis darauf, was ich gelernt habe und nicht auf das, was mein Potential ist.“

Virginia Satir, Familientherapeutin

3.9 Wie veränderte Identitäten entstehen

Viele Menschen denken viel über die Frage nach, wer sie sein möchten, wenn sie sein könnten, was sie wollten. Manchmal kann sich die Gedankenfabrik bei dem Versuch, herauszubekommen, wer wir sein wollen, fast überschlagen. Unsere Medien sind voller Einladungen in fremde Identitäten. Und wie es so gerne die Nebenwirkung mentaler Konstruktionen ist, werden wir bei solchen Versuchen, durch „denken“ unserem Wesen näher zu kommen, immer unglücklicher und unzufriedener. Wir neigen dann dazu, den vordergründigen Ergebnissen unseres Denkens zu glauben, und irgendwann „wissen“ wir, dass das Schicksal uns einfach schlechte Karten ausgeteilt hat. Äußerlich mögen wir dabei manchmal durchaus den Eindruck machen, erfolgreich zu sein und in der Karriere voranzukommen, aber persönlich, im Inneren, fühlt sich das eigene Leben nur noch als Scherbenhaufen an. Diese Verwendung unseres Gehirns halten wir gesellschaftlich für „normal". Und den durch diese „normale" Verwendung unseres Gehirns hervorgerufenen Zustand bewerten wir als „krank". Sobald wir uns mit der Bewertung „krank" identifizieren, ist es klar, wie es weitergeht: Ganz schnell erfinden wir im Neocortex eine Geschichte, warum es so ist, wie es ist, und hängen fest in dem Glauben an diese Geschichte – an Geschichten, die gut dazu geeignet sind, eine dazu passende Identität aufzubauen. Unversehens finden wir uns so manchmal von einem Tag auf den anderen in einer depressiven, fatalistischen geistigen Grundhaltung wieder, die sich durch all die Geschichten und Erklärungsmodelle immer weiter verfestigt. Meist sind wir in diesem Zustand nicht in der Lage, ihn als unsere selbst erschaffene geistige Haltung zu erkennen – nein, wir verwechseln es einfach mit der Realität! Das ist unsere Wirklichkeit! Wir sind zu 100 Prozent davon überzeugt, dass es so ist, wie es ist. Wir *glauben* den Erklärungsmodellen und *erleben* nicht mehr die Botschaften der Symptome.

Der Weg ist so bestens dafür vorbereitet, im Außen nach der Erlösung vom Leiden zu suchen. Mit hoher Wahrscheinlichkeit finden wir jemanden, an dessen Expertise wir wieder *glauben* und bekommen eine Diagnose für unseren Zustand. Dann *glauben* wir dieser Diagnose. Vielleicht finden wir einen Experten, der uns bescheinigt, dass das Verhalten der eigenen Mutter in der Kindheit ein klarer Missbrauch war. Wir verwechseln wiederum diese Bewertung mit der Wirklichkeit und schon haben wir uns eine weitere Identität als Opfer der Umstände erschaffen. Und je nach Glaubenssystem, auf dem die *Diagnose* alias *Bewertung* beruht, entscheidet sich, ob wir uns in einer einbetonierten Wirklichkeit wie beispielsweise einer „chronischen" wiederfinden oder in einer noch ein wenig variableren Wirklichkeit. Die meisten Menschen – unabhängig auf welcher Seite sie sich befinden, als Behandler oder als Patient – haben überhaupt kein Bewusstsein dafür, welche starken Identitäten durch solche Bewertungen entstehen, denn:

Bewertungen und insbesondere Diagnosen können tödlich sein!

Diagnosen, Bewertungen und ähnliche Konstrukte beruhen auf Überzeugungen und einer sehr eingeschränkten Verwendung unseres Gehirns. Wir haben uns durch unsere Gedankenfabrik eine innere Identität erschaffen, die sich emotional nicht wachstumsfördernd auswirkt. Und das, was als „Lösung" angeboten wird, verstrickt uns immer weiter in der selbst erschaffenen, kraftlosen Identität unserer selbst. So werden wir zu guten Kunden der weit verzweigten „Krankheitsindustrie" und fördern das Bruttosozialprodukt. Nur: gut geht es uns damit nicht!

Wie bereits mehrfach erwähnt, ist Gewahrsein die entscheidende Kompetenz, um aus dem Gefängnis unserer Gedankenfabrik auszubrechen. Und Gewahrsein beginnt damit, ein liebevoller Beobachter unserer selbst zu werden. Das ist, was ich mit dem mittlerweile schon so oft wiederholten Satz *„Ist ja faszinierend, was ich da denke..."* meine. Und genau so beginnt auch jede Arbeit mit unseren Identitäten. Den eigenen Gedanken uneingeschränkt zu glauben, ist ein vollkommen ungeeigneter Weg, unser Gehirn zu verwenden, gerade wenn es um die Identität unserer selbst geht.

> *„Identität entwickelt sich; sie ist bei der Geburt anfänglich nicht vorhanden, entsteht aber innerhalb des gesellschaftlichen Erfahrungs- und Tätigkeitsprozesses..."*[31]
>
> George Herbert Mead, Philosoph und Soziologe

Ein sehr eindrückliches Beispiel für die Identitätsbildung und deren Transformation habe ich mit Urs erlebt. Urs ist ein gestandener Mann im Schweizer Mittelland, der als Vertriebsleiter eines größeren Bauträgers tätig ist. Beruflich ist Urs in wenigen Jahren in eine sehr verantwortungsvolle Position aufgestiegen und es war für ihn normal im Job, immer sein Äußerstes zu geben. Sein Lebensstandard wuchs ganz schnell an und all die äußeren Insignien des Erfolgs wie ein Luxusauto, eine repräsentative Penthousewohnung, Designermöbel und teuerste Mode sowie Accessoires wie eine Rolex am Handgelenk gehörten sehr schnell zu seiner neuen Identität. *„Der hat es zu was gebracht."* hörte Urs immer wieder anerkennende Worte über sich. Doch in ihm fühlte es sich nicht so an. Einige Jahre schaffte er es, blendend darüber hinwegzugehen. Die Vertriebsschulungen halfen ihm dabei, einfach positiv zu denken, und psychologische Techniken halfen ihm dabei, die eigenen Gefühle immer weniger wahrzunehmen. Sein Chef organisierte regelmäßig *Beweg-Deinen-Arsch-Motivationstrainings*, um den „*inneren Schweinehund zu besiegen*". Eine Weile konnte Urs da mitmachen. Er spürte aber, wie es ihm innerlich damit immer schlechter ging. Nur durfte er das ja weder dem Trainer noch seinem Chef sagen, weil er sich ja sonst offenbart hätte, noch nicht stark genug zu sein, seinen „Schweinehund" zu drangsalieren. Intuitiv war ihm klar, wie er sich selbst mit diesem Ansatz immer mehr drangsalierte und unter Druck setzte. Er suchte Experten, die ihm ein Stück dabei weiterhalfen, mit dem Leben zurechtzukommen. Sein Arzt begann ihm Medikamente zur „Gemütsaufhellung" zu verschreiben, wie er es nannte. Bei einem so aufreibenden Job sei das eben so, er habe da etliche Patienten, denen es so ginge, und in allen medizinischen Fachzeitschriften würden die modernen Dauer-Medikationen stets empfohlen.

Fällt es Ihnen auf? Wieder so eine Geschichte, die erfunden wird, und sobald wir sie oft genug wiederholen und in unserer Gedankenfabrik hin- und herwälzen, glauben wir sie irgendwann und machen sie zu unserer Wirklichkeit. Und für Urs' Arzt war es auch ganz normal, er las es ja in den aktuellen Fachzeitschriften. Und es schien auch alles gut zu sein: Die Patienten sind begeistert. Wenn es zu Schäden käme, wären sie im vollen Umfang von seiner Berufshaftpflicht-Versicherung gedeckt. Die Beratung erfordert kaum Zeit, es ist einfach verdientes Geld. Was wünscht man sich da noch mehr? Wer die Fachzeitschriften kontrolliert und die Rückversicherer steuert, übt größten Einfluss auf das Verhalten von Ärzten aus. Und dieser Teufelskreislauf wird als „normal" bewertet. Nur eins merkte Urs: Es ging ihm nicht wirklich gut damit. Und er hatte keine Lust, Pharma-Junkie zu werden. „*Es kann doch nicht sein, von etwas abhängig zu werden, von dem ich nicht weiß, was es ist!*" Aber viele Menschen glauben an den Behandler und damit auch an die Pharmaindustrie, so wie viele Menschen in den Generationen zuvor an die Unfehlbarkeit der *Heiligen Mutter Kirche* geglaubt haben. Es sind vollkommen **un**veränderte Gewohnheiten, unser Gehirn zu verwenden, nur das Objekt des Glaubens hat sich geändert.

Rückversicherungen – was ist denn das?

Versicherungsunternehmen errechnen ihre Prämien nach den Daten, die sie von den Rückversicherungen bekommen. Doch wo bekommen diese denn die Daten her? Es gibt weltweit nur ganz wenige Rückversi-

cherer. Der Bedeutendste und Mächtigste ist die *Munich Re*, ein globales Unternehmen, von dem man nie wirklich etwas hört, mit Sitz in der Königinstrasse am Englischen Garten in München. Diskretion steht ganz oben, es gibt keine Schlagzeilen. *Man* bewegt sich unauffällig im Hintergrund. Eine Palastanlage als Firmenresidenz, äußerst gediegen. Niemand weiß, wer dieses Unternehmen wirklich kontrolliert, aber kaum ein Unternehmen ist so machtvoll in ganz vielen politischen Weichenstellungen im Hintergrund tätig. Die meisten ihrer Mitarbeiter haben keine Ahnung, was das Unternehmen wirklich macht.
Im Bereich der „Krankheitsindustrie" werden durch solche Rückversicherer beispielsweise die Weichen gestellt, was von der Berufshaftpflicht in der Versicherung des Erstversicherers eines Arztes abgedeckt wird. Da kann es um enorme Summen für den Einzelnen gehen. Wenn es etwa aufgrund einer Impfung zu einem Haftpflichtfall käme, ist alles lückenlos abgedeckt. Es kann niemals ein Problem für den Arzt geben. Ein Arzt kann impfen, so viel er will, eine Rückversicherung hat über den Erstversicherer einen Blankocheck ausgefüllt. Wenn ein Arzt jedoch eher *gegen* eine Impfung beraten sollte und es käme zu einem Schaden wegen angeblich fehlender Impfung, wird es von der Versicherung oftmals nicht abgedeckt. Wie wird sich wohl ein Arzt entscheiden? Die Beratung wird ja nicht einmal wirklich bezahlt. Warum also ein Risiko eingehen? Das ist ein ganz wichtiger Weg, wie die „Krankheitsindustrie" direkten Einfluss auf das Verhalten von Ärzten nimmt. Es ist ein diskreter Weg, der nicht auffällt. Selbst Ärzten ist es nur ganz selten bewusst, wie sie von „unsichtbaren" Rückversicherern ganz fein in ihrem Verhalten gesteuert werden. Auch sie nehmen ja das Unternehmen nicht wahr. Es ist diskret im Hintergrund. Oder nehmen wir ein anderes Beispiel: Hebammen, die Hausgeburten ermöglichen, sind der „Krankheitsindustrie" schon lange ein Dorn im Auge. Es ist aus Sicht der „Krankheitsindustrie" nun einmal wichtig, Neugeborene von Beginn an mit dem ganzen Programm der Krankenhäuser zu konfrontieren. Man kann nie früh genug damit anfangen, Abhängigkeitsstrukturen aufzubauen. Hausgeburten zu *verbieten*, würde zumindest im Moment noch keine parlamentarische Mehrheit finden, so sehr unsere Parlamente auch von der Lobby-Arbeit der „Krankheitsindustrie" unterwandert sein mögen. Aber es gibt viel geschicktere Möglichkeiten, so etwas zu

lösen, nämlich über Rückversicherer. Sie verändern ihre Daten ein wenig und senden ihre Bedingungen den Erstversicherern zu. Schon bekommen freie Hebammen ein Schreiben ihres Versicherungsunternehmens, dass sie sich leider gezwungen sehen, die Prämien für die Berufshaftpflichtversicherung für Hebammen um das Dreifache zu erhöhen. Die Krankenkassen können den Hebammen aber wegen leerer Kassen nicht mehr bezahlen und schon geben „freiwillig" etliche von ihnen ihren freien Job auf und heuern im Krankenhaus an, weil es besser bezahlt ist. Über die „bösen" Haftpflichtversicherungen wird dann in den Medien ein wenig geschimpft, aber die Einflussnahme von Rückversicherungen beachtet niemand. Nahezu alle Belange unseres Lebens werden so gesteuert. Aber wer kontrolliert die Rückversicherer? Niemand. Wo die Zahlen herkommen, mit denen die Mathematiker der Rückversicherer arbeiten, weiß auch niemand. Transparenz wäre indiskret. Wenn wir herausbekommen wollen, wer sie steuert, müssen wir uns in die *City of London* begeben, wo fast alle Fäden dieses Systems zusammenlaufen. Und so ganz nebenbei gehören die Rückversicherer zu den größten Geldgebern der Staatsschulden fast aller Länder. „Wir" sind bei den Rückversicherern verschuldet. Wussten Sie das?

Durch Empfehlung eines Freundes kam Urs eines Tages zu mir und es wurde ihm durch meine übliche, einfache Frage sehr schnell gewahr, was ihn bewegte: *„Ich bin einfach nicht richtig, so wie ich bin."* Das ist ein typisches Beispiel für eine Überzeugung. Wo die Überzeugung herkommt, wer sie wann auf die Festplatte aufgespielt hat, ist vollkommen irrelevant. Das einzig Interessante ist, was es braucht, um diese Überzeugung verändert wahrzunehmen. Sobald wir den Zugang entdecken, ein Gewahrsein für solche Überzeugungen zu entwickeln, braucht es noch ein paar grundlegende technische Fähigkeiten, um kraftvolle Überzeugungen erlebbar zu machen. Indem wir unsere Überzeugungen verändern, sind wir in der Lage, unser Leben zu verändern. Wir sind in der Lage, eine neue Identität zu entwickeln – eine Identität, der Schöpfer und die Schöpferin unseres Lebens und unserer Welt zu sein. Wir sind in der Lage, das Drehbuch unseres Lebens entscheidend mitzuschreiben. Grundlegend braucht es dazu eine auf Gewahrsein beruhende Erkenntnis, dass wir von unseren Überzeugungen gesteuert sind. Gleichzeitig gilt es, die Fähigkeit in uns zu entdecken, mit

Begeisterung über unsere einengenden Überzeugungen hinauswachsen zu können. Und das gelang Urs in nur wenigen Wochen. Für Urs wurde der Unterschied deutlich: Aus den Überzeugungen *„Ich bin nicht richtig, so wie ich bin."* und *„Ich muss besser sein."* entwickelten sich Verhaltensweisen, die ihn ständig antrieben, noch mehr zu machen. Manchmal fühlte sich Urs wie ein ferngesteuertes Auto, wusste nur nicht, wer es lenkte. Den ersten halben Tag haben wir ausschließlich mit Überzeugungen gearbeitet, um einen emotional erlebbaren Zugang dazu zu bekommen, *„genau so richtig zu sein, wie ich bin"* und einen Erfahrungsraum in sich betreten zu können, in dem für Urs innerer Frieden, Freude und Liebe zugänglich wurden. Urs kam in die Lage, eine Wirklichkeitsebene in sich zu erleben, auf der er die unterschiedlichen Qualitäten von Empfindungen im Augenblick erfahren konnte. In kurzer Zeit wurde Urs klar, was **Gewahrsein bedeutet: sich selbst zu erlauben, die eigene Verletzlichkeit überhaupt wahrzunehmen.** Mitzubekommen, welche Überzeugungen ihn steuern und eine zunehmende Begeisterung zu entwickeln, die eigene Gedankenfabrik bei der unentwegten Produktion von Gedanken zu beobachten, war eine neue Erfahrung für Urs, die ihm neue Möglichkeiten eröffnete, sein Leben zu erfahren. *Beobachten* bedeutet, die Produkte der Gedankenfabrik klar wahrzunehmen, aber ihnen nicht unbedingt zu glauben. Und so ganz nebenbei konnte Urs beobachten, wie bei Gedanken, es besser machen zu müssen, zunehmend ein Lächeln auf sein Gesicht trat. Urs konnte eine veränderte Identität erleben, die sich aus der intensiven Verbindung mit seinen Gefühlen herausbildete: *„Ich bin die Liebe, die ich in mir empfinde; ich bin der Frieden, dessen ich in mir gewahr bin; ich bin die Freude, die mich erfüllt."*

Aus dieser geistigen Haltung heraus wurde es Urs möglich, sich selbst auf eine wundervolle Weise zu begegnen. Und aus dieser Begegnung mit sich selbst, aus dieser tiefen Versöhnung mit allen Aspekten unseres Seins, entsteht ein Selbstbild und eine Identität, die nicht auf Glauben, sondern auf direktem Erleben basiert. Das anzunehmen, was ist, ist einer der größten Schritte, die wir von unserem Herzen aus tun können. *„Und so ist es!"* spiegelt eine der kraftvollsten inneren Haltungen wider, die überhaupt nichts mit Fatalismus zu tun hat. Aus dieser inneren Haltung heraus versetzen wir uns in die Lage, ein Gewahrsein für unsere inneren Überzeugungen zu bekommen. Diese zu verändern, ist reine Übungssache.

Binnen eines Jahres ist Urs einer Partnerin begegnet, die mit ihm genau diese Herzensverbindung teilen kann. Äußerlich hätte sie nie in die alte Identität gepasst, weil ihr die Welt des Designer-Konsums vollkommen fremd ist. Urs machte weiter seinen Job in dieser, wie er es heute nennt, „Glamour-Welt" und achtet darauf, daneben in seiner neuen Welt sein eigenes Leben zu führen. Er hat eine Klarheit entwickelt, was das Leben aus der Retorte und was das eigene Sein angeht. Und mir ist es einfach eine Freude, immer mal wieder von ihm zu hören.

Paulo Coelho und das Schwert

In seinem Roman *Auf dem Jakobsweg* schildert Paulo Coelho den Weg zu seinem „Schwert" – welche Mühen er auf sich nimmt und mit welchen Selbstzweifeln er sich auseinandersetzt, um sein „Ziel" zu erreichen. Sobald wir unserer Intentionen und Überzeugungen gewahr sind, können wir die Kraft in uns entdecken, die uns das erreichen lässt, was wir uns wünschen. Nur ist nicht der Fokus auf den Wunsch entscheidend, sondern die Verbindung zu dem zu erleben, was uns überhaupt unser Ziel erstrebenswert erscheinen lässt. Und in diesem Sinne ist *Gesundsein* auch ein Ziel. **Doch dazu braucht es das eigene Gewahrsein, was ich denn mit meinem Leben anfangen will, wenn ich gesund bin!** Die meisten kranken Menschen, mit denen ich mich unterhalte, wollen das Defizit „weg" haben, wissen aber überhaupt nicht, was sie denn in ihrem Leben wirklich wollen, wenn sie gesund sind. Mit einer solchen defizitären Haltung lässt sich in der Metapher von Coelho nie das eigene Schwert finden.

„Im Grunde betraf das Geheimnis alles, was der Mensch in seinem Leben zu erringen versuchte: Wir müssen wissen, wozu wir etwas wollen, was wir damit anfangen wollen. So hatte ich es nie gesehen. Während des ganzen Jakobsweges wollte ich immer nur herausbekommen, wo das Schwert versteckt lag. Ich hatte mich nie gefragt, warum ich es finden wollte und wozu ich es brauchte. Meine ganze Energie richtete sich auf die Belohnung, und ich begriff nicht, dass jemand, der sich etwas wünscht, genau wissen muss, wozu er sich dieses wünscht. Das ist der einzige Grund, auf die Suche nach der Belohnung zu gehen, und dies war das Geheimnis meines Schwertes."(32)

Paulo Coelho, brasilianischer Schriftsteller

Fallbeispiel Anna: „*Blut ist meine Lebenskraft*"

Anna, eine gestandene Unternehmerin Ende 50, kannte es schon gut aus ihrem Leben, dass schon bei kleine Verletzungen oder manchmal auch aus heiterem Himmel starke Blutungen entstanden, die kaum zu stoppen waren. So erlebte sie die Wirklichkeit und entwickelte auch eine Identität damit: „*Bei mir ist das halt so...*" Medizinisch gab es keine Erklärungen dafür, und verblüffenderweise hatte sie in den vielen Jahren nie eine Diagnose dazu verpasst bekommen. Auch das gibt es noch...

Wegen vollkommen anderer Themen, die ihr bezüglich ihrer Rolle in ihrem Unternehmen wichtig waren, kam sie zu einem der *Q!-Intensiv-Workshops*. Und an einem Morgen erzählte sie, dass sie eine beinahe schlaflose Nacht hinter sich hatte, denn gerade als sie zu Bett ging, begann ein starkes Nasenbluten, das bis in den Morgen hinein nicht enden wollte. An diesem Morgen fühlte sie sich dementsprechend gerädert und schlapp. Nach einem kurzen Gespräch entschied sie sich für eine *Q!-Beziehungsaufstellung* mit ihrem Blut. Anna wollte selbst nur Beobachterin sein, deswegen hatte sie zwei andere Teilnehmer gebeten, diese Aufstellung für sie zu machen. Die Partnerin, die in Stellvertretung für ihr Blut stand, wollte den Satz hören: „*Ich bin Dir in Liebe und Dankbarkeit verbunden!*", und sie selbst wollte von ihrem Blut hören: „*Ich bin Deine Lebenskraft!*"

Anna in ihrer Beobachterposition war extrem überrascht und gleichermaßen überwältigt von dem Geschehen, denn so hatte sie das noch nie gesehen – im Gegenteil: Ihr wurde bewusst, dass sie ihre Lebenskraft weder ausreichend schätzte noch nutzte. Direkt nach der Aufstellung fühlte sie sich sofort frischer. Und im Laufe der nächsten Stunden wurde sie gewahr, dass ihr eigentliches berufliches Anliegen mit ihrer Firma genau mit ihrer Lebenskraft zusammenhing. Sie erlebte, wie sie sich von einem Moment auf den anderen von Klarheit geradezu durchdrungen fühlte. „*Wie frisch verliebt*" schilderte sie dieses Erleben. Von außen wirkte es sehr kraftvoll, was Anna da erlebte. Das Thema mit dem Blut war vollkommen in den Hintergrund gerückt. Drei Wochen später erlebte sie ein weiteres kleines Wunder: Sie hatte einen gemeinsamen Termin mit ihrem Mann im Münchner Stadtteil Ramersdorf. Es regnete in Strömen und so kam es, dass sie beim Zuschlagen der Wagentüre ihren kleinen Finger einquetschte. Die Wunde fing sofort an zu bluten und der Finger tat ihr höllisch weh. Trotzdem verfiel sie nicht in die übliche Aufregung, sondern sie blieb trotz des Schmerzes ruhig und besonnen. Sie war wieder wie ein Beobachter und erinnerte sich an ihre *Q!-Beziehungsaufstellung* mit ihrem Blut. Und sie konnte sogar lachen, als ihr Mann sie auf die Schlagzeile der Boulevard-Zeitung, die in dicken Lettern im Zeitungsstand direkt neben ihrem Auto prangte, aufmerksam machte: „BLUTDRAMA IN RAMERSDORF!" Das war jedoch noch nicht alles, denn normalerweise blutete bei ihr eine Wunde extrem lang. Doch auch dieses Körperphänomen war dieses Mal ganz anders. Ihr Mann gab ihr ein Taschentuch zur Erstversorgung, und bei ihrem Termin angekommen, ließ sie sich ein Pflaster geben – fertig! Tatsächlich hatte es bereits aufgehört zu bluten. Es *ist* einfach. Und so kommen wir dem Geheimnis intelligenter Zellen in uns zunehmend auf die Spur. Seit über zwei Jahren traten keine Blutungen bei Anna mehr auf. Das finde ich einfach spannend...

„Bist du gestresst? Bist du damit beschäftigt, in die Zukunft zu gelangen, dass die Gegenwart zum reinen Mittel geworden ist, dort anzukommen? Stress wird verursacht, wenn du ‚hier' bist, aber ‚dort' sein willst, wenn du in der Gegenwart bist, aber in der Zukunft sein willst. Das ist eine Spaltung, die dich innerlich zerreißt. Eine solche Spaltung zu schaffen und mit ihr zu leben, ist verrückt. Die Tatsache, dass jeder es tut, lässt es nicht weniger verrückt sein. Wenn es nötig ist, dann kannst du dich sehr schnell bewegen, schnell arbeiten oder sogar rennen, ohne an die Zukunft zu denken und ohne der Gegenwart Widerstand zu leisten. Wenn du dich bewegst, arbeitest oder rennst – dann tue es total. Genieße den Energiefluss, die enorme Energie des Moments. Nun bist du nicht mehr gestresst, nicht mehr gespalten. Du bewegst dich, rennst, arbeitest – und genießt es. Oder du lässt alles los und setzt dich auf eine Parkbank. Beobachte dabei aber deinen Verstand. Er sagt vielleicht: ‚Du solltest jetzt aber arbeiten. Du vergeudest deine Zeit.' Beobachte den Verstand. Lächle über ihn.“[33]

Eckhart Tolle, deutsch-kanadischer spiritueller Lehrer und Autor

4. Kapitel: Den Schöpfungsmodus aktivieren – im Jetzt sein

4.1 *„Ist ja faszinierend, was ich da denke...“*

Aus welcher Geisteshaltung heraus leben Sie Ihr Leben? Aus welcher Haltung heraus begleiten Sie andere Menschen? Je mehr wir zum Beobachter unseres Verstandes werden und nicht mehr jedem Gedanken Glauben schenken, desto mehr verwandeln wir bislang Unbewusstes zu bewusstem Gewahrsein. *Beobachter zu sein* ist eine geistige Haltung, die wir uns zur Gewohnheit werden lassen können. Gewahrsein ist etwas, das wir uns aneignen können. Gewahrsein im Augenblick zu erleben, lässt sich erlernen, so wie wir vieles im Leben gelernt haben. Gewahrsein in unser Leben zu integrieren, beginnt damit, dass wir unsere Gedanken zunehmend beobachten. Das bedeutet nicht, darüber nachzudenken – im Gegenteil: Wir schauen unserer Gedankenfabrik bei der Arbeit zu. Sobald ich nachdenke, bin ich schon wieder dort gefangen. Bei der Haltung, die für meine Arbeitsweise zentral ist, geht es aber darum, einen Weg, den Zugang zu unserer inneren Steuerungsebene zu finden. Das ist die Ebene in uns, mit der wir die *bunten Bildchen* der Benutzeroberfläche – unsere Gedanken – erst hervorbringen. Sie basieren auf den von uns verinnerlichten, unbewussten Glaubenssätzen und Überzeugungen. Finden wir einen Zugang zu der Ebene, die die unbewussten Glaubenssätze und Überzeugungen steuert – gehen also diesen Weg –, ermöglicht uns dies das Erleben, *„viel mehr zu sein“* als uns die unreflektierte Nutzung eines kleinen Bereichs unseres Gehirns, den wir *bewussten Verstand* nennen, vormachen will. Denn mit den üblichen Gedanken, Empfindungen und Gefühlen, die wir zur Gewohnheit unserer Wirklichkeit gemacht haben, erschaffen wir stets dieselbe Wirklichkeit, die wir schon immer kennen. Erwarten wir wirklich ernsthaft, dass etwas Neues in unser Leben tritt, wenn wir stets die gleichen Gedanken, Emotionen und Handlungen wiederholen?

Wenn wir unser Leben tatsächlich verändern wollen, dann müssen wir zunächst unseren Überzeugungen von der Natur der Wirklichkeit erlauben, sich zu verändern.

Je mehr wir es uns zur Gewohnheit machen, Beobachter der Aktivitäten in unserem Gehirn zu werden und dadurch auch zum Beobachter unseres Geistes, desto mehr kann sich in uns eine Identität als Schöpfer all unserer Gedanken, Emotionen und Gefühle entwickeln. Niemand ist von außen in der Lage, einen Gedanken zu erschaffen, uns in einen bestimmten emotionalen Zustand zu versetzten oder ein Gefühl in uns zu erzeugen. Wir können zwar sehr starke Einladungen von außen bekommen, uns in einer bestimmten Art zu fühlen, erschaffen müssen wir dieses Gefühl schlussendlich aber immer selbst. Doch wie gelingt es uns, uns mit dieser Schöpfungskraft zu identifizieren? Am leichtesten gelingt es, wenn wir selbst erleben, wie wir in jedem Moment in die Lage kommen können, unsere Gedanken, Gefühle und Emotionen verändert wahrzunehmen. So lernen wir, unser Gehirn verändert zu verwenden. Manchmal wird diese veränderte Nutzung des eigenen Gehirns auch als *spirituelles Erwachen* bezeichnet. Doch bei solchen Begriffen sind wir gleich wieder bei Bewertungen. Ob es *spirituelles Erwachen* ist oder nicht, das mag richtig sein, das mag falsch sein. Sobald wir auf der Ebene von Gewahrsein ankommen, ist es vollkommen irrelevant, was es ist. Das direkte Erleben, also die Erfahrung wiederholt zu machen oder es „zu wissen", ist etwas ganz anderes. Das Erleben *ist* der Apfel – in dem Beispiel aus dem zweiten Kapitel. Doch die Worte *spirituelles Erwachen* können maximal das *Bild des Apfels* sein. Das ist wieder eines dieser Bilder, die wir so gerne mit *der Wirklichkeit* verwechseln. Letztendlich ist auch das eine Form von Diagnose. Und Diagnosen werden erfunden.

Viele spirituelle Leitfäden und Systeme laden uns ein, Experten für die Bilder vom Apfel zu werden, anstatt es zu erleben, den Apfel selbst zu essen und vielleicht sogar auch selbst der Apfel zu sein. Damit haben wir immer wieder die Wahl: Geben wir uns mit den Bildern der Wirklichkeit zufrieden, glauben wir unserer Gedankenfabrik im Kopf und folgen den Leitfäden zu was auch immer? Oder öffnen wir uns dem Weg des Gewahrseins dessen, was jetzt ist und lernen unser Gehirn umfassender zu verwenden? Und im Laufe des Lernens bemerken wir, dass wir es uns erlauben, diese Art und Weise, unser Gehirn zu nutzen, zur Gewohnheit werden zu lassen. Sobald reines Gewahrsein zur Routine unseres Alltags geworden ist, sind wir in der Lage, unsere Gedankenfabrik selbst zu führen, so wie es uns gut tut, anstatt uns von unserer Gedankenfabrik, die unsere unbewussten, verinnerlichten Glaubenssätze zum Ausdruck bringt, beherrschen zu lassen.

Auf dieser Haltung, unser Gehirn in „neuen“ Bereichen zu nutzen, beruht auch die uralte Kunst der Meditation. In diesem Gewahrsein wird es immer selbstverständlicher, einen Zugang zu unseren inneren, unbewussten Überzeugungen zu erlangen. Nochmals zur Wiederholung: Meine Vorgehensweise ist immer die, dass ein Gedanke aufkommt wie: *„...ich sollte dies oder jenes jetzt tun.“* oder *„...ob das wirklich funktioniert und ob ich das kann.“*. Ich habe nun die Möglichkeit, zu wählen: *Glaube* ich diesen Gedanken und mache ihn damit zu meiner Wirklichkeit oder beobachte ich ihn in einer Haltung *„ist ja spannend, was ich gerade denke...“*. Genauso verhält es sich mit unseren Gefühlen und Emotionen. Wir lernen uns von ihnen loszulösen, indem wir im gegenwärtigen Augenblick die eigenen Gefühle und Emotionen zu beobachten beginnen, sie fühlen, und sie damit so akzeptieren, wie sie sind. Diese erweiterte Nutzung unseres Gehirns, die andere Gehirnareale mit einbezieht, lässt sich innerhalb kürzester Zeit erlernen. In dem Moment, in dem wir in die Lage kommen, unsere Gedanken und Gefühle zu beobachten, *ruhen* wir in einem anderen Bereich unseres Gehirns, in dem wir Liebe, Frieden, Mitgefühl und Dankbarkeit in der Kraft der Gegenwart empfinden können. Diese erhabenen Empfindungen sind einfach in uns erlebbar, ohne die Welt dafür in diesem Moment verändern zu müssen. Wenn wir erkennen, dass wir weder von der Welt, noch von anderen Menschen etwas brauchen, um in der Lage zu sein, diese hirnphysiologischen Zustände und damit unseren Geist zu erleben, setzt das enorme Kräfte frei. In dieser Haltung existiert weder ein Bewerten noch ein Benennen. Das sind jene Momente, in denen wir die Kraft des Augenblicks erleben können. Es sind Zustände, die frei sind von Gedanken. Dieses Erleben geschieht frei von jeglicher Willenskraft. Es *geschieht* einfach. Dieses *es geschieht* zu erleben, ist sozusagen die „Nebenwirkung“ einer veränderten geistigen Haltung. Und es ist diese geistige Haltung, Beobachter Ihrer Gedanken zu sein und Ihre erlebte Wirklichkeit im Jetzt zu verändern, die Ihre verborgenen Potentiale freisetzt. Sobald wir uns diese Haltung zur Gewohnheit machen, *geschieht* es ganz von alleine. Jenseits unseres Wollens, jenseits unserer Ziele, jenseits des Bewertens, können wir uns immer öfter dazu entscheiden, *in uns zu ruhen* und Beobachter der eigenen Gedankenfabrik im Gehirn zu sein. Und je mehr uns das gelingt, desto erfüllender erleben wir den gegenwärtigen Augenblick. Damit ist nicht Tatenlosigkeit gemeint. Vielmehr finden wir uns in einer hochaktiven geistigen Haltung wieder, aus der heraus wir unserer Arbeit nachgehen oder andere Menschen in ihrem Transformationsprozess begleiten können.

Es ist diese Geisteshaltung des *Erfülltseins*, die unabhängig von äußeren Umständen ist, aus der heraus die professionelle Arbeit im *Q!-Coaching* beginnt. Aus dieser Haltung heraus entwickle ich Empathie zur emotionalen Sehnsucht des Menschen, der mir gegenüber sitzt. Es geht nie um Empathie zu seinem *Drama,* denn dann würden wir auf der Benutzeroberfläche bleiben. Stattdessen geht es um den tiefen, emotional unerfüllten Wunsch, der in jedem Drama versteckt ist. Mit allen *Q!-Werkzeugen* arbeiten wir auf der Steuerungsebene der inneren Überzeugungen und nie an der Oberfläche. So war es im Beispiel von Herbert im vorigen Kapitel eine tiefe innere Sehnsucht, geliebt und willkommen zu sein, die in dem Zustand steckte, den er als *Depression* zu bezeichnen gewohnt war. In jeder Krebserkrankung kann eine tiefe innere Sehnsucht dazu verborgen liegen, zum Beispiel *man selbst sein zu können* und nicht dem Lebensplan anderer zu folgen. Nur sind wir uns dessen nicht bewusst, durch die Geschichten, die wir mit unserem bewussten Verstand erfinden. Die bislang *unerfüllte emotionale Sehnsucht erlebbar zu machen*, ist daher der erste Schritt in der Arbeit mit *Q!*. Es geht darum, eine andere Ebene des Seins zu erfahren als die gewohnte Identifikation mit Benennungen. Fragen Sie sich immer: Aus welcher Geisteshaltung heraus Sie bisher Ihr Leben erlebten oder andere Menschen begleiteten? Leben und interagieren Sie mit anderen aus einem Mangel heraus oder aus der Fülle? Der Unterschied wird regelmäßig bereits mit den ersten Sätzen deutlich, mit denen mein Gegenüber mir sein Anliegen schildert.

Ein Beispiel: Erich kommt mit einem beruflichen Anliegen zum Coaching und schildert mit vielen Worten, wie sein Vorgesetzter sich verhält. Anstatt auf die Geschichte einzugehen, sage ich ganz ruhig: *„Allein, wenn Du gerade von ihm erzählst, wirst Du ziemlich wütend, oder... ?“* Ich spüre in mir die Wut von Erich und benenne sie in meinen Worten – nie als Feststellung, sondern immer als Frage. Damit bleibt Erich herzlich eingeladen wahrzunehmen, dass es für ihn keine Wut, sondern beispielsweise Enttäuschung ist. Und schon haben wir die Basis gefunden für den Wechsel der

Ebenen. Statt in die Geschichte einzusteigen, starten wir ganz mit der Enttäuschung. Und die Enttäuschung in dem Beispiel von Erich gilt es nicht zu „klären" mit *warum's* und *wieso's*, sondern um im JETZT die Informationen wahrzunehmen, die Erich in das Feld seiner leuchtenden Augen führen.

Höre, spüre, sehe ich den *Mangel* oder die Sehnsucht
nach emotionaler *Fülle in meinem Gegenüber, in mir selbst?*
Das Drama lädt mich in den Mangel ein,
die emotionale Sehnsucht hinter dem Drama in die Fülle!

Anstatt das Außen verantwortlich zu machen und es verändern zu wollen, liegt der in diesem Buch vorgestellte Fokus ausschließlich darauf, die emotional erlebte Wirklichkeit in der Gegenwart im Raum unserer inneren Welt verändert wahrnehmen zu lernen. Dadurch verändern wir die elektrischen Signale in unserem Gehirn und somit die neurochemischen Botenstoffe, die die Wirklichkeit unserer Zellen steuern. Und das ist der Unterschied zu der heute gängigen Behandlung von Symptomen. Das Symptom mag zwar verschwinden, aber die inneren Überzeugungen, die die emotional erlebte Wirklichkeit bestimmen, bleiben die gleichen. Wenn die emotionale Steuerung unverändert bleibt, soll es uns dann noch wundern, dass die Symptome wieder oder leicht verändert erneut auftreten? **Auf die emotional erlebbare Botschaft kommt es an! Nachhaltige Veränderungen in unserem Leben erreichen wir dann, wenn wir damit beginnen, unserer inneren Überzeugungen gewahr zu werden und sie auf der Steuerungsebene verändern.** Um diesen Prozess zu unterstützen, habe ich die *Q!-Werkzeuge* entwickelt, die auf der Steuerungsebene arbeiten. In unserer heutigen „Krankheitsindustrie" wird nur das Symptom gesehen, nicht der Mensch. Der Mensch wird zu einem behandelten Objekt. In dem veränderten Paradigma, das Gehirn verändert zu verwenden, sehe, fühle und höre ich stattdessen an erster Stelle den Menschen, nicht aber das Symptom. Sinnlich nehme ich die gesamte Person wahr, und in diesem Moment interessieren mich weder Symptome noch deren Bewertungen. Das ist die Grundhaltung, mit der jede Sitzung beginnt.

Unsere Medien und das blaue Zebra mit rosa Punkten

Unsere Medien verkaufen uns die tägliche Manipulation stets als „Objektivität“ und reine „Informationen“. Und so wird unser Gehirn unentwegt mit Meldungen versorgt, die unsere Gedankenfabrik auf Hochtouren laufen lässt. Würden Sie jetzt bitte an ein blaues Zebra mit rosa Punkten denken? Na, jetzt machen Sie es aber! Würden Sie jetzt einmal an die „Schuld“ der Deutschen denken? Wie wäre es nun vielleicht mit der Erbsünde? Mord und Gewalt? Pandemie?

Durch das permanente Auftischen solcher blauen Zebras beschäftigen wir uns ständig mit dem Pro und Kontra dazu. Dass 99 Prozent der Themen für unser Gegenwärtig-Sein vollkommen irrelevant sind, scheint keine Rolle zu spielen. Hauptsache unsere Gedankenfabrik bleibt beschäftigt. Früher wurden Gefangene in Ketten gelegt. Heute holen wir uns durch die blauen Zebras, die wir scheinbar freiwillig in unseren Privatbereich lassen, die Ketten in unsere Köpfe. Über 90 Prozent der Informationen in unseren Massenmedien sind vollkommen irrelevant für unser Leben.

Und wir sind sogar bereit, für diese Ketten zu bezahlen in Form von *BILD*, *FAZ*, *Spiegel*, *Focus* und wie sie alle heißen. Das intellektuelle Niveau der Zeitungen und Zeitschriften unterscheidet sich gewaltig, die subtile Manipulation unseres Geistes ist hingegen vollkommen identisch. Für die Ketten aus unseren Radios und unserem Fernsehen wurde uns in Deutschland durch die Regierung Merkel sogar ganz unbemerkt noch die Zwangsabgabe auferlegt. Unsere Innenräume können wir, verstrickt in solchen äußeren Kontexten, kaum noch betreten.

4.2 Von Nummerngirls und dem Silbertablett

Die Bühne unseres Lebens spielt täglich: Spielen wir selbst die Hauptrolle auf unserer eigenen Lebensbühne? Wem überlassen wir es, Programmdirektor unserer Lebensbühne zu sein – anderen Menschen, den Schreckensmeldungen unserer Medien, den Bildern unserer inneren Gespenster?

Es ist völlig egal, was es ist: Die entscheidende Frage ist, ob wir im *Schöpfungs-* oder *Schutzmodus* unserer Zellen sind.

Nicht das, *was* unser Gehirn anfüllt, entscheidet über unser Wohlergehen, sondern *wie* wir unser Gehirn mit Information anfüllen bzw. erfüllen.

Täglich entwickelt sich das Programm, das auf unserer Bühne gespielt wird, neu. Seien es immer wieder neue Stücke oder aber das gleiche Stück – es wird täglich immer wieder aufs Neue aufgeführt, so nach dem Motto: „*Und täglich grüßt das Murmeltier.*" Leider löst das „grüßende Murmeltier" selten Zufriedenheit aus. Wie wäre es denn einmal mit einem neuen Stück? Aber wer sollte das Drehbuch dafür schreiben? Stellen Sie sich einmal vor, Sie hätten den Fluss der Transformation durchquert. Wie sähe dann der Spielplan auf Ihrer Lebensbühne aus? Wie wäre es jetzt mit Begeisterung, Freude, Liebe, Frieden und der Lust auf etwas Neues? Nichts steht uns im Leben so gut, wie unser Leben sich in solchen erhabenen Gefühlen entfalten zu lassen. Aber das geht nur im Schöpfungsmodus unserer Zellen.

Sehr leicht fällt vielen Menschen das Üben dieses Bewusstseinswechsels und das Einnehmen der veränderten Haltung zum Gegenüber mit der Metapher vom *Nummerngirl*. Der Begriff *Nummerngirl* stammt ursprünglich aus dem Revuetheater und dem Zirkus. Dort wurde traditionell jede Nummer von einer attraktiven jungen Dame angekündigt. Sie trug ein Schild, auf dem die nächste Nummer stand. Und jetzt erlauben wir uns einmal die Vorstellung, dass jede Situation oder jeder Mensch, der die Bühne unseres Lebens betritt, die Rolle eines Nummerngirls hat. Da betritt beispielsweise der Chef oder ein Kunde unsere Lebensbühne und fragt: „*Na, hast Du nicht Lust, 10 Stunden im Schutzmodus Deiner Zellen zu verbringen...? Ich hätte da was für Dich.*"

Jemand kann uns im Außen dazu einladen, unsere Zeit in Gefühlen wie Wut, Ärger, Abwertung usw. zu verbringen. Das Gefühl erschaffen wir aber immer selbst. Niemand kann uns von außen ein Gefühl erschaffen!

Es ist eine sehr kraftvolle Übung für unser Gewahrsein im Jetzt, darauf zu achten, wer als Nummerngirl unsere Lebensbühne betritt. Haben wir das Nummerngirl identifiziert, können wir uns entscheiden, ob wir unsere eigene Vorstellung jetzt sehen wollen oder nicht. Die *Vorstellung* ist immer die *emotionale Wirklichkeit*, die ich jetzt gerade auf meiner Lebensbühne erlebe. Gebe ich einem Nummerngirl so viel Macht, dass ich jede Vorstellung auf meiner Lebensbühne haben muss?

Auch das ist wieder eine Frage der eigenen Identität: Bin ich der Programmdirektor meiner inneren Lebensbühne? Wenn nicht: *„Ist ja spannend, mal sehen, was als Nächstes gespielt wird..."*

Sie werden gewahr, dass jemand (eine Person) oder etwas (ein Schreiben beispielsweise) emotional etwas in Ihnen auslöst, mit dem Sie sich nichts Gutes tun. *„Will ich in diesem emotionalen Zustand wirklich sein?"*, ist dann die entscheidende Frage, um von der Ebene der *Geschichten* in den Bereich unserer *emotionalen Wirklichkeiten* zu wechseln. Will ich die „Einladung" des Nummerngirls annehmen? Was ist meine Sehnsucht? Wie möchte ich mich jetzt fühlen? (Diese Vorgehensweise ist eine gute Vorbereitung für die *Q!-Verbindungen*, die ich in Kapitel 4.4 und 4.5 beschreibe.)

Wechseln wir jetzt von der *Nummerngirl-Übung* zur *Silbertablett-Übung*. Auch sie eignet sich als gute Übung, um die veränderte Haltung einzunehmen, die den Zugang zu jener Ebene liefert, für die die *Q!-Verbindungen* geschaffen sind. Worauf legen wir den Fokus unserer Wahrnehmung? Welchen Informationen erlauben wir unserem Bewusstsein, *gewahr zu sein*? Was darf in diesem Moment unsere erlebte Wirklichkeit werden? Geben wir uns mit all den unreflektierten Wirklichkeiten zufrieden, die einfach im ständigen Jetzt in uns auftauchen? Welche aus der Fülle der Informationen lege ich vor mir auf das imaginäre Silbertablett? Als Beobachter erlaube ich es mir, gewahr zu sein, was etwas in mir auslöst, wo ich im Körper Reaktionen erlebe und was aus dieser Fülle jetzt mein Bewusstsein durchdringen soll. **Je klarer wir bei der Beobachtung der zirka 60.000 Gedanken werden, die wir täglich so denken und entscheiden, welchen von ihnen wir die Macht geben, unsere erlebte Wirklichkeit zu werden, desto erfüllter und erfüllender erleben wir unser Leben.** Denn dann sind wir im Schöpfungsmodus unserer Zellen angelangt.

Am Beispiel von Johanna zeige ich Ihnen, wie eine Arbeit mit dem *Silbertablett* konkret aussehen könnte. Johanna schilderte das Thema, wegen dem sie zum Workshop gekommen war: *„Mein Lebensgefährte verhält sich* *auf eine Art und Weise, dass ich nur noch wütend sein kann.*" Es folgte dann noch ein wenig Geschichte. Geschichten sind Geschichten, wie wir bereits gesehen haben. Um Veränderungen zu erleben, lassen wir die Geschichte einfach Geschichte sein und wenden uns spannenderen Bereichen zu. Denn für das Silbertablett brauche ich *nur* das emotionale Erleben, in diesem Beispiel ausschließlich die Wut von Johanna. Und die legen wir dann auf unser imaginäres Silbertablett und beobachten, was geschieht, wenn sie so vor uns liegt. Der Wechsel in den anderen Bewusstseinszustand gelingt für Begleiter und Partner über die geistige Haltung: *„Ist ja spannend..."* Einfach beobachten. In diesem Moment kann ich durchaus die Wut spüren, über die Johanna spricht. Aber gleichzeitig spüre ich die Sehnsucht nach Liebe, die ihr im Moment nicht zugänglich zu sein scheint. Und die Kunst in der Begleitung steckt darin, innerhalb weniger Augenblicke, mit Johanna einen inneren Raum zu betreten, in dem Liebe für sie erlebbar ist. Sobald wir diesen inneren Raum betreten, „verschwindet" der bisherige Automatismus bei dem Gedanken an den Lebensgefährten und sein Handeln, Wut zu erleben. Die Wut ist zwar herzlich eingeladen, es geht nicht darum, die Wut „wegzumachen" – ganz im Gegenteil! Doch durch den Wechsel der Ebenen entsteht eine vollkommen andere Wirklichkeit im inneren, eigenen Raum der Liebe, dieser Wut zu begegnen. In diesen Momenten sind die Wunder emotionaler Alchemie erlebbar. Genau so, wie es in der Metapher der Alchemie darum geht, Eisen in Gold zu verwandeln, können wir erleben, wie aus *emotionalem Gefangensein emotionale Freiheit* entsteht. In diesem Bereich findet die Veränderung statt, nach der wir oftmals schon lange gesucht haben. Vor dem Hintergrund einer Geisteshaltung emotionaler Fülle wird nach kurzer Zeit des Übens erlebbar, dass in dem einen das andere stets vorhanden ist. Die *Q!-Werkzeuge* unterstützen und erleichtern diesen Prozess, der auf der Steuerungsebene unserer Zellen abläuft. Entscheidend ist dabei in erster Linie die innere Haltung, in der sie angewandt werden (siehe dazu auch den Überblick zur geistigen Haltung und den Werkzeugen im Kapitel 4.8).

Nochmals zur Erinnerung:

Gewahrsein bedeutet nicht, über etwas nachzudenken – erst recht nicht über Gefühle.

Es geht nicht darum, die Liebe zu benennen, sondern sie so weit wie möglich erlebbar zu machen, sie ins Bewusstsein zu bringen – in ein Bewusstsein, das befreit ist von Gedanken. Gewahrsein ist der Schlüssel zur Transformation. Aus dieser geistigen Haltung des Beobachtens, was ist, können wir in Ruhe etwa der eigenen Wut begegnen, ohne die Wut *zu werden*. Indem wir lernen, alles, was ist, in einem entspannten Geist des Beobachtens so anzunehmen, wie es ist, findet häufig schon der erste Schritt der Veränderung statt: Das ist die essentielle Arbeit mit dem *Silbertablett*. Sobald wir uns in diesem emotional erlebbaren Feld aufhalten, können wir eine der *Q!-Techniken* verwenden, um eine andere, immer auch vorhandene Option zur jetzigen Wirklichkeit zu erleben. So fragte ich Johanna, ob sie Lust habe, eine *Q!-Beziehungsaufstellung* zu erleben. Und Johanna hatte Interesse daran zu erleben, was sich in dem Raum der Möglichkeiten so zeigte.

Auf die Grundlagen der *Q!-Aufstellung* gehe ich in Kapitel 4.6 noch genauer ein. Für den Moment geht es nur darum, einen typischen Ablauf am Stück aufzuzeigen. Eine Person geht in Stellvertretung für die *Liebe* und Johanna bleibt Johanna. Die beiden stellen sich dann eine Armlänge entfernt voreinander auf und schauen sich tief in die Augen. Sie schauen sich in die Augen, atmen aus und atmen ein, nehmen wahr, ohne zu bewerten, ohne zu benennen. Und schauen sich etwa noch eine knappe Minute weiter einfach tief in die Augen. Wir erlauben uns, die Augen als das Tor zu unserer Seele wahrzunehmen. Und statt die Gedankenfabrik in Gang zu setzen, nehmen wir nur wahr, was ist. Dazu verwende ich den modifizierten Muskeltest, zu dem ich Ihnen in Kapitel 4.3 eine ausführliche Anleitung gebe. Johanna soll nur wahrnehmen, was ist. Es geht auch für mich als Begleiter nicht um eine Diagnose, nicht um Bewertung, sondern nur um reines Erleben im Augenblick. Es geht ausschließlich um das Gewahrsein im Jetzt. Und aus diesem Erleben des Augenblicks entfaltet sich dann alles Weitere.

Für Johanna öffneten sich *„wie aus dem Nichts“* Erfahrungswelten. Sie konnte die Liebe in sich in ungewöhnlicher Intensität unmittelbar erleben. Dieses Erleben einer veränderten Wirklichkeit offenbart sich im Moment. Eine halbe Stunde zuvor war Johanna nur von Wut erfüllt, eine halbe Stunde später kann sie sich von Liebe erfüllt erleben. Welche Wirklichkeit hätten Sie denn gerne? Aus diesem Erleben heraus wäre der Gedanke, die Beziehung zu ihrem Freund als „Problem“ zu bewerten, einfach abstrus. Der

Vorteil für professionelle Problemlöser liegt natürlich darin, das durch die Bewertung erst entstandene Problem lösen zu können. Erinnern wir uns nochmals: Wir erschaffen unsere Wirklichkeit – *Problem* oder *kein Problem*, das ist hier die Frage. Aber genau diese Bewertungsebene – *Problem* oder *Nicht-Problem* –, die erschaffen wir uns. Sobald es uns möglich wird zu erleben, was der „Ebenenwechsel" bedeutet, erkennen wir, dass die klassischen Problem-Löse-Techniken aus einem anderen, einem früheren Bewusstsein stammen. Sie waren nett und wichtig für ein Zeitalter, heute steht uns ein ganz anderes Feld des Bewusstseins zur Verfügung.

Johanna hat sich durch diesen emotional erlebten Kontakt mit ihrer Liebe einfach in vollkommener innerer Klarheit wiedergefunden, wo es für sie keine Bewertung hinsichtlich des Verhaltens ihres Lebensgefährten mehr gab. In diesem Raum ist es, wie es ist und es ist einfach so. Sobald wir von Klarheit durchdrungen sind, haben wir das Zepter in der Hand: Entweder ist es einfach nur spannend, daran zu denken, wie dieses Verhalten des Partners die heftige emotionale Reaktion auslösen konnte oder es ist völlig klar, dass ich diese Partnerschaft beende oder ganz viele Möglichkeiten dazwischen. Egal, was es ist, es ist in diesem Zustand einfach erlebbar. Und aus dieser inneren Klarheit kann man nicht sagen, dass es uns leicht fällt, zu handeln, sondern es *geschieht* einfach. Und es fühlt sich einfach nur selbstverständlich an, dass es so ist.

Die *Q!-Werkzeuge*

Nachdem ich Ihnen gezeigt habe, was sich verändern kann, sobald wir den *Weg des reinen Gewahrseins* üben, stelle ich Ihnen im Folgenden einige der Werkzeuge und Vorgehensweisen vor, wie ich sie in den *Q!-Workshops* lehre und im *Q!-Coaching* anwende.

Nochmals zur Wiederholung: Essentiell ist stets die eigene Geisteshaltung, in der Menschen die Werkzeuge anwenden. Die Technik selbst ist wichtig, doch finden Veränderungen nie durch Technik statt. Techniken sind wir ein Code in innere Räume, in denen Veränderung stattfindet. Es ist der Zugang in die Räume unseres Betriebssystems, die wir über Denken nie betreten können, sehr wohl aber über Gewahrsein.

Lassen Sie mich das am Beispiel unserer Mobiltelefone verdeutlichen: Mit einem Code wählen wir uns in ein Netz ein, das wir weder sehen, hören, fühlen, schmecken noch riechen können, weil es mit unseren Sinnen nicht wahrnehmbar ist. Doch haben wir wiederholt die Erfahrung gemacht, dass dieses Netz höchst real ist, obwohl es unserer direkten Wahrnehmung verschlossen bleibt. Sobald wir in diesem Netz eingewählt sind, werden Dinge möglich, die noch vor wenigen Jahrzehnten undenkbar waren. Wir kommen in die Lage, Informationen auszutauschen, Termine zu vereinbaren, Geschäfte abzuschließen, eine Beziehung zu beenden oder einem Menschen unsere Liebe zu erklären. Jedoch ist das mobile Netz, also die Technik, nur das Medium. Das Geschäft abschließen oder die Liebe erklären, kann nur jeder Einzelne selbst. Genauso sind die *Q!-Werkzeuge* das Medium, um in uns selbst bzw. in dem Partner, den wir in seinem Veränderungsprozess begleiten, Veränderungen aus dem Inneren heraus erleben zu dürfen. Grundlegend ist, Gefühle nicht zu benennen, sondern sie ins Bewusstsein zu bringen. Sobald ein Gefühl im Bewusstsein ist und damit *da sein* darf, haben wir die Möglichkeit, mit dem Gefühl in Verbindung zu treten, nach dem wir meist eine sehr starke, bislang unbefriedigte Sehnsucht haben, es zu fühlen und zu erleben. Denn das eine ist in dem anderen enthalten. Alles ist auf der Ebene des Geistes, der Informationen, auf denen jegliche Energie beruht, immer vorhanden. An uns liegt es, womit unser Bewusstsein *er-füllt* oder *voll-gefüllt* ist.

> *„Jede Erscheinung auf Erden ist ein Gleichnis, und jedes Gleichnis ist ein offenes Tor, durch das die Seele, wenn sie bereit ist, in das Innere der Welt zu gehen vermag, wo du und ich und Tag und Nacht alle eins sind. Jedem Menschen tritt hier und dort in seinem Leben das geöffnete Tor in den Weg, jeden fliegt irgendwann einmal der Gedanke an, dass alles Sichtbare ein Gleichnis sei, und dass hinter dem Gleichnis der Geist und das ewige Leben wohne. Wenige gehen freilich durch das Tor und geben den schönen Schein dahin für die geahnte Wirklichkeit des Inneren.“*[34]
>
> Hermann Hesse, Schriftsteller (1877-1962)

4.3 Der *Muskeltest* einmal anders

Die Arbeit mit *Q!* beginnt immer mit der Geisteshaltung, unsere *Gedankenfabrik* ruhen zu lassen. In achtsamer Art und Weise erleben wir den gegenwärtigen Augenblick. Aus diesem Erleben des gegenwärtigen Augenblicks starten wir mit dem Thema, das sich als erstes zeigt. Und das ist regelmäßig etwas ganz anderes als das, was wir mit dem bewussten Verstand als Anliegen formuliert hätten. Die Arbeit mit *Q!* beruht auf dem Vertrauen in den Prozess, dem Vertrauen in die *Universelle Intelligenz*. Gerade die außerordentlichsten Erfolge dieser Arbeit beruhen darauf, dass wir lernen, mit dieser uns selbst innewohnenden Intelligenz in Resonanz zu treten. Da wir uns mit den *Q!-Werkzeugen* auf die emotionale Ebene begeben, verwende ich auch den Muskeltest, den viele aus der Kinesiologie kennen, aus derjenigen geistigen Grundhaltung heraus, aus der sich die *Q!* von den konventionellen Methoden unterscheidet. So nutze ich das gleiche Instrument auf einer anderen Ebene. Die innere Haltung sowohl von mir als Begleiter als auch die meines Gegenübers ist eine andere, und das ist entscheidend dafür, wohin uns das Werkzeug führt!

In der Kinesiologie wird der Muskeltest zur Diagnose von Symptomen und damit zur Bewertung verwendet. Aus der Geisteshaltung des Gewahrseins lässt er sich vollkommen anders anwenden: Der modifizierte Muskeltest dient hier dazu, uns dabei zu unterstützen, zum Beobachter unserer inneren Vorgänge zu werden.

Der *modifizierte Muskeltest* ist mein Werkzeug,
um *das Gedankenkarussell auf Stand-by* zu stellen.

An die Stelle von *richtig* und *falsch*, von *es ist so* oder *es ist anders*, tritt das Erleben eines *in-Verbindung-seins* mit der Information, bei der unsere Augen ins Leuchten kommen.

Dazu ein konkretes Beispiel: Sylvia, eine junge Mutter mit Zwillingen im Säuglingsalter, stand vor der Frage, ob sie ihre Kinder impfen lassen sollte oder nicht. Der Muskeltest wird im konventionellen Kontext dazu verwendet, die Frage zu formulieren und die Antwort zu „testen", etwa mit *„Es ist richtig, meine Kinder zu impfen."*. Auf der Benutzeroberfläche bekommen wir so ein *„ja"* oder *„nein"*. Ein Ebenenwechsel findet nicht statt.

Wie es Sylvia damit emotional geht, spielt bei diesem Vorgehen keine Rolle. Der bekannte Muskeltest sagt zwar etwas über *richtig* oder *falsch*, doch der Fokus liegt damit ausschließlich auf der vordergründigen Geschichte. Damit bleiben wir auf der Ebene des Verstandes. Die Geisteshaltung des Behandlers ist die gleiche wie bei jeder anderen beliebigen Diagnostik. Es geht auch dort um *ja* oder *nein*, *richtig* oder *falsch*. Sobald wir den Wandel des Paradigmas erleben wollen, ist diese Ebene nicht relevant.

Sylvia kam also mit ihrem Anliegen zum *Q!-Workshop* und wir wechseln von der Ebene der Benutzeroberfläche zur Ebene unserer Überzeugungen auf der Steuerungsebene. Das Thema ist nicht, ob etwas *richtig* oder *falsch* ist, sondern es geht zunächst nur darum, Beobachter unserer Gedanken und damit auch unserer Fragen zu werden. Auf die Frage *„Ist es richtig, meine Kinder zu impfen?"*, machte ich Sylvia den Vorschlag, dass sie es einmal mit den Überzeugungen *„Ich vertraue den Entscheidungen, die ich treffe."* und *„Ich bin eine gute Mutter."* versucht. Und beide Themen berührten sie emotional. Auch jenseits der Frage, ob *impfen* oder *nicht-impfen* das „Richtige" ist, war Sylvia noch in ganz anderen Lebensbereichen immer wieder mit diesen Themen beschäftigt. Und beide Überzeugungen testeten mit *Null*. Das heisst, dass sie Sylvia eine Sehnsucht nach dem Leuchten ihrer Augen spüren ließen. Das ist das Phänomen der Polarität: Zu jeder Emotion und zu jeder Überzeugung existiert stets auch das polare Pendant. Zu jedem *Dunkel* das *Hell*, zu jeder *Wut* die *Liebe*, zu jeder *Einschränkung* die *Befähigung*. Nur fehlt uns leider oft der emotionale Zugang zum anderen emotionalen Ladungszustand. Hier setze ich an. Mit Hilfe der *Q!-Verbindungen* kann jeder Mensch diesen Zugang erleben. Das ist das Phänomen, das auch Sylvia erlebte. Binnen weniger Minuten konnte Sylvia die veränderte Wahrnehmung erleben: *„Ich vertraue den Entscheidungen, die ich treffe."* und *„Ich bin eine gute Mutter."*. Die Überzeugungen fühlen sich komplett anders an. Es ist eine emotionale Verbindung erlebbar.

Zwei Wochen später rief sie mich an und erzählte mir, dass es für sie jetzt völlig klar sei, wie sie sich zum Thema *Impfen* entscheide. Eigentlich sei es gar keine Entscheidung mehr, weil sie eine ganz neue Klarheit in sich spüren könne. In dieser Klarheit, die sie nun empfand, gab es keinen Raum mehr für die Frage *„ja"* oder *„nein"*. Und das wirkte sich auch in ganz anderen Lebensbereichen nachhaltig aus – sowohl im Job als auch mit ihrem Partner. Können Sie den qualitativen Unterschied nachvollziehen? Treffe ich eine Entscheidung oder betrete ich ein Feld innerer Klarheit? In dieser Klarheit folge ich nicht mehr sklavenhaft meinen Gedanken. Meine Gedanken sind meine Diener; der „Hausherr", meine Identität, liegt in anderen Hirnregionen, in denen wir Liebe, Dankbarkeit und eben auch Klarheit empfinden. Es ist ein entscheidender kleiner Schritt, mit dem wir das veränderte Erleben unserer Wirklichkeit einleiten können.

Statt sich die Frage zu stellen, ob etwas *gut* oder *schlecht*, *richtig* oder *falsch* ist, geht es darum, uns von den Fragen an der Benutzeroberfläche und den Fragen aus unserer Gedankenfabrik weg, hin zu den Überzeugungen führen zu lassen.

Dazu einige Beispiele, die einem Buch entnommen sind, das den *konventionellen Muskeltest* darstellt, wie er auch in der *Kinesiologie* verwendet wird. Ich hätte statt dieses Buches auch unzählige andere Bücher als Beispiel nehmen können. Sie sind alle aus derselben, der gängigen geistigen Haltung heraus verfasst. Der *Muskeltest* wird darin manchmal auch als *Armlängentest* bezeichnet. An der geistigen Haltung verändert dies jedoch nichts:

„Was ziehe ich heute an?"
„Vertrage ich den Käse?"
„Gibt es hier einen Wein, der gut für mich ist?"
„Soll ich heute die Pflanzen gießen?"
„Ist es gut für mich, dieses Wasser zu trinken?"
„Ist dieses Medikament das richtige für mich?"
„Sollte ich mich wegen meinen Rückenschmerzen operieren lassen?"
„Vertrage ich die Pille?"
„Soll ich jetzt schon aufstehen?"
„Ist es richtig für mich, mit Hans heute Sex zu haben?"
„Soll ich auf der Autobahn nachhause fahren?"
„Ist es gut, diese Partei zu wählen?"
„Gibt es etwas, was ich heute unbedingt tun/unterlassen sollte?"(35)

Lassen Sie diese Fragen einmal nur auf sich wirken. Was machen sie mit Ihnen? Wo führen sie Sie hin? Das sind alles Beispiele für die Erfindungsgabe unserer Gedankenfabrik. Was ich mit einer solchen Verwendung des Muskeltests bewirke, ist, meiner „Gedankenfabrik" noch mehr Aufmerksamkeit zu schenken. Und wir kommen bei dem heimtückischen Deckmäntelchen an, dass es ja nicht mein Denken sei, sondern mein Körper, der die „Wahrheit" transportiere. Mit Gewahrsein hat das aber überhaupt nichts zu tun. Mit Gewahrsein beginnen wir dann, wenn solche Überzeugunssätze das Gegenüber tatsächlich bewegen. Beispiele dafür wären: *„Ich vertraue mir."* oder *„Ich vertraue meiner Intuition."*. Sie führen weg von der „Gedankenfabrik" in die Gegenwärtigkeit hinein. Entscheidend ist für mich, auf die Steuerungsebene zu wechseln. Darauf liegt der Fokus meiner Arbeit: *„Was löst es in Dir aus? Wo im Körper kannst Du es wahrnehmen? Kennst Du diese Körperempfindung oder dieses Gefühl irgendwo anders her?"*

Als Begleiter dieser *Transformationsprozesse* wie ich sie nennen möchte, können wir nur Vorschläge machen. Entscheidend ist, mit der inneren Intelligenz des Gegenübers in Kontakt zu kommen. Es geht mir nicht um Fragen wie, ob der Käse mir bekommt, mit wem ich Sex haben sollte oder ob eine Operation gut für mich ist. Aber sobald ich mir ernsthaft eine solche Frage stelle, löst sie etwas in mir aus. Und das, was die Frage in mir auslöst, ist entscheidend. Es ist vollkommen irrelevant, ob das eine „besser" ist als das andere. Mit dem einen kann ich vielleicht ein Defizit „wegmachen", bleibe aber in den gleichen Überzeugungen gefangen. Mit dem anderen steht die Entwicklung der in unserem Gehirn angelegten Potentiale im Mittelpunkt. Dass sich dabei das eine oder andere Defizit in unserem Leben verabschiedet, ist nur eine angenehme und erfreuliche Wirkung.

Das Geheimnis des Gelingens

„Das Besondere an diesem Geheimnis des Gelingens besteht darin, dass man es nicht beschreiben oder erklären kann. Es muss sich, so altmodisch es klingt, offenbaren. Das heißt, dass es immer und überall da ist und wirksam wird, unabhängig von uns und unserem Zutun. Wenn es nicht so wäre, gäbe es weder diesen wundervollen Planeten noch das Leben in seiner Vielfalt und Fülle, so wie es sich auf unserer Erde entwickelt hat. Und uns selbst mit unserem zeitlebens erkenntnisfähigen Gehirn gäbe es dann auch

nicht. Das Geheimnis des Gelingens wirkt also unabhängig davon, ob wir es erkennen oder gar verstehen. Und wir können es auch nicht erzwingen, dass etwas gelingt.“[36]

Gerald Hüther

Aus dieser geistigen Haltung heraus kommen die *Q!-Werkzeuge* zum Einsatz. Wir setzen bei den inneren Überzeugungen an und verändern auf Zellebene die erlebte Wirklichkeit im Augenblick. Das veränderte emotionale Erleben baut neue neuronale Netzwerke auf und dadurch erhalten die Zellen im Körper andere Signale. Indem wir unser emotionales Erleben verändert wahrnehmen, sanieren und modernisieren wir die neuronale Architektur unseres Gehirns. Verändern wir die Gedanken, Gefühle und Informationen, die unseren Körper durchdringen, verändern wir unser Erleben der Welt. (Am Beispiel von Gerda werde ich im folgenden Kapitel 4.4 einmal ein *Q!-Coaching*, so wie es sich ereignen könnte, im Ganzen vorstellen.)

Zum Abschluss dieses Kapitels hier noch die Technik des *modifizierten Muskeltests* im Überblick:

Technik *Q!-Muskeltest*:
Gewahrsein im Jetzt – nie Fragen stellen, nie Fragen testen

Der *Q!-Muskeltest* (MT) dient als Instrument, um die Wirklichkeit unseres Unbewussten wahrzunehmen. Das Ergebnis zeigt immer nur eine von zwei Möglichkeiten: *Wachstum* **oder** *Schutz* = *Eins* **oder** *Null* = *on* **oder** *off*. Diese Vorgehensweise nützt jedem Menschen, den Unterschied zwischen Wachstum oder Schutz zu erleben. Der modifizierte Muskeltest dient keinesfalls dazu, bewusste Entscheidungen zu vermeiden! Außerdem ist er weder Diagnoseinstrument noch Orakel! Grundlage sind daher immer Aussagen und niemals Fragen. „Niemand“ beantwortet uns unsere Fragen! Es geht darum, innere Resonanz wahrzunehmen.

- Der Partner und der Begleiter stehen aufrecht und atmen entspannt aus und ein.
- Der Partner entscheidet, welchen Arm er zum Test verwenden möchte und hebt diesen seitlich vom Körper nach oben.

- Der Begleiter steht vor dem gehobenen Arm und legt die eine Hand hinter das Handgelenk des ausgestreckten Armes und die andere ganz locker auf die Schulter des gleichen Armes. Dazu ist er ohne Erwartung auf ein bestimmtes Ergebnis.

- Der Partner senkt seinen Blick, etwa 1,5 m vor sich auf den Boden (*Nullpunkt* für die Augen), und spricht seine Überzeugung laut aus. Auch er ist ohne Erwartung auf ein bestimmtes Ergebnis.

- Der Begleiter achtet bei seinem Partner darauf, dass die Augen auf dem Fixpunkt ruhen, sagt *„halten"* und drückt dann für etwa 2 Sekunden mit wenig Druck den Arm nach unten.

- Der Partner entscheidet, was er wahrgenommen hat (*Eins* oder *Null*).

- Sollte der Partner unsicher sein oder der Begleiter ein anderes Ergebnis wahrgenommen haben, spricht der Partner seinen Namen aus – MT und danach sofort die Überzeugung – MT. Im direkten Vergleich ist ein Unterschied für den Partner meist sehr klar, und diese Vorgehensweise erspart zusätzlich Diskussionen und/oder „rumhirnen".

- **Bevor** begonnen wird, mit Überzeugungen und *Q!-Verbindungen* zu arbeiten, muss der Partner eindeutig seine Muskelreaktionen im Wachstums- und im Schutzmodus unterscheiden können.

- **Sollte alles mit *Eins* testen**: Dem Partner erklären, dass ihm der MT zur Selbstwahrnehmung dient und folgende Entspannungsübung anbieten: *„Setze Dich aufrecht und entspannt hin und atme bewusst aus und ein… Lasse den Blick entspannt auf Deinem Fixpunkt ruhen und massiere leicht Deine Ohrmuscheln von oben nach unten, und denke dazu dreimal den Satz: ‚Ich erlaube mir, meine innere Wirklichkeit wahrzunehmen!'* … [PAUSE] … *Überkreuze Deine Fuß- und Handgelenke, drehe Deine Hände so, dass sich Deine Handflächen berühren und verschränke Deine Finger. Lege Deine Arme locker in den Schoß und schließe für 1 bis 3 Minuten Deine Augen."*

- **Sollte der MT immer mit *Null* testen**: Den Partner bitten, ein Glas Wasser zu trinken, um mit *Eins* testen zu können.
- **Gewahrsein!** Auf Augenbewegungen und Befindlichkeit des Partners achten, ruckartigen Druck vermeiden und den Unterarm mit „lockerem" Daumen stabilisieren.

Schauen Sie sich dazu dieses Video an:
www.quanten-intelligenz.de/videos-zum-buch

4.4 Die *Q!-Verbindung der Worte*

Gerda ist Ärztin und hat seit ihrer Studienzeit im Sankt-Margareten-Spital gearbeitet. Erst als Praktikantin, dann als Ärztin in Ausbildung, später als Assistenz- und Stationsärztin und schließlich seit nunmehr bald zwei Jahrzehnten als Oberärztin. Vor wenigen Jahren ist sie mit Mitte Fünfzig an Krebs erkrankt und so lernte ich sie in einem der *Q!-Workshops* kennen. Nachdem all die Chemotherapien, die sie über sich hatte ergehen lassen, keinen wirklichen Fortschritt in Richtung Gesundheit gebracht hatten, dachte Gerda, dass es vielleicht an der Zeit sei, sich mit den eigenen Überzeugungen zu beschäftigen. Bei Gerda ist mir schon in der Vorstellungsrunde die Art, in der sie von dem Sankt-Margareten-Spital gesprochen hatte, aufgefallen: „*Schon als Studentin habe ich immer gedacht, überall arbeiten zu wollen, nur nicht in diesem Krankenhaus. Und in der langen Zeit hat sich nichts daran geändert. Nie habe ich den Absprung geschafft. An jedem Tag, an dem ich in den bald vier Jahrzehnten durch das imposante historische Eingangsportal gegangen bin und in großen Lettern immer ‚Sankt-Margareten-Spital' gelesen habe, dachte ich stets: Dieses Haus bringt mich noch einmal um!*" Und bei so einer Schilderung sage mir bitte nochmals jemand, dass unbewusste Überzeugungen schwer zu erkennen seien. Häufig sind unsere Überzeugungen besser sichtbar als eine Neonreklame.

Vor diesem Hintergrund beginnen wir also mit den Worten *Sankt-Margareten-Spital*. Ich bitte Gerda gewahr zu sein, wie ihr Arm reagiert, wenn sie nur den Namen ihres Arbeitgebers ausspricht. Und ihr Arm geht nach unten, der Name testet auf *Null*. Ist ja spannend...

Es folgen zwei Muskeltests, bei denen der Begleiter die Sätze ausspricht:

- *„Es ist im höchsten und besten Interesse, jetzt die Wirklichkeit verändert wahrzunehmen."* – der Muskeltest testet mit *Eins.*
- *„Alles ist bereit, diese Wirklichkeit mit der Verbindung der Worte zu erleben."* – der Muskeltest testet wieder mit *Eins.*

Also beginnen wir mit einer *Q!-Verbindung der Worte.* Und der Ablauf ist ganz einfach: *„Stelle Dich bitte aufrecht und entspannt hin und atme bewusst aus und ein. Lasse die Atmung fließen. Umschließe eine Hand mit der anderen vor dem Nabel, richte beide Daumen nach oben und bewege so Deine Hände in gerader Linie über Augenhöhe nach oben, um dann dreimal eine liegende ‚Acht' in der Luft zu zeichnen. Nimm Dir Deinen Raum und spreche dabei das Wort ‚Sankt-Margareten-Spital' aus."*

Es folgt noch ein Muskeltest zur Bestätigung: *„Die veränderte Wahrnehmung von Sankt-Margareten-Spital ist jetzt erlebbar."* Dieser testet wieder mit *Eins.*

Anschließend kommen wir wieder zu den Worten, die zuvor mit dem Muskeltest *Null* getestet haben: Diese testen nun mit *Eins.* Zum Abschluss noch eine Umarmung mit Gerda und die Frage: *„Und..., was nimmst Du jetzt wahr?"* Noch nie, sagte Gerda, hat sich der Name des Krankenhauses, in dem sie arbeitet, so entspannt angefühlt. Sie konnte es gar nicht verstehen. Das Unerklärbare zu erklären, funktioniert nicht. Wirklich verstehen lässt es sich auch nicht, aber wir können ein Gewahrsein dafür entwickeln, wie unterschiedlich Worte sich anfühlen können. Und damit können wir das Unerklärbare zwar nicht erklären, aber es selbst erleben, es erfahren. Genau mit solchen vermeintlichen „Kleinigkeiten" werden wir zunehmend dessen gewahr, was unsere Zellen als Wirklichkeit erleben. Unsere Zellen erleben nicht das Wort, aber der neurochemische Botenstoff, den das Wort auslöst, entscheidet, welche Moleküle und Proteine in der Gegenwart entstehen und zur erlebten Wirklichkeit unserer Zellen beitragen.

Worte werden in unserem limbischen System emotional codiert und dieser Code wird im Körper in bio-chemische Botenstoffe umgesetzt. Diese Wirklichkeit ist dann die Wirklichkeit, die unsere Zellen erleben.

Erlaube Dir, die emotionale Wirkung einzelner Worte verändert wahrzunehmen und die innere Intelligenz setzt den neuen Code in veränderte biochemische Signale um. So wirkt der „Geist“ auf Materie! Das ist aber auch der Weg, wie wir ohne ein Bewusstsein dafür von außen ganz leicht manipulierbar sind. Doch dazu gleich mehr.

Ist es nicht verblüffend, dass schon der Name unseres Arbeitgebers so eine Macht über uns haben kann? Dasselbe Phänomen erlebe ich auch etwa bei Mitarbeitern großer Konzerne oder von Bankangestellten. Das eigentlich Verblüffende an dem Phänomen ist nur, dass wir als Mitarbeiter eines Unternehmens permanent mit dessen Namen in Kontakt sind. Wir können uns dem gar nicht entziehen. Wozu wir aber sehr wohl in der Lage sind, ist, uns darum zu kümmern, welche Macht wir dem Namen über uns geben. Der Name des Arbeitgebers oder des Chefs oder des „bösen Nachbarn“ ist nur eine Folge von Bits und Bytes. Über das, was wir daraus machen, können wir ein Gewahrsein entwickeln. Namen von Ex-Lebenspartnern, von denen wir uns im Groll getrennt haben, sind auch sehr beliebt. Bei Schülern sind es häufig die Namen der schlimmsten Lehrer, der schrecklichsten Fächer. Aber auch das Wort *Schule* allein hat auf Zellebene häufig bereits eine nicht sehr kräftigende Wirkung. Umgekehrt ist es bei Lehrern, die unter ein paar Schülern leiden, oft ratsam, einfach einmal die Namen dieser Schüler zu testen. Und das sind nur einige Anwendungsfelder, die zeigen, wohin uns die *Q!-Verbindung der Worte* führen kann. Das Gegenüber wird in die Lage versetzt, die erlebte Wirklichkeit schließlich auf der tieferen emotionalen Ebene selbstständig zu verändern und den Zellen ein gesünderes Umfeld zu schaffen.

Die Wirkung von Worten und unsere Medien

An dieser Stelle wird auch deutlich, welche Wirkung unsere allgegenwärtigen Medien auf uns haben. Denken wir nur an Worte, die bewusst verwendet werden: Das Wort *Wende* mit den Milliarden, die sie die Bürger der Bundesrepublik gekostet hat und noch immer kostet; die *Energiewende* mit den Milliarden, die sie uns gegenwärtig kostet; das Wort *Terroristen*, mit dem weltweit Kriege und sehr fragwürdige Geheimdienstprojekte gerechtfertigt werden, die zudem Unsummen an Steuergeldern verschlingen.

Bestimmte Worte werden bewusst verwendet, um Angst und Sorge zu schüren. Menschen in einem Zustand ständiger Ängste zu halten, macht sie steuerbar. Ich mache immer wieder mal den Test mit einer Nachrichtensendung: Ich notiere mir einige Schlüsselworte und lasse mein Gewahrsein mit dem modifizierten Muskeltest auf die Worte fallen – ich beobachte einfach, was passiert. Für die Worte, die mit *Null* testen, erlaube ich mir dann, mit einer *Verbindung der Worte* meine innere Wirklichkeit verändert wahrzunehmen. Immer weniger Worte können so noch Macht über mich bzw. meine Zellen ausüben, und gleichzeitig nutze ich mein Gehirn immer mehr im Bereich des Gewahrseins statt meiner Gedankenfabrik.

Alle Worte rund um die sogenannten *Pandemien* wie Ebola, BSE, Geflügelpest, Schweinegrippe und wie sie alle heißen, eignen sich ebenfalls hervorragend dafür. Achten Sie bei der nächsten verordneten *Pandemie* einmal auf den Medienprozess, mit dem sie in die Gesellschaft eingepeitscht wird. Und auf die Wortwahl, mit der sie uns von Schlüsselpersonen verkauft wird. So benutzte die deutsche Bundeskanzlerin für Ebola die Worte: „*Diese neuen Pandemien sind eine* ***Heimsuchung für die Menschheit.***“ Das war wohlgemerkt im Jahr 2014, nicht im Jahr 1514. In den Jahrhunderten, als die Menschen in der Welt die Inquisition ertragen mussten, wurden von den Henkers-Orden der Inquisition, allen voran den Dominikanern (lateinisch *cane domini*, die *Hunde des Herrn*), ähnliche Worte verwendet, um das Lügenkonstrukt der Kirche gut zu verkaufen. So konnten unschuldige Menschen barbarisch umgebracht werden. Gleichzeitig glaubten die Massen an die Vernichtung des „Bösen“, und die brutale Gewalt wurde öffentlich zu Lustspektakeln für die Zuschauer. Kommt Ihnen da nicht auch vielleicht der Gedanke, dass heute moderne Gewaltfilme ähnlich verwendet werden? Auch die Inquisition war ein einträgliches Geschäft. Sofern die unschuldigen Opfer Vermögen hinterließen, fiel dieses an die Obrigkeit und an die Kirche. Die Zeiten ändern sich, die Grundprinzipien, mit denen Menschen gesteuert und kleingehalten werden, bleiben. Auch heute werden mit erfundenen Pandemien Milliarden verdient, und so ganz nebenbei sind sie wichtig, damit die Menschen nicht zu den in ihren Gehirnen angelegten Potentialen vordringen können. Ebenso brechen Kriege nicht einfach mal so aus. Jeder Krieg wird erst einmal finanziert und mit jedem Krieg kommt es zu einer Umverteilung von Vermögen, einer Neuordnung der Kontrolle über Bodenschätze und zu märchenhaften Renditen für diejenigen, die die Kriege vorfinanziert haben. Ängste unter den Menschen zu schüren, ist eine sehr effektive Strategie, um viele Abnehmer für industrielle Produkte im Wirtschaftssegment *Krankheit* zu finden und für das Durchsetzen aller nur denkbaren Machtinteressen in der Welt. Je mehr man Menschen verunsichert, desto leichter sind sie manipulier- und steuerbar. Pandemien sind im Grunde auch nichts anderes als eine andere Art von Krieg – ein Krieg, der Menschen in Angst und Schrecken versetzten soll. Und gleichzeitig ist er geeignet, um Ablasszahlungen zu bekommen – Ablasszahlungen in Form von Spendengeldern, um diesen Krieg weiter zu finanzieren. Generell eignet sich fast alles, was von der WHO zum Thema Krankheiten in die Medien gestreut wird, stets hervorragend, um unser Gewahrsein zu schulen. Es gibt nur einen Ausstieg aus der Abhängigkeit, und das ist die Übung, immer leichter Zugang zu unseren „Erfüllungsemotionen" zu bekommen, unabhängig von dem, was sich auf der Bühne unseres Lebens gerade ereignet – den Zugang zum Leuchten in unseren Augen zu finden. Dieses uns innewohnende Potential zu aktivieren, ist etwas, was jeder Mensch lernen kann.

Um auf das Beispiel von Gerda zurückzukommen: Die Verbindung der Worte mit *Sankt-Margareten-Spital* wurde sozusagen der Apéro für weitere *Q!-Verbindungen*, mit denen wir dann auf die Ebene der Überzeugungen wechselten. Die Überzeugung, die aus Gerdas oben zitierten Eingangs-Worten herausgestochen war, ist: *„Ich darf leben."* – und diese testete auch auf *Null*. Gesprochen hatte Gerda davon, *„...dass mich dieses Haus noch umbringt."*. Ein solcher Gedanke kann sich nur über viele Jahre so hartnäckig halten, wenn er durch eine entsprechende Überzeugung genährt wird. Denn unsere Gedankenfabrik produziert passgenau Gedanken, die unseren Überzeugungen entsprechen. Bei vielen Menschen, die lebensbedrohlich erkranken, entspricht die Krankheit eins zu eins der inneren Wirklichkeit auf der Ebene des eigenen Betriebssystems. Der kulturelle Schritt, der für uns ansteht, ist lediglich, uns unserer Überzeugungen gewahr zu werden. Sobald sich dieses Gewahrsein einstellt, ist die Kunst, sie zu verändern, leicht erlernt. Für viele Menschen reichen schon wenige Workshoptage, um diesen entscheidenden Schritt für sich gehen zu können. Bei Gerda wurde sichtbar, welche Überzeugung verändert wahrgenommen werden wollte. Sie sehen, dass es bei *Q!* nie einen festgelegten Ablauf gibt. Die weitere Vorgehensweise ergibt sich immer aus dem Moment.

4.5 Die *Q!-Verbindung des Herzens*

Da die Überzeugung *„Ich darf leben!"* mit *Null* getestet hat, folgen im Beispiel von Gerda wieder zwei Muskeltests, bei denen der Begleiter die folgenden Sätze ausspricht:

- *„Es ist im höchsten und besten Interesse, jetzt die Wirklichkeit verändert wahrzunehmen."* – der Muskeltest testet mit *Eins*.
- *„Alles ist bereit, diese Wirklichkeit mit der Verbindung des Herzens zu erleben."* – der Muskeltest testet wieder mit *Eins*.

Also beginnen wir mit einer *Q!-Verbindung des Herzens*:
Stelle Dich aufrecht und entspannt hin und atme bewusst aus und ein. Lasse die Atmung fließen. Umschließe eine Hand mit der anderen vor dem Nabel, richte beide Daumen nach oben und bewege so Deine Hände in gerader Linie über Augenhöhe nach oben, um dann dreimal eine liegende „Acht" in der Luft zu zeichnen. Lasse dabei den Blick auf Deinem Fixpunkt ruhen. Nimm Dir Deinen Raum und spreche dabei drei- oder viermal die Überzeugung: „Ich darf leben!" aus.
Öffne nun empfangend Deine Hände neben dem Körper und schließe die Augen. Alles darf sein. Stelle Dir vor, dass Du alle Aspekte Deines Seins in Deinen Händen hältst. Spüre gleichzeitig in das Resonanzfeld Deines Herzens. Du darfst und kannst ganz im Vertrauen auf Deine innere Weisheit sein und die Verbindung spüren. Erlaube Dir, Deine Hände zu bewegen, ganz von selbst und spielerisch, hin zu Deinem Herzen, wo sich die Hände treffen werden. Nimm Dir Deine Zeit, Du machst es ganz genau richtig. Sind Deine Hände am Herzen, so erlaube Dir, die Verbindung in jeder Zelle zu erleben und genieße den Augenblick. Sobald Du bereit bist, öffne wieder Deine Augen.
Führe nun die Fingerspitzen vor dem Körper zusammen, blicke für einige Sekunden auf Deine Hände und erlaube Dir, in kraftvoller Resonanz mit Deinem Herzen zu sein.

Anschließend testen wir mit dem modifizierten Muskeltest wieder die Überzeugung *„Ich darf leben!"*, die zuvor mit *Null* getestet hat. Sie testet dieses Mal auf *Eins*. Zum Abschluss noch eine Umarmung mit Gerda und die Frage: „*Und..., wie fühlt es sich jetzt an?*“ Noch während ich das sagte, war es einfach nur verblüffend zu beobachten, wie sich der Gesichtsausdruck Gerdas verändert hatte. Es ist schon erstaunlich. Wir kommen „nur“ in eine emotional spürbare Verbindung zu einer für uns relevanten Überzeugung auf der Ebene unseres Betriebssystems und doch sehen wir sofort, wie unsere gesamte Gesichtsmuskulatur sich entspannt und die Augen zu leuchten beginnen. Das Phänomen kann ich zwar hier mit Worten beschreiben, ich wünsche aber jedem Menschen, diese innere Transformation einmal selbst zu erleben. Sie geschieht binnen kürzester Zeit, einfach so! Da wären wir wieder am Punkt des Unerklärbaren angelangt, der aber für jeden Menschen leicht erlebbar ist.

Gerda sah einfach ganz verändert aus und suchte sichtbar nach Worten, um das, was sie da gerade erlebt hatte, in Worte zu fassen. Sie sprach davon, in sich eine Kraft wahrgenommen zu haben, die die Hände bewegte. Dieses *es geschieht* wirkt am Anfang häufig sehr ungewohnt, weil wir in einer Kultur leben, in der alles *gemacht* wird. In diesem Moment wurde Gerda gewahr, dass ihre Mutter gar nicht schwanger werden wollte. Gerda erzählte mit einem Mal, dass sie ein ungewolltes Kind gewesen sei und sich ihre Mutter völlig überfordert gefühlt hatte, mit 17 Jahren Mutter zu werden. Aber an Abtreibung war durch den gesellschaftlichen Druck der Familie nicht zu denken gewesen, und wegen der Schwangerschaft mussten ihre Eltern heiraten. Das ist nun zwar etwas Geschichte, doch die Schilderung von Gerda, als es um ihre Mutter ging, zu der sie bis zu ihrem Tod vor einigen Jahren nie einen guten Kontakt gehabt hatte, war spürbar sehr emotional. Es zeigt sich stets das, was sich zeigt. Und diesem Fluss folge ich als Begleiter. So, wie die Dinge sich zeigten, schien im nächsten Schritt wohl eine *Q!-Beziehungsaufstellung* zwischen Gerda und ihrer Mutter anzustehen. Und Gerda war richtig neugierig darauf wahrzunehmen, was sich denn da noch so alles zeigen sollte. Erst nach dem Tod der Mutter war ihr in den letzten Jahren klar geworden, was alles unausgesprochen zwischen den beiden gestanden hatte und auch mit welchen Gefühlen es verbunden war – welcher Groll sie noch immer zu überwältigen drohte und welche Trauer gleichzeitig spürbar war. Die Sehnsucht danach, einfach geliebt zu sein, wurde in ihrem Leben nie erfüllt – weder von den Eltern noch von den Partnern, mit denen sie zusammen war noch sich selbst gegenüber.

Gerda wurde mit einem Mal klar, wie sie äußerlich als Ärztin recht gut Karriere gemacht hatte und viel Anerkennung für ihre Leistungen bekam. Aber innerlich hatte sie das Gefühl, seelisch zu verhungern. Es fiel ihr wie Schuppen von den Augen, dass sie ihr Leben lang immer funktioniert hatte, immer im *Überlebensmodus* ihrer Zellen lebte. Für wirkliche innere Freude und Begeisterung war aber nie Raum gewesen. Für mich war es einfach wieder einmal nur verblüffend zu beobachten, wie für Gerda binnen weniger Minuten eine Klarheit erlebbar wurde, was die Steuerungsprogramme ihres bisherigen Lebens gewesen waren; wie ihre schwere Erkrankung sich passgenau entwickelt hatte und all das Leid, das sie mit den Chemotherapien ertragen musste, genau in das emotionale Bild der Überzeugungen ihres Lebens passte, dessen sie nun gewahr wurde; wie sie erleben konnte, dass sich der Glaube, im Außen „Erlösung“ zu finden, als irreales Konstrukt, als eine gesellschaftlich geförderte Form des „Wahnsinns“ herauskristallisierte. Ich finde es einfach wundervoll und magisch, wie Menschen sich und ihr Leben manchmal von einem Moment auf den anderen in dieser Klarheit auf eine emotional spürbare Weise erkennen können. Das heißt für mich, *Gegenwärtigkeit zu erleben*.

So ganz nebenbei wurde in diesem Prozess auch sichtbar, dass neben der *Q!-Aufstellung* der Beziehung mit *der Mutter* eine weitere *Q!-Aufstellung* mit *dem Leben* anstand. Wie wir dabei vorgegangen sind und was Gerda erlebt hat, zeige ich Ihnen in den nächsten Abschnitten.

4.6 Grundlagen der *Q!-Aufstellungen*$^{2\ (in\ the\ Power\ of\ two)}$

Widmen wir uns nun also der *Q!-Aufstellung* Gerdas und ihrer Mutter. Die Mutter Gerdas hieß Hildegard. Mit dem Aufbau der Stellvertretung ging es bereits los, bevor wir zur eigentlichen Beziehungsaufstellung kamen. Als Stellvertreterin für die Mutter stellte sich Ruth zur Verfügung. Wir begannen mit sechs Muskeltests, bei denen der Begleiter folgende Sätze aussprach:

- *„Ich heiße Ruth.“* – testet mit *Eins*. *„Ich heiße Hildegard.“* – testet mit *Null*.

- *„Es ist im höchsten und besten Interesse für Ruth, jetzt Stellvertreterin für Hildegard zu sein."* – der Muskeltest testet mit *Eins*.
- *„Es ist im höchsten und besten Interesse für Hildegard, dass Ruth jetzt die Stellvertretung übernimmt."* – der Muskeltest testet mit *Eins*.
- *„Diese Stellvertretung ist jetzt angenommen."* – der Muskeltest testet wieder mit *Eins*.
- *„Ich heiße Hildegard."* – testet mit *Eins*. *„Ich heiße Ruth."* – testet mit *Null*.

Es ist erstaunlich, wie schnell wir uns in ein Informationsfeld „einwählen" können. Umso wichtiger ist, nur mit Stellvertretungen zu arbeiten, sofern es im Informationsfeld eindeutig im höchsten und besten Interesse für den Menschen ist. Und das gilt im Beispiel sowohl für Ruth wie für Hildegard. Die *Universelle Intelligenz* durchdringt alles, sie muss nur wahrgenommen werden. Alles besteht aus Informationsfeldern, Information oder anders ausgedrückt: *Geist ist die Grundlage von Energie und Materie*. Es geht also nur darum, einen Zugang zu diesen Informationen zu bekommen.

Jetzt folgten für die Beziehungsaufstellung noch zwei Muskeltests sowohl bei Hildegard als auch bei Gerda:

- *„Es ist im höchsten und besten Interesse, jetzt eine Beziehungsaufstellung mit der Mutter zu erleben."* – der Muskeltest testet mit *Eins*.
- *„Alles ist bereit dafür, die Verbindung mit der Mutter verändert wahrzunehmen."* – der Muskeltest testet wieder mit *Eins*.

Für die eigentliche Beziehungsaufstellung stellen sich die beiden Partnerinnen zirka eine Armlänge entfernt gegenüber auf. Der Begleiter spricht: *„Schaut euch tief in die Augen. Atmet aus und atmet ein; lasst die Atmung fließen. Nehmt wahr, ohne zu bewerten... ohne zu benennen. Schaut euch immer tiefer in die Augen... über den physischen Körper hinaus, über die Persönlichkeit hinaus... weit über alles hinaus, was ihr voneinander wisst. Und behaltet nun diesen intensiven Augenkontakt bei, wenn ich den Arm für den Muskeltest nehme."* Dafür braucht es ungefähr eine Minute Zeit, um den Augenkontakt aufzubauen. Anschließend Muskeltest bei Gerda und bei Hildegard: Der Muskeltest testet bei beiden mit *Null*.

Im nächsten Schritt teste ich zunächst bei Gerda und anschließend bei Hildegard alle *Q!-Resonanzpunkte*. Bei der *Q!-Beziehungsaufstellung* suche ich nach Repräsentanten für essentielle emotionale Themen. Statt die Gedankenfabrik anzukurbeln und zu fragen, was denn die Mutter bei der Tochter und umgekehrt auslöst, treten wir in das emotionale Feld ein, in dem sich die essentiellen Botschaften selbst offenbaren. Die Arbeit mit den Resonanzpunkten weist eine gewisse Komplexität auf. Doch komplex ist nicht kompliziert: Die *Q!-Resonanzpunkte* machen die Arbeit erheblich leichter. Sie sind im *Q!-Workshop* in ein paar Stunden leicht erlernbar. Bei Gerda will das Thema *„Ich bin Liebe und Mitgefühl."* über die Resonanzpunkte eine emotional spürbare Verbindung erleben und bei Hildegard ist es das Thema *„Ich bin mit mir und meinem Leben versöhnt."*.

Etwa fünf Minuten dauerte die Arbeit mit den Resonanzpunkten sowohl bei Gerda als auch bei Hildegard. Dann beginnt der Verbindungsprozess: *„Was möchtest Du, Gerda, gerne von Deiner Mutter hören und was möchtest Du, Hildegard, gerne von Gerda hören?"*

An dieser Stelle wird es häufig für den Begleiter etwas herausfordernd, denn viele Menschen wissen zwar sofort, was sie sagen wollen, nicht aber, was sie hören wollen. Das heißt, es geht hier dann wieder ganz besonders darum, ins Gewahrsein zu kommen. Die beiden Sätze *„Ich liebe Dich!"* und *„Ich bin mit mir und meinem Leben versöhnt."* folgen als nächstes. Dieser Teil folgt in neun aufeinander folgenden Schritten und wird häufig als höchst emotional erlebt. Und so war es auch hier der Fall: Gerda und Hildegard sehen sich noch eine ganze Weile sehr gerührt in die Augen. Die Magie, die in diesen Momenten spürbar wird, erfüllt oft den ganzen Raum. Es geschieht einfach und ist wunderschön. Zum Abschluss folgt noch eine sehr innige Umarmung, bevor wir die Stellvertretung für Hildegard wieder mit zwei Muskeltests beenden. Und so ist Ruth wieder da und bei Gerda hat sich sichtbar etwas verändert.

Gerda fühlt nach der *Q!-Aufstellung* mit der Mutter, wie sich die Liebe in ihr ausbreitet. Gefühle sind etwas höchst Reales. Im Raum breitet sich Ruhe und Frieden aus. Und in diesem Frieden liegt auch ein Friedenschließen mit dem Tod – nicht mehr leben zu *müssen*, aber leben zu *dürfen*. Alles, was auf Freiheit beruht, bekommt in uns eine ganz andere Kraft. Und nur in dieser Kraft kann Begeisterung entstehen. Erinnern Sie sich an das Zitat von Gerald Hüther: „*Begeisterung ist Dünger fürs Gehirn.*“ – und diesen Dünger braucht es in unserem Leben, damit sich unsere neuronale Architektur verändern kann.

Diese Veränderung im Jetzt war bei Gerda offensichtlich. So kamen wir zum nächsten Schritt, der *Q!-Aufstellung* mit dem Leben. Wieder ging ein Partner in Stellvertretung mit *dem Leben*. „*Ich bin das Leben.*“ testete mit *Eins*. Und so standen sich dieses Mal Gerda und *das Leben* gegenüber. Was jetzt geschieht, ist wieder nicht erklärbar, mit unserem Frontallappen nicht logisch verstehbar, aber es ist erlebbar und es entsteht eine erfahrbare Verbindung zu der *Universellen Intelligenz*, die alles durchdringt. Jeder Mensch kann es erleben, wenn er nur möchte. Und nach dem Erleben kann unser bewusster Verstand dazu dann eine Erklärung erfinden. Aber irgendwann merken wir, dass es diese Erklärungen gar nicht mehr braucht. Dann sind wir in unserem *Sein* angekommen.

Bei Gerda folgten wieder sehr bewegende Momente im Verbindungsprozess zwischen ihr und dem Leben. Auch hier können wir zunehmend Beobachter unserer Selbst werden. Sein statt Tun.

In den Monaten nach diesen Erlebnissen im Workshop begleitete ich Gerda im *Q!-Coaching*. Das Thema war in erster Linie, sie selbst zu sein und nicht dem Lebensplan anderer zu folgen. In dieser Phase begann Gerda damit, sich sehr intensiv in die Homöopathie einzuarbeiten. Und sie entdeckte einen völlig anderen Zugang zu den Themen *Heilsein*, *Information* und *Gesundheit*. In ihrem bisherigen Berufsleben wäre diese Begegnung mit der Homöopathie für sie überhaupt nicht möglich gewesen, weil sie in der „Krankheitsindustrie“ überhaupt keinen Platz hat und systematisch diffamiert wird. Gerda wurde zunehmend bewusst, wie sie in all den Jahren nur funktioniert hatte und in diesem Funktionier-Modus Teil eines Systems geworden war, das für sie überhaupt nicht stimmte. Gerda kam zunehmend in die Position, ihre eigene innere Wahrheit zu erleben und sie auch immer mehr zu leben. Gesundheitlich ging es ihr zunehmend besser, und ein Jahr später kündigte sie im Sankt-Margareten-Spital und stieg beruflich in einer homöopatischen Praxis ein. Sie erkannte, dass nicht die Höhe des Verdienstes sie motivierte, sondern das, wofür ihr Herz schlägt und sie sich selbst in ihrer Ganzheit erleben und spüren kann. Mit *Q!* hat

Gerda gelernt, sich selbst zu leben, sich selbst zu lieben, sich mit der Mutter und der Welt zu versöhnen und ihrem Herzen zu folgen. Und wenn wir diesen Weg konsequent gehen, organisiert die *Universelle Intelligenz* in unserem Zellsystem etwas um. Es geschieht, so wie vorher auch die Krankheit einfach geschehen ist. Sobald wir uns dem Fluss der Transformation übergeben und uns nicht krampfhaft am Ufer festhalten, sondern uns in die Mitte des Flusses abstoßen, unsere Augen offen und unseren Kopf über Wasser halten, erleben wir, wie unsere spirituelle Reise eine ganz andere Dynamik annimmt. Und in Verbindung mit diesem Fluss kommen wir verändert am Ufer der gegenüberliegenden Seite an. An dieser Seite des Flusses leben wir unser Leben bewusster und in größerer Verbindung und in Frieden mit uns selbst.

Alle Weisheit ist in Dir!
In Deinen 70 Billionen Zellen ist alle Intelligenz vorhanden, die Du brauchst, um Frieden, Erfüllung, Gesundsein und Lebensfreude zu erleben.
Wir alle sind Teil der Intelligenz, durch die sich im Jetzt alles erschafft.
Frei von allem „Verstehen wollen" des Verstandes,
steht uns der Weg offen, unsere Ganzheit und Einheit zu erleben.

4.7 *Reinkarnation* und Informationsfelder

Im Zusammenhang damit, Stellvertretungen und Informationsfelder bewusst aufzubauen und wieder zu beenden, taucht häufig die Frage nach der *Reinkarnation* auf. Deswegen möchte ich in diesem Praxis-Kapitel auch darauf kurz eingehen. Das Thema *Reinkarnation* ist in den letzten Jahren sehr „en vogue". Der Gedanke, dass Menschen wiedergeboren werden, wurde durch bestimmte Therapieformen und Reisen in Vorleben sehr gefördert. Es gibt sensationelle Berichte davon, wie Menschen *sich* in einer Trancereise erlebten, wie sie in längst versunkenen Kulturen Details sahen und so zum Beispiel im Anschluss Archäologen wichtige Anhaltspunkte geben konnten, wo diese nach etwas zu suchen hätten. Menschen erlebten sich im alten Ägypten, Rom, als urzeitliche Schamanen, bei unterschiedlichsten Indianerstämmen Nord-, Mittel- oder Südamerikas oder während der Inquisition. Man geht bei diesen Ansätzen häufig davon aus, dass eine

„Schuld“ von früher die „Ursache“ heutiger Probleme oder Krankheiten sei. Paolo Coelho etwa hat diesem Thema einen ganzen Roman gewidmet.

Das passt ja alles grundsätzlich hervorragend mit unserem Thema der Informationsfelder zusammen. Es gibt meiner Erfahrung nach bei der ganzen Arbeit nur einen Haken: Das *Ich*. Wer oder was bin *Ich*? Während einer Reinkarnations-Erfahrungen „sehe“ ich mich in einer Rolle, in einem anderen Zeitalter und einer anderen Kultur, und erlebe darin Geschichten. Und ich erlebe sie so real, dass ich *glaube*, dass *ich* es sei. Es ist wie 3D-Fernsehen, nur zusätzlich noch mit Gefühlen, Geschmäckern und Gerüchen versehen. Es ist multimedial und multisensorisch gleichzeitig. Das ist faszinierend, keine Frage. Man bekommt so sensationelles Material für unendliche tolle Partygespräche. Doch schauen wir zum Vergleich dazu einmal unser ganz normales Fernsehen an: Überall sind in unseren Häusern, auf der Erde und im Himmel Fernsehfrequenzen. Wir können sie aber mit unseren Sinnen nicht wahrnehmen. Wir brauchen einen Zugangskanal, der uns über technische Geräte geliefert wird. Mit etlichen Smartphones kann man bereits einen Fernsehzugang aufbauen. Und jetzt erlauben wir uns einmal den Gedanken, dass wir von dem Film, den wir da im Fernsehen sehen, so gefesselt sind, dass wir selbst in die Rolle des Helden schlüpfen. Plötzlich sehe, fühle und spüre ich geradezu, der Held zu sein. Doch bin ich das? Oder schlüpfe ich einfach in die Rolle?

Genau diese Frage konnte mir bis heute kein Reinkarnations-Therapeut beantworten: Bin *ich* das, der das erlebt? Oder schlüpfe ich nur in eine Rolle und erlebe in den Informationsfeldern, die ich betrete, Beeindruckendes? Das macht einen entscheidenden Unterschied! Es hängt mit der Frage „*Wer bin ich?*“ zusammen. Es geht also um die eigene Identität. Denn nach so einem intensiven Erleben erfindet unser bewusster Verstand eine passende Geschichte dazu, wie das, was ich erlebt habe, mit meinem heutigen Leben zusammenhängt. Unser bewusster Verstand liebt es, Erklärungen zu erfinden und in Ursache und Wirkung zu denken, wie wir es aus der Welt der Materie kennen. Doch die Welt der Information und des Geistes gehorcht anderen Gesetzmäßigkeiten als *Ursache und Wirkung*. Ist es nicht irgendwie faszinierend, was wir mit unserem Gehirn so alles zu Wege bringen? Mit solchen *Ich*-Identitäten tun wir uns aber nichts Gutes. Mit *Q!* lassen sich konstruierte Stellvertretungen enttarnen und beenden. Wir brauchen uns nicht mit solchen Geschichten zu belasten. Sinnvoller ist es, unsere Energie im Jetzt voll zur Verfügung zu haben.

Dabei kommen wir wieder zur Frage nach unserer inneren Identität. Wenn ich es gewohnt bin, mich über meine Geschichten zu definieren und dadurch mein *Ich* zu erschaffen, werde ich abhängig von den Geschichten. Aber hinter all unseren Geschichten und unseren Rollenidentitäten liegt ein Raum, in dem wir uns im Jetzt frei von Geschichten erleben können. Doch indem wir diesem Raum einen Namen geben, verwechseln wir ganz schnell schon wieder unser *Erleben* mit dem *Bild unseres Erlebens*, die *Wirklichkeit* mit dem *Bild der Wirklichkeit*; den *Apfel* mit dem *Bild des Apfels*. Das ist der Raum, in dem unmittelbares Erleben stattfindet, jenseits von Etikettierungen wie *spirituelles Erwachen* und *Reinkarnation*. Sofern solche Phänomene das innere Bild unserer Wirklichkeit prägen, können wir mit dem modifizierten Muskeltest einfach den Namen des „Helden" unserer Reinkarnationserfahrung testen und diese Stellvertretung mit einer *Q!-Verbindung* beenden.

Dazu ein Beispiel: Erich hatte eine intensive Workshopwoche mit etlichen Reinkarnationserfahrungen hinter sich und war tief beeindruckt vom Erlebten. Gleichzeitig plagten ihn viele Gedanken an Schuld und was er jetzt alles ins Lot bringen müsse. *„Ist schon faszinierend!"*, bleibt mir dann als Begleiter nur zu denken. Also beginnen wir mit dem Muskeltest den Namen *Erich* zu testen und den *Namen des Helden*, in dessen Rolle und in dessen Informationsfeld Erich während der Woche wiederholt geschlüpft ist. Es war eigentlich schon klar, dass *Bruder Antonius* auch mit *Eins* testen würde. *Bruder Antonius* war anscheinend Inquisitor im Dominikanerorden, und daher war Erich nach all dem Erlebten überzeugt, in seinem heutigen Leben mit ganz viel Schuld beladen zu sein. Es bestand also eine Stellvertretung. Eine Stellvertretung wirkt wie eine einschränkende Überzeugung. Also arbeiteten wir mit einer *Q!-Verbindung des Herzens*, wie ich sie oben beschrieben habe, um die Stellvertretung zu beenden. Das Ganze dauerte ein paar Minuten und Erich konnte einfach wieder ein Gewahrsein im Jetzt, frei von irgendwelchen Konstrukten, erleben. Nach den Geschichten aus dem Umfeld der Inquisition und der Dominikaner kam noch eine Geschichte, als Nazi-Scherge in die Gräueltaten der Judendeportation gegen Ende des Zweiten Weltkrieges verwickelt gewesen zu sein. Aus der geistigen Grundhaltung des Gewahrseins dessen, was ist, folgte wieder die gleiche Vorgehensweise wie zuvor mit *Bruder Antonius*. Danach haben wir noch mit der Information *Schuld* gearbeitet und Erich konnte eine *Q!-Aufstellung mit der Liebe* erleben. Eines wurde dabei wieder wundervoll deutlich:

Es gibt nichts aufzuarbeiten!

Aufarbeiten kann ich nur, wenn ich in Geschichten eintauche. Es ist das gleiche Phänomen wie mit dem Vergeben. Ohne Geschichte gibt es nichts zu vergeben. Ich kann mich mit Gedanken oder Bildern in mir versöhnen. Und die ganze Arbeitsweise mit *Q!* ist genau ein Feld zu betreten, jenseits unserer Geschichten. Es geht um unsere Überzeugungen, nicht unsere Geschichten.

„Das Schönste, was wir erleben können, ist das Geheimnisvolle."

Albert Einstein

4.8 Licht wirft keine Schatten

Fassen wir die geistige Haltung, die der Anwendung der *Q!-Werkzeuge* zugrunde liegt, nochmals zusammen: Alles existiert auf der Ebene der Information schon immer; es liegt an uns, womit wir eine emotionale Verbindung im Jetzt erleben. Welche Wirklichkeit würde Ihnen denn jetzt am besten stehen? Man trägt diese Saison wieder Liebe. Wie würde sich das gerade anfühlen, wenn Sie aus einer intensiv empfundenen Verbindung mit der Liebe in Ihnen diesen Augenblick erleben dürften? Manche Wirklichkeiten, die wir uns zu erleben gönnen, kommen nie aus der Mode. Mit manchen Wirklichkeiten können wir uns einfach nur Gutes tun!

Unser Alltagsbewusstsein verleitet uns gerne zu der Annahme, dass Licht Schatten werfe. Doch stellen Sie sich einen vollständig leeren Raum vor, der von Licht durchströmt ist. Wo soll da denn ein Schatten herkommen in der Leere des Raumes? Es sind erst die Objekte im vom Licht erfüllten Raum, die Schatten werfen. Sobald wir in uns in die Lage kommen, einen Raum frei von Gedanken zu erleben und nur von unserem Licht erfüllt sind, gibt es keine Schatten mehr. Erst über die „Objekte", die wir in uns auftauchen lassen, entsteht der Schatten und die „dunkle Seite" des Lichts. Denn Schöpfung ist nichts Abgeschlossenes. Schöpfung ist ein fortwährender Prozess, an dem wir in jedem Augenblick mitwirken. Wir sind die Schöpfer unserer eigenen ***inneren*** Wirklichkeit im ständigen Jetzt – der inneren Wirklichkeit unserer Gedanken und Emotionen. Niemand kann uns von außen einen Gedanken oder ein Gefühl machen. Die Wirklichkeit unserer Zellen entsteht im Jetzt durch biochemisch und elektrisch codierte Information. Es ist leicht und macht Spaß, die codierte Sprache unserer Zellen zu verstehen, denn es ist die Sprache unseres Inneren – die Sprache unserer Zellen, die das erschafft, ***was wir als unsere Lebenswirklichkeit wahrnehmen.***

Stellen Sie sich doch einmal vor, Sie wären felsenfest davon überzeugt, dass sich Ihr Leben – oder einzelne Bereiche Ihres Lebens – vollkommen neu entfalten könnten. Ganz unabhängig von der aktuellen äußeren Situation.

Stellen Sie sich vor, Sie würden die Informationen in Ihnen wahrnehmen, die all den einschränkenden Überzeugungen zugrunde liegen – den Überzeugungen, die Sie daran hindern, das Leben zu führen, das Sie sich aus tiefstem Herzen wünschen. Wie wäre es, wenn Sie diese innere, einschränkende Information mit einer entspannteren Grundhaltung dem Jetzt gegenüber, einer veränderten Wahrnehmung und nebenbei noch einigen leicht erlernbaren Techniken in kraftvolle Befähigungen verändern könnten, die Ihre Augen zum Strahlen bringen und Ihr Leben mit Sinn und Glück erfüllen? Erlauben Sie sich einmal den Gedanken, das anhaltende Empfinden mit einem tiefen inneren Frieden und einer tiefen inneren Freude verbunden zu sein, könnte der „Normalzustand" in Ihrem Leben sein – unabhängig davon, was sich gerade in Ihrem Leben ereignet. Und zwar ganz einfach! Können Sie ermessen, dass Sie durch dieses beglückende Empfinden Ihr gesamtes Lebenspotential weit besser ausschöpfen könnten? Sie könnten auf nie gekannte Weise die unbewusste Information hinter den als *Blockaden* wahrgenommenen Phänomenen erkennen und diese spielerisch in kraftvolle Befähigungen umwandeln. Sie könnten erkennen, dass die Quelle allen Leids, aber auch allen Glücks, in Ihrem Inneren verborgen ist. Ihnen steht das ganze Universum der Quantenfelder unendlicher Möglichkeiten offen.

All die Phänomene, die wir als „negativ“ erleben, haben das Potential, von sich aus zu „implodieren“, wenn wir es zulassen, unsere innere Information auf Zellebene bewusst wahrzunehmen. Wir haben die Wahl, alle Phänomene entweder als unsere Wirklichkeit oder sogar die „Realität“ oder als exakte Hinweisschilder auf die zugrundeliegenden Überzeugungen zu sehen. Diese Überzeugungen können befähigend sein – sie können einschränkend sein. Auf jeden Fall sind sie reine Information, aus der wir in jedem Augenblick unsere Wirklichkeit und unsere Lebensenergie – unsere *Q!* – entstehen lassen können; denn heute wissen wir, dass Energie immer der Information folgt. Wir tragen immer das Potential der Wahlfreiheit in uns. Es liegt an uns, die Freiheit wahrzunehmen und zu nutzen!

Jeder Mensch ist frei, jetzt damit anzufangen, sich selbst und die Welt bewusst und vollkommen wahrzunehmen. Jeder kann den Reichtum des Augenblicks erkennen und sehen, dass bereits alles vorhanden ist und in seiner Essenz vollkommen und heil. Wirklich *alles!* Heilsein zu erleben, fühlt sich vollkommen anders an, als Heilung oder die Lösung eines Problems zu suchen. Licht wirft keine Schatten!

„Ich glaube, die Zellen lehren uns nicht nur etwas über die Mechanismen des Lebens, sondern zeigen uns auch, wie wir ein reiches, erfülltes Leben führen können.“[37]

Bruce Lipton

Auf Basis dieser Grundhaltung beginnt der Einsatz der *Q!-Tools*, von denen ich in diesem Kapitel einige vorgestellt habe. Die Wirkung der geistigen Haltung und Werkzeuge lässt sich nicht verstehen, aber sehr schnell erleben. Die Wirkung steht unserer Erfahrungsebene immer offen. Sie wirkt einfach, denn die *Wirklichkeit* verändert wahrzunehmen, *wirkt*!

Abschließend noch ein Überblick zur inneren Haltung und zu den *Q!-Werkzeugen*:

Geistige Haltung:

- Gewahrsein, was jetzt wahrnehmbar ist, ohne zu bewerten.
- Beobachter sein: Aus einer Haltung der Offenheit und Neugierde heraus, *nicht zu wissen*, sondern alles, was jetzt auftaucht, zu begrüßen – *„...ist ja spannend!“*.
- Was ist, ist einfach: Die Information des Moments wahrnehmen.
- Neues aus einem Raum des bewussten „Nicht-Wissens“ entstehen lassen.
- Ein Selbstverständnis als emotionalen Resonanzboden entstehen lassen.
- Überlebensemotionen als Tor zu unseren Erfüllungsemotionen erleben.
- *Schöpfungsmodus* versus *Schutzmodus* unserer Zellen.
- Energie folgt der Information: Lerne innere Informationen verändert wahrzunehmen und Deine *innere Intelligenz* wird automatisch eine dazu passende Energie erschaffen.

Werkzeuge:

- *Der modifizierte Q!-Muskeltest*
- *Der Weg innerer Weisheit*
- *Q!-des Herzens*
- *Q!-der inneren Ruhe*
- *Q!-des inneren Lächelns*
- *Q!-der Worte & der Körpersprache.*
- *Q!-des tiefen Vertrauens*
- *Q!-des Lebens & Verbindung des inneren Lichts*
- *Q!-innerer Resonanz*
- *Q!-Aufstellungen^{2} (in the Power of 2)*
- *Q!-der Unendlichkeit*

„Ich glaube, dass wir einen Funken jenes ewigen Lichts in uns tragen, das im Grunde des Seins leuchten muss und welches unsere schwachen Sinne nur von Ferne ahnen können. Diesen Funken in uns zur Flamme werden zu lassen und das Göttliche in uns zu verwirklichen, ist unsere höchste Pflicht.“[(38)]

Johann Wolfgang von Goethe, deutscher Dichter (1749-1832)

4.9 Meditation: *Die Kraft der Stille erleben*

„Die klassische Naturwissenschaft hat... erreicht, was man ihr noch vor wenigen Jahren kaum zugetraut hätte: Sie hat die Grenzen gesprengt, die sie einst selbst ziehen musste, um sich als Naturwissenschaft eine eigene Daseinsberechtigung zu schaffen. Damit ist sie nach der Quantenphysik nun auch auf dem Gebiet der Biologie, speziell im Bereich der Neurobiologie, wo sie sich mit besonders komplexen Phänomenen befasst, an einem Punkt angekommen, den die Mystiker vergangener Zeiten ebenfalls schon erreicht hatten: Bei der Erkenntnis, dass alle beobachtbaren Erscheinungen auf eine Weise miteinander verbunden und abhängig sind, die sich nicht mehr mit einfachen Worten beschreiben, bestenfalls noch in verschwimmenden Bildern erfassen oder einfach nur noch erspüren lässt.“[39]

Gerald Hüther

Es gibt die unterschiedlichsten Meditationstechniken aus verschiedensten Kulturen dieser Welt. Bei allen Unterschieden ist der Technik bzw. Kunst der Meditation stets eines gemeinsam: einen Zugang zu inneren Erfahrungswelten auf der Ebene des Geistes zu entdecken. Meditation schult den Geist. Wir entdecken einen Raum jenseits all der Gedanken, Bilder und Vorstellungen in unserem Kopf. Der Leere hinter all dem Geplapper in unseren Köpfen gewahr zu sein, ist ein Weg, der Fülle in uns mehr und mehr gewahr zu sein.

Da „dunkle Mächte“ in unserer westlichen Kultur – beginnend mit der Inquisition – den Zugang zu Erfahrungswelten brutal unterdrückt und durch Scheiterhaufen, Lügen und das Schwert nur äußere Glaubenssysteme geduldet haben, fehlen uns kulturell Zugangswege in innere Erfahrungswelten. So ist es nur konsequent, dass wir im Laufe der vergangenen Jahrhunderte Kriege der unterschiedlichsten Glaubenssysteme erleben konnten. Ein religiöses Glaubenssystem bekämpft das andere, ein politisches Glaubenssystem setzt sich gewaltsam gegen das andere durch – die unendliche Geschichte von Krieg und Gewalt verschiedenster Glaubenssysteme. Darf sich das menschliche Gehirn und der Geist weiter entwickeln, sind wir als Menschheit nicht länger in äußeren Glaubenssystemen gefangen. In dem Maß, in dem wir Beobachter unserer Gedanken, Gefühle, Überzeugungen und unseres Glaubens werden, kommen wir in die Lage, auf einer inneren Ebene, jenseits unseres Denkens und Glaubens, uns selbst zu erleben.

Solange diese Ebene des menschlichen Bewusstseins nicht geschult ist, kann dem Glauben an Denken und Analysieren, die Verwendung des Bereichs unseres Gehirns, in dem es ausschließlich um kognitives Verstehen geht, ein absolutistischer Wahrheitsanspruch verliehen werden. Wissenschaftlichkeit wurde innerhalb der letzten zweihundert Jahre zu einer allumfassenden Religion der Moderne, jeden Gottesbegriff transzendierend. In diesem absolutistischen Dogmatismus des alleinigen Wahrheitsanspruchs wurden und werden alle anderen Zugangswege menschlicher Erkenntnis gerne als „esoterisch", „lächerlich" oder „primitiv" abgewertet. Diese Abwertung ist erforderlich, um eine Gleichschaltung des Denkens zu erreichen. Dabei möchte ich nochmals hervorheben: Ich schätze den bewussten Verstand, ich schätze auch Wissenschaftlichkeit sehr, nur geht es mir um den Ausschließlichkeitsanspruch der Wissenschaftlichkeit, der uns als Menschen extrem einengt und mit dem wir uns nichts Gutes tun. Und Meditation ist schlichtweg *ein* alternativer Zugangsweg menschlicher Erkenntnis – ebenso, wie Wissenschaftlichkeit nur *ein* Zugangsweg ist. Daneben gibt es noch etliche andere Wege. Mit Meditation können wir uns weitere Bereiche unseres Gehirns erschließen. So kommen wir in die Lage, veränderte Bewusstseinszustände zu erleben. Denn unsere „Werksauslieferung" als Menschen erfolgt zumindest im Moment noch so, dass wir in einem ungeschulten Gehirn unsere Gedanken, Gefühle, Emotionen und Empfindungen für unsere *Wirklichkeit* halten.

Wie ich bereits ausgeführt habe, sind dadurch regelmäßig nur unsere Überlebensemotionen freigeschaltet. Unsere Erfüllungsemotionen sind zwar als Potential in jedem von uns angelegt, nur braucht es den aktiven Fokus unseres Gewahrseins, um sie „freizuschalten". Es ist ähnlich wie zu erlernen, mit dem Fahrrad zu fahren. Es gibt eine in uns angelegte Fähigkeit, die den Fokus unserer Aufmerksamkeit, Interesse und etwas Übung braucht, damit wir sie verwenden können. Im Kern ist Meditation ein klassischer Weg, das eigene Gewahrsein wachsen zu lassen. Gerne vergleiche ich sie auch mit einer Selbstbetrachtung: Wir schauen unserem Geist bei der *Arbeit* zu. Diese traditionelle Methode, Gewahrsein zu schulen, findet sich in den teilweise Jahrtausende alten Traditionen verschiedenster Meditationsrichtungen. Seit Ende des letzten Jahrhunderts werden die Vorgänge beim Meditieren auch von der Hirnforschung aufgegriffen und es gibt heute immer mehr beeindruckende Forschungen zu diesem Thema. Aus deren Blickwinkel ist Meditation die Fähigkeit, in kohärente, niedrige Gehirnfrequenzen wechseln zu können, um in unserem Gehirn angelegte Potentiale zur Entfaltung zu bringen. Dazu ist es am effizientesten, die Meditation auf eine ganz entspannte Art zur regelmäßigen Routine des eigenen Alltags werden zu lassen, Überzeugungen bewusst wahrzunehmen und zu wissen, dass wir lernen können, sie in jedem Moment zu verändern. Es ist unsere Entscheidung!

Die Arbeitsweise mit *Q!*, die ich Ihnen in diesem Buch dargestellt habe, beruht auf einer der Meditation angelehnten Grundhaltung. Um diese Grundhaltung zu verinnerlichen, wirkt sich die Übung regelmäßigen Meditierens für viele Menschen unterstützend aus. Im Rahmen dieses Buches würde es jedoch den Rahmen sprengen, intensiver auf Möglichkeiten der Meditation einzugehen. Da viele Menschen über geführte Meditationen am leichtesten einen direkten Zugang zum eigenen Inneren finden, folgt die Anleitung zu einer kurzen Meditation, die Sie unter dem dort angegebenen Internet-Link auch als Video anschauen können.

Meditations-Übung (aus dem Video *Die Kraft der Stille erleben*)

Die *Kraft der Stille* erleben

Setze Dich aufrecht und entspannt hin, atme aus und ein – und lasse die Atmung fließen. Du kannst jetzt Deine Augen schließen. Erlaube Dir tief in den unteren Bauch auszuatmen und über die Brust hinauf bis in den Kopf die Einatmung wieder aufsteigen zu lassen. Die Atmung fließt ruhig und entspannt, mit jedem Atemzug kannst Du tiefer und tiefer in Deinem inneren Raum ankommen. Ausatmen in den unteren Bauch und einatmen über den Brustbereich, den Hals und die Nase, den Fluss der Atmung einfach strömen lassen.

Atme weit aus … und weiter … und weiter …

Lenke den Fokus Deiner Aufmerksamkeit mehr und mehr auf Deine Atmung. Dein Atem durchströmt all Deine Zellen.

Du bist wach und gleichzeitig kannst Du Dir gönnen, den Augenblick in ganz entspannter Gelassenheit und in Leichtigkeit zu erleben.

Mit jeder Ausatmung kannst Du immer tiefer loslassen. Gewahrsein, ohne zu bewerten, ohne zu benennen. Einfach sein. Ist es nicht wunderschön, Dir zu erlauben, einfach zu atmen und Dir der eigenen Atmung bewusst gewahr zu sein – tiefer und tiefer zu gleiten, in Heiterkeit und Freude, einfach zu sein?

Alle Gedanken, die gedacht werden wollen und alle Emotionen, die gefühlt werden wollen, sind willkommen. Alles ist jetzt genau so, wie es ist – kein richtig, kein falsch, einfach nur sein. Alles ist so, wie es ist, einfach sein. Genau richtig sein. Jetzt.

Und atme weiter entspannt aus. Du kannst es Dir gönnen, jetzt, einfach ruhig und entspannt zu sein. Erlaube Dir wahrzunehmen, was jetzt ist – einfach, in Deinem inneren Raum, genau richtig. Ja, Du bist frei – frei, die Weisheit in Deinem Körper wahrzunehmen, die *Universelle Intelligenz*, die alles durchströmt. Jetzt.

Du bist die Weisheit Deines Körpers!
Du bist alle Deine Zellen!
Du bist Dein Körper!

In Dir ist unermessliche Fülle und Du bist Dir dieser Fülle bewusst. Spüre, wie es einfach ist, zu sein.

Taucht da gerade ein tiefes Lächeln in Dir auf? Jetzt. Kannst Du Dir erlauben, den Fokus Deines Seins darauf zu richten? Gönne es Dir einfach. Jetzt, ganz ruhig und entspannt.

Stell Dir jetzt vor, es ist ein ganz besonderer Morgen – ein wundervoller Morgen... Du liegst noch ganz entspannt in Deinem Bett und lächelst. Dieser Morgen ist anders. Ganz anders. Du atmest entspannt aus: *„Ist dieser Morgen anders – oder bin ich anders?“*

Du nimmst Dich und Deine Umgebung anders wahr? Ja, es ist Dein Gewahrsein, das sich verändert hat. Du siehst, Du hörst und Du spürst die Veränderung Deines Seins. Es ist, wie es ist – einfach. Es ist einfach... ein Wunder geschehen. Ja, über Nacht ist ein Wunder geschehen!

Erfüllt von tiefem, innerem Frieden liegst Du in Deinem Bett und atmest aus ... und lässt los ... und atmest ein ... und Freude steigt einfach auf.

Kurze Pause

Jetzt kannst Du deutlich ein Bild erkennen – ein Bild, das Dich wissen lässt, dass für Dich ein Wunder geschehen ist. Achte auf die Details in Deinem Bild und auf die Farben... Und falls Du gerade kein Bild siehst, ist es völlig in Ordnung. Dann stelle Dir einfach vor, was für ein Bild Du sehen würdest, wenn Du eines sehen könntest. Sieh – genieße – und atme...

Und jetzt kannst Du auf einmal ganz klar hören. Du hörst, was andere Menschen wohlwollend über Dich sagen. Andere Menschen nehmen Dich wohlwollend und anerkennend wahr! Ja, es ist ein Wunder geschehen! Spüre, wie schön es ist. *„Ja, so sprechen Menschen über mich, ohne von meinem Wunder zu wissen."*

Immer deutlicher breitet sich ein wundervolles und angenehmes Gefühl in Dir aus, das Dir sagt: *„Ja, über Nacht ist ein Wunder geschehen!"*

Vielleicht kennst Du das Gefühl und erinnerst Dich voller Freude an eine Situation, in der Du es schon einmal erlebt hast...

Atme weiter und spüre das Gefühl in Deinem ganzen Körper – wunderbar und so angenehm. Vielleicht gibt es eine Stelle Deines Körpers, wo Du es ganz besonders angenehm fühlst. Welche Temperatur hat es? Wie fühlt es sich an, wenn Du es berührst? Genieße es einfach, wunderbar und klar.

Stell Dir vor, Du bist über Nacht zum glücklichsten Menschen geworden. Woran wirst Du es in Deinem Leben erkennen?

Stell Dir vor, Du bist über Nacht mit tiefem, innerem Frieden erfüllt. Woran wirst Du es in Deinem Leben erkennen?

Stell Dir vor, Du bist Dir über Nacht Deiner wirklichen Natur gewahr geworden. Woran wirst Du es in Deinem Leben erkennen?

Atme und lächle – nimm einfach wahr, was ist. Alles darf sein – Du darfst sein – Du bist. Nimm wahr, was in Dir ist und lächle entspannt – ganz ruhig und entspannt. Welch ein Glück! *Du* bist das Glück! Du bist frei – Liebe, tiefen Frieden in Dir und Erfüllung zu finden. Jetzt!

Verweile einfach in diesem inneren Raum Deiner Stille, im Raum Deines Erfülltseins – jetzt, hier.

Pause

Nun atme kraftvoll ein und spüre wieder, was ist: in Dir, im Raum, der Dich umgibt, im Universum. Atme nochmals tief ein. Du hast alle Zeit zu spüren, was ist.

Öffne in Deinem Rhythmus die Augen und nimm die Kraft der Ruhe einfach mit in Deinen Alltag. Lächle!

Link zum Video: www.quanten-intelligenz.de/videos-zum-buch

„Alles, was wir tun, prägt unseren Geist!"

Dalai Lama, Oberhaupt Tibets

„Man muss den Dingen die eigene, stille, ungestörte Entwicklung lassen, die tief von innen kommt und durch nichts gedrängt oder beschleunigt werden kann. Alles ist austragen – und dann gebären...
Reifen wie der Baum, der seine Säfte nicht drängt und getrost in den Stürmen des Frühlings steht, ohne Angst, dass dahinter kein Sommer kommen könnte.
Er kommt doch! Aber er kommt nur zu den Geduldigen, die da sind, als ob die Ewigkeit vor ihnen läge, so sorglos, still und weit...
Man muss Geduld haben mit dem Ungelösten im Herzen und versuchen, die Fragen selber lieb zu haben, wie verschlossene Stuben, und wie Bücher, die in einer sehr fremden Sprache geschrieben sind.
Es handelt sich darum, alles zu leben.
Wenn man die Fragen lebt, lebt man vielleicht allmählich, ohne es zu merken, eines fremden Tages in die Antworten hinein."[40]

Rainer Maria Rilke, Lyriker (1875-1926)

5. Kapitel: Erfahrungsberichte

In diesem abschließenden Kapitel kommen einige Teilnehmer der *Q!-Coaching-Ausbildungen* selbst zu Wort und zeigen beispielhaft, wie sich ihr Weg zur eigenen Meisterschaft entfaltete – die Meisterschaft in der Führung und Verbindung mit der allgegenwärtigen *Intelligenz ihrer Zellen*. Sie berichten von ihren wirklich bemerkenswerten Erlebnissen und Resultaten, die Sie, liebe Leserin, lieber Leser, ermutigen und inspirieren sollen, den Fluss der Transformation zu überqueren. Denn die Qualität dessen, was Sie für Ihr ganz alltägliches Leben halten, kann sich nachhaltig verändern. Das Leben findet immer nur im gegenwärtigen Augenblick statt – jetzt! Alles andere ist die Illusion, insofern als wir die *Wirklichkeit* mit dem *Bild der Wirklichkeit* verwechseln. Denn das *Bild der Wirklichkeit* ist einfach eine der vielen virtuellen Wirklichkeiten. Das *Bild des Apfels* ist nie der *Apfel selbst*!

> *„Erst wenn Du die Rolle des Meisters akzeptierst, wirst Du alle Antworten in Deinem Herzen finden.“*[(41)]
>
> Paulo Coelho

5.1 Kessy: *Vom „ich funktioniere“ zur Erfüllung*

„Nie hätte ich das für möglich gehalten: Vollkommen unerwartet fand ich mich vor einigen Jahren in einer schweren persönlichen Lebenskrise wieder. Ich hatte das Gefühl, nur noch zu funktionieren – beinahe wie ein winziges Zahnrädchen in einem riesengroßen Gefüge. Ich fühlte mich völlig verlassen und allein gelassen. Auch war ich ängstlich und so schwach, dass ich kaum noch eine Treppe hochkam. Es war unfassbar, denn ich konnte mich und meine Lebendigkeit nicht mehr spüren, und ich fragte mich, wo meine Lebensfreude geblieben war. Gleichzeitig verurteilte ich mich und mein Verhalten, und nur in einem war ich mir absolut sicher: Ich wollte weder meine Angst noch meinen Schmerz fühlen, sondern ganz im Gegenteil – ich wollte beides so schnell wie möglich wieder loswerden. Bald wusste ich wirklich nicht mehr ein noch aus, denn es war, als ob ich den Boden unter den Füßen verlieren würde.

In meiner Verzweiflung und Angst, aus diesem Zustand nicht mehr herauszukommen, las ich viele Bücher und begann eine ganze Reihe von Seminaren und Fortbildungen zu besuchen. Oft las und hörte ich Sätze wie: ‚Sei Du selbst.' oder ‚Lebe Dich selbst.' und verstand gar nicht, was damit gemeint war, weil ich doch ‚scheinbar' ich selbst war.
Damals wusste ich einfach noch nicht, dass ich von Überzeugungen unbewusst gesteuert wurde, durch die ich nicht ‚ich selbst' sein konnte. Infolge dessen erahnte ich auch nicht, dass jederzeit in mir das volle Potential vorhanden ist, um jegliche Überzeugungen zu erkennen und sie auch bewusst zu verändern.
Im Laufe einiger Jahre lernte ich viele interessante Modelle und Ansätze kennen, doch meine essentiellen Fragen blieben: ‚Wie lerne ich, mich selbst zu lieben?', ‚Wie bekomme ich mehr Selbstbewusstsein?' und ‚Wo ist das Vertrauen in mich und in das Leben, nach dem ich mich so sehr sehne?'
Dann las ich das erste Mal von Klaus Medicus aus München und seiner Arbeit mit dem Geheimnis intelligenter Zellen. Seine profunden und gleichzeitig einfachen Erklärungen haben mir sofort eingeleuchtet: Unsere Zellen, unser Körper und insbesondere unser Gehirn sind nicht in der Lage, zwischen tatsächlichen Erfahrungen und bloßen Gedanken zu differenzieren. Neurochemisch gibt es keinen Unterschied! Ich steuerte also die konkrete Erfahrung an und schon beim Q!*-Grundlagen-Workshop war ich in der Lage, es in mir zu spüren. Das Bild eines recht unschönen Erlebnisses in meinem Leben, das ich noch in mir hatte, fühlte sich innerhalb von zwei Minuten vollkommen anders an. Die Erinnerungen an das Erlebnis waren unverändert da, aber das Gefühl dazu hatte sich komplett verändert. Wenn man so etwas das erste Mal erlebt, wirkt es wie Magie.*
Trotz meiner äußerst positiven Erfahrungen geriet ich schon bald nach dem Q!*-Workshop wieder ins Zweifeln. Ich fragte mich, ob ich mir das nicht nur einbildete. Ich war kurz davor, den Aufbau-Workshop zu stornieren, da griff ich zum Hörer und rief an. Ich schilderte, wie ich mich fühlte und erzählte von meinen Zweifeln. Dieses Mal hatte ich Nicole am Telefon und das, was in diesem Gespräch passierte, war für mich einzigartig. Ich war mit all meinen Zweifeln, Fragen und Bedenken willkommen. Alles durfte da sein bzw. noch viel mehr. Zum ersten Mal wurde ich geradezu aufgefordert, meinen Widerstand da sein zu lassen, und zu keiner Zeit wurde ich zu einer Entscheidung gedrängt. Völlig verblüfft konnte ich sogar auf ein-*

mal die Botschaft erkennen, die dieser Zweifel für mich bereithielt, und nach dem Telefonat fühlte ich mich absolut frei und angenommen, genau so, wie ich bin. Diese unvergleichbar wundervolle Erfahrung durfte ich wiederholt machen, mit Klaus, mit Nicole, am Telefon, im Workshop und im Einzelcoaching.

In den letzten Jahren hatte ich sowohl an mir als auch in meiner homöopathischen Praxis schon viele kleine und große Wunder erlebt; durch **Q!** *erfuhr ich, dass auch ohne Globuli Wunder geschehen können! Das ist für mich das größte Glück! Für mich hat die Homöopathie ganz viel gemeinsam mit der Arbeit mit der Intelligenz der Zellen auf der Ebene der Quanten, der kleinsten Teilchen in uns. Es sind zwar zwei vollkommen unterschiedliche Ansätze, mit Information zu arbeiten, doch in beiden Fällen kann ich nur jedes Mal zuschauen und staunen, wie diese Information, dieser Geist in uns, unsere Energie verändert. Bei der Homöopathie nehme ich die Information in Form von Globuli auf, bei* **Q!** *über veränderte innere Überzeugungen. Ohne Homöopathie und ohne Quanten-!ntelligenz möchte ich mir mein Leben gar nicht mehr vorstellen. Denn es geht um eine veränderte Haltung im Leben, und die habe ich bei Klaus und Nicole wundervoll lernen können. Für mich ist die tägliche Anwendung von* **Q!** *wie eine regelmäßige Gesundheitshygiene für mein Gehirn.*

Und was habe ich konkret gelernt? Bei **Q!** *ist jeder Mensch in seiner Einzigartigkeit willkommen. Die einzige Voraussetzung ist Neugierde sowie die Bereitschaft, bisherige Konstrukte von dem, was wir sind und wer wir sind, in der Aktentasche zu lassen.*

Innerhalb weniger Monate haben sich für mich vier Bereiche herauskristallisiert, die essentiell für meine persönliche Entwicklung geworden sind:

- *Meine Selbstliebe,*
- *mein Vertrauen in meine innere Weisheit oder auch Universelle Intelligenz,*
- *meine Dankbarkeit,*
- *meine Freiheit.*

Wie lernte ich, mich selbst zu lieben?

Voraussetzung für die Selbstliebe ist, dass ich mich fühlen und spüren kann. Doch was heißt das, sich ‚spüren' zu können? Wenn ich mich spüren kann, dann kann ich meine innere Wirklichkeit wahrnehmen, d.h. meine wahren

Gefühle und Gedanken. Viel zu oft in meinem Leben war ich damit beschäftigt, zu schauen, was die anderen wollen oder wie ich es den anderen recht machen kann, und vergaß mich selbst dabei. Heute achte ich auf meine Gedanken und Gefühle, beobachte sie und nehme sie wahr, ohne sie zu bewerten. Ich umarme sie liebevoll und nehme sie wertschätzend und dankbar an, denn sie sind die Wegweiser zu meinen dahinterliegenden Potentialen. Ich heiße alles willkommen!

Sobald ich damit aufhöre, mich zu bewerten, zu be- und zu verurteilen, stellt sich Frieden und Verbundenheit ein. Somit versöhne ich mich mit mir und allen Aspekten meines Lebens. Das ist Selbstliebe!

Früher konnte ich zwar anderen gegenüber sehr mitfühlend sein, mir selbst gegenüber aber nicht. Genauso habe ich meine bisherige Selbstliebe an Bedingungen geknüpft: Nur wenn ich Leistung erbringe, kann ich mich lieben, oder nur wenn ich ein bestimmtes Gewicht habe, finde ich mich schön und kann mich lieben... Viele von uns, auch unsere Eltern, haben erfahren, dass Liebe an Bedingungen geknüpft ist, und dadurch haben wir gelernt: So wie wir sind, sind wir nicht richtig! Aber es geht um die bedingungslose Liebe! Bedingungslos heißt: Ich liebe mich genau so, wie ich bin! Alles ist willkommen, auch meine Schwächen und meine einschränkenden Gedanken! Indem ich meine Schwächen erkenne und liebevoll annehme, verlieren sie ihre bedrohliche Macht. Und je mehr ich mich liebe, desto weniger bin ich auf die Anerkennung und die Liebe von außen angewiesen. Niemand muss mich lieben. Finde ich aber die Liebe zu mir selbst, dann lade ich die anderen ein, mich zu lieben. Somit gehören die Selbstliebe und das Selbstbewusstsein heute für mich zusammen. Was ist Selbstbewusstsein? Ich bin mir meiner selbst bewusst, d.h. ich nehme alles an mir wahr, ich kann mich spüren. Erst wenn ich mir meiner Schwächen bewusst bin, kann ich sie liebevoll annehmen und ihnen mit Mitgefühl begegnen.

Wie komme ich zu dem Vertrauen in mich und in das Leben, nach dem ich mich so sehr sehne?

Die Erziehung, die ich genoss, war vor allem durch meinen Vater sehr durch den Verstand geprägt. Das, was zählte, war die Wissenschaft, das Studium und alles, was man sehen und verstehen konnte. Aus meiner heutigen Sicht lernte ich nur einen sehr kleinen Bereich meines Gehirns kennen und wuchs in dem Glauben auf, dass daneben nichts existiere. Für

Universelle Intelligenz und eigene innere Weisheit gab es keinen Raum. Seitdem ich begonnen habe, bewusst die Verbindung zu meiner eigenen Weisheit aufzubauen, schenke ich ihr viel mehr Aufmerksamkeit und kann mich mehr und mehr in ein Vertrauen fallen lassen, das ich so bisher nicht kannte. Dieses Vertrauen zieht sich durch alle Bereiche meines Lebens, und durch dieses Vertrauen kann ich mir erlauben, wieder mehr Abenteuer in meinem Leben zu erleben, denn ich liebe Abenteuer!!!
Einer meiner größten Lehrer bezüglich des Vertrauens ist unser dreijähriger Sohn. Was habe ich mir 2013 noch viele Gedanken gemacht, wenn es schwierigere Phasen gab. Im folgenden Jahr hatten wir zwar ähnliche Herausforderungen, aber ich kann jetzt mit viel mehr Gelassenheit und Vertrauen darauf reagieren, und siehe da, es geschehen wahre Wunder! Plötzlich macht er so große Entwicklungsschritte, dass selbst die Erzieherinnen völlig erstaunt sind! Ich weiß, dass er alles in sich hat, was er braucht, genauso, wie ***wir*** *alles in uns haben, was* ***wir*** *brauchen. Wir müssen es nur wieder wahrnehmen!*
Durch eine ***Q!****-Beziehungsaufstellung mit meinem Herzen wurde mir eines bewusst: Wenn ich mich von meiner inneren Weisheit führen lasse und die Kraft meines Herzens einsetze, dann kann ich aufhören zu kämpfen, kann mich entspannen und kann meine Gefühle wahrnehmen und liebevoll umarmen. Ich öffne mich jetzt immer mehr dem Vertrauen und der Liebe und stelle mich meiner Angst vor der Niederlage, denn ich weiß, die Angst ist mein Wegweiser ins Vertrauen! Ich vertraue auf die Führung durch meine Universelle Intelligenz und ich weiß, dass sie immer bei mir ist und mir meinen Weg durch gewisse Botschaften zeigt.*

Der dritte Bereich, der für meine Entwicklung ganz bedeutend wurde, ist die Dankbarkeit: Doch wie entsteht Dankbarkeit?
Ich kann jetzt mehr und mehr wahrnehmen, für was ich alles dankbar sein kann. Ich danke besonders meinen Eltern und meiner ganzen Familie für all das, was sie mir auf meinem Lebensweg mitgegeben haben und nach wie vor mitgeben. Sie haben es mir ermöglicht, dass ich mich persönlich weiterentwickeln konnte. Ich weiß heute, dass meine Eltern mir ihre Liebe auf ihre eigene Art und Weise gezeigt haben, und der Gedanke an all das, was sie alles falsch gemacht haben, wie ich ihn früher so gerne gedacht habe, löst heute nur noch Mitgefühl aus. Genauso danke ich all meinen Lehrern,

die mich auf meinem Weg begleitet haben oder noch begleiten, und von denen ich unglaublich Kostbares erfahren durfte und noch erfahre.
Und da ist unser dreijähriger Sohn, von dem ich schon sehr viel lernen durfte und jeden Tag noch dazulerne. Er ist mein größter Lehrer. Ich danke ihm, dass er mich immer wieder an meine Grenzen führt und ich mich somit weiterentwickeln kann.
Da gibt es auch die Menschen, die zunächst für mich eine große Herausforderung darstellten. Jetzt, nach vielen Jahren, erkenne ich, was ich durch sie lernen durfte und welches Geschenk sie mir entgegenbrachten. Durch sie habe ich gelernt, zu fallen und wieder aufzustehen. Sie haben mich darin unterstützt, meine wahren Stärken zu entwickeln und herauszufinden, was ich wirklich will und auch wer ich wirklich bin. Auch Situationen, die zuerst recht unbequem erschienen und sich in ähnlicher Weise wiederholten, brauchte ich erst dann nicht mehr, als ich mich ihnen stellte und mich mit ihnen auseinandersetzte. Erst später erkannte ich dankbar, wie ich an ihnen wachsen konnte. Meine Krise war somit im Nachhinein das Beste, was mir passieren konnte. Oder vielleicht war es gar keine Krise? Heute frage ich mich manchmal, ob wir diese großen Hinweistafeln des Schicksals nur als Krise bewerten?
Und wenn ich die drei Bereiche lebe, dann entsteht ganz viel Freiheit. Ich habe festgestellt, dass die Freiheit der Wert ist, der mir am wichtigsten ist, vor allem die Freiheit, ganz ich selbst zu sein, einfach authentisch zu sein. Ich möchte mich nicht mehr an andere anpassen, nur um von anderen geliebt zu werden. Ich bin immer öfter ganz ich selbst mit all meinen Ecken und Kanten und stehe zu mir. Ich weiß, ich bin einzigartig, genau so, wie jeder von uns einzigartig ist. Dank **Q!** *fällt es mir immer leichter, kompromisslos für meine Wahrheit einzustehen. Und indem ich mich in meiner Wahrheit zeige, gebe ich auch anderen die Chance, zu ihrer eigenen Wahrheit zu stehen.*
Inzwischen befinde ich mich auf meinem Weg zu meiner eigenen Meisterschaft – und ich liebe diesen Weg! Heute genieße ich es, mich im Jetzt mit all meinen Gedanken und Gefühlen zu erleben und weiß dabei, dass ich goldrichtig bin, so wie ich bin. Alles ist willkommen. Und was ist mein größter Traum? Mein größter Traum ist, mich ganz selbst zu leben und zu lieben und meine Potentiale voll zum Ausdruck zu bringen. Und immer öfter darf ich mir erlauben, dessen gewahr zu sein, dass mein größter

Traum manchmal einfach im Jetzt schon meine Wirklichkeit geworden ist. Und genau das gebe ich in meiner Arbeit als Heilpraktikerin gerne an andere weiter."

Kessy Schwenzer lebt in der Region Stuttgart
Tel.: +49-(0)7062-679253 • E-Mail: praxis-schwenzer@t-online.de

5.2 Christian: *Faszinierend…, was alles geschieht!*

„Meine Berufslaufbahn startete ich in meiner Heimatstadt Basel mit einer Ausbildung zum Koch in der Spitzengastronomie. Nach einer eher harzigen Schulzeit hatte ich große Freude, kreativ tätig zu sein. Die Lehrjahre waren hart, aber ich lernte in erster Linie zu arbeiten und in zweiter Linie zu kochen – und das auf höchstem Niveau. In dieser Zeit erlebte ich die nonverbale Kommunikation einer Küche: Alle sind wach und präsent, in jeder Bewegung liegt etwas Magisches, und eine Ausstrahlung – etwas, das man wahrnehmen kann – durchdringt alles. Wenn ich mich heute zurückerinnere, ist es für mich das Informationsfeld einer Küche, das einfach spürbar ist. Wer dieses Feld betritt, muss wissen, was er will, sonst steht er/sie unweigerlich im Weg, wenn alles rund läuft. Von außen mögen die Dinge vielleicht hektisch aussehen, doch durch die Konzentration auf das, was ‚jetzt' ist, übernimmt das ‚Sein' die Regie.
Nach der Lehrzeit hatte ich einen sehr guten Job, ordentlich Verantwortung und Geld in den Taschen, doch ich spürte, da gibt es noch mehr. In der Musik fühlte und fühle ich mich sehr wohl; auch dort gibt es diese Momente der wortlosen Kommunikation. Ich wollte an die Jazz-Schule mit meiner Gitarre, um zu lernen, professionell Musik zu machen, die von Inspiration im Jetzt getragen ist. Auch da erlebte ich eine sehr inspirierende Zeit! Und gleich in den ersten Semesterferien fand ich mich durch einen ‚Zufall' in einem Channeling-Workshop wieder. Ich purzelte quasi in eine Ausbildung, die ich weder suchte noch anstrebte und die dennoch passte. Am Anfang wusste ich gar nicht, was Channeling ist. Alles, was ich wusste war, dass wir lernen sollten, wie wir mit den ‚Meistern der Geistigen Hierarchie' (Geistwesen) kommunizierten können. Die Erfahrungen waren beeindruckend. Die Lehrer meinten, ich solle mich an die Bäume halten, die würden das, was ich erlernt hätte, die ganze Zeit tun, nämlich Energie ka-

nalisieren. Eine spannende Zeit folgte, ich war viel in der Natur, meditierte mit und bei den Bäumen und erlebte vieles, was man als ‚spirituelles Erwachen' bezeichnen könnte. Musik zu machen begleitet mich bis heute, doch kam es wieder anders als ich es mit der Jazz-Schule geplant hatte. Nach drei weiteren Jahren lernte ich meine Frau kennen – gesehen, verliebt, verheiratet, in einem Tempo, das die Welt nicht kennt. Dazu kam, dass wir uns gleich mit unserer Firma ‚Freeenergy' selbstständig machten, mit der wir bis heute glücklich unterwegs sind. Das erste Produkt in unserem Vertrieb waren ‚Baumessenzen'. Nicht, dass wir das gesucht hätten, es war einfach da, so klar, dass man nicht darum herumkommt. Und so starteten wir – eine kleine Patchwork-Familie – mit leuchtenden Augen und wenig Geld.

Die Kraft der Verbindlichkeit und des Vertrauens lernte ich in dieser Zeit, in der unser kleines Unternehmen langsam wuchs. Oft waren Geldnöte unsere Begleiter, auch an jenem Morgen, an dem ich nach Bern reiste, um einige Kunden zu treffen. Ich wurde geplagt von Sorgen und Zweifeln finanzieller Art und führte mit meinen geistigen Freunden während der Fahrt Zwiesprache. Auf einmal sagte mir eine Stimme: ‚In Deinem Koffer sind 2 Millionen Schweizer Franken – reicht das für den Moment?' ‚Oh ja!', dachte ich, ‚sogar sehr!' Und in meinem Körper machte sich Euphorie breit. Es fühlte sich einfach gut an, einen Koffer mit 2 Millionen dabei zu haben.

Ich erlebte zum ersten Mal bewusst, was Information bewirken kann. Natürlich war mir klar, dass in diesem Koffer meine Baumessenzen-Sets waren, und doch fühlte es sich echt an – echt, reich, wertvoll und wichtig. Es versteht sich von selbst, dass der Tag ein sehr erfolgreicher war, ein Kundenbesuch in diesem inneren Modus ist immer ein höchst erquickendes Erlebnis. Und das Lustige dabei ist, dass Geldverdienen auf einmal nicht mehr wichtig ist, es geschieht einfach, es gehört so quasi dazu. Der Fokus meiner Aufmerksamkeit lag nur noch bei mir und meinen Essenzen, überhaupt nicht auf dem Abschluss des Geschäfts. Wieso auch? Doch was ist da genau passiert? Ich tappte völlig im Dunkeln, ich wusste jedoch eines: Kein Impuls war da, wie beispielsweise: ‚Wir machen jetzt mit Dir!' oder ähnliches. Nur der Gedanke ‚da sind 2 Millionen' löste das Ganze in mir aus. Es war nicht etwa: ‚Ich stell mir jetzt vor, da sind 2 Millionen.' Nein, es tat es aus mir heraus. Es war kein Gedanke, sondern das Gefühl der Echtheit, wertvoll und reich zu sein, was mir diesen Auftrieb gab. Nicht, dass mich das wirklich etwas gelehrt hätte. Und doch ist etwas hängen geblieben, nämlich das Wissen, dass unser Gewahrsein definitiv unser Sein bestimmt. Intellektuell verstehen konnte ich es erstmals im Jahr 2007, als mir das Buch ‚Intelligente Zellen' von Bruce Lipton in die Finger kam. Meine Frau hatte es bestellt, bevor ich wusste, dass ich das Lesen ‚muss'. Für mich wurde es eine kleine Offenbarung. Das, was ich schon lange wusste und erfahren habe, formulierte jemand endlich in einer Form, dass ich es verstehen konnte. Dass Angst krank macht, war mir klar, aber dass Angst bis in die Gene Auswirkungen hat, war mir nicht geläufig gewesen. Überhaupt waren die Gene etwas, das einfach ist und mich nicht fragt. Der Gedanke der Epigenetik, also die Prägung der Gene durch das Umfeld, ist der Lichtblick, der alles, was wir bis jetzt über Genetik gewusst haben, in einem neuen Licht erscheinen lässt. Jetzt konnte ich es also intellektuell verstehen. Nur wie ich es wirklich im Alltag umsetzten sollte, war mir völlig unklar. Das änderte sich jedoch, als ich im Jahr drauf Klaus Medicus kennenlernte. Klaus hatte drei Jahre zuvor die Methode ‚PSYCH-K©', die Bruce empfohlen hatte, nach Europa geholt. Er hatte bereits seit Jahren Workshops über Intelligente Zellen in Deutschland und Österreich durchgeführt. So luden wir ihn 2008 in die Schweiz ein. Der Workshop war gut besucht und einfach ein voller Erfolg. Klaus schaffte es mit Leichtigkeit, intelligente Zellen erlebbar zu machen. Und so begannen wir unsere Überzeugungen zu verändern, und die Resultate waren unglaublich. In der nächsten Zeit inhalierte ich dieses Wissen. Es war so, als würden wir eine Treibersoftware aus dem Universum herunterladen, sie installiert sich von selbst und das Resultat ist sofort erlebbar. Nach kurzer Zeit hatte ich schon viele Kunden, die Einzelsitzungen buchten und die nächsten Workshops liefen an. Ich konnte unsere Kunden in den Workshops begleiten, und diese Art des Arbeitens wurde fester Bestandteil meines Alltags. Irgendwann fiel mir etwas auf, mit dem ich nicht gerechnet hatte: Mein Denken hatte sich in dieser Zeit radikal verändert. Es war nichts, das ich mit Vorsatz tat, es dachte einfach auf einmal anders ohne mein Zutun – eine enorm spannende Geschichte. Mir wurde bewusst, was ‚Gewahrsein' bedeutet. Weitere drei Jahre vergingen, und es war einfach eine spannende Zeit mit all den Workshops. Die Methode ‚PSYCH-K©' hatte nur den Nachteil einer strikten Reglementierung aus den USA. Es gibt so typische amerikanische Ei-

genarten, die in Europa nicht akzeptabel sind, wie z.B. veraltete Modelle, grundlegende Probleme mit dem Datenschutz und so manches mehr. Ich wusste nicht, ob es gut ist, ob es schlecht ist, mir war nur klar, dass wir nicht bereit waren, uns auf amerikanisch-kulturelle Spielregeln einzulassen. Klaus legte mit dem Buch ‚Quanten-!ntelligenz – Heilsein erleben statt Heilung suchen' bald den Grundstein für etwas ganz Neues. So war **Q!** *geboren und schon gleich ist mir aufgefallen, dass da viel mehr entstanden ist als nur ein europäisches ‚PSYCH-K©'. Es war nicht besser, es war einfach anders, freier, mit viel mehr Raum, der entdeckt werden wollte. Schlüsselworte wurden ‚Gewahrsein' und ‚Achtsamkeit', welche die ganze Arbeits- und Denkweise prägten. Die Theorie von Bruce und der Epigenetik konnten mit einem Mal noch auf einer ganz anderen Ebene umgesetzt werden. Der Ebenenwechsel, von dem Klaus immer spricht, gewann stark an Bedeutung. Die Arbeitsweise wandelte sich dahingehend, die Fülle des Augenblicks einfach erleben zu können. Ich selbst erlebte einen tiefgreifenden Wandel, weg von ‚die Überzeugung machen wir mal weg' hin zu einem ‚Ich bin richtig genau so, wie ich bin.' – im Vertrauen zu sein, dass die nächste Information folgt, ohne unser Zutun, unser ‚Wissen'. Diese Offenheit des im Moment-Seins ist das, was ich bei meiner Autofahrt vor vielen Jahren erlebt hatte, und* **Q!** *ist ein Werkzeug, dieses Erleben von Augenblick zu Augenblick bewusst zu gestalten. Die Kraft der Gegenwart wird mit* **Q!** *einfach erlebbar. Mit diesem Wandel konnten sich nochmals ganz neue Dimensionen öffnen.*

Nachdem ich dann die Coaching-Ausbildung bei Klaus besucht hatte, begleitete ich mittlerweile hunderte Menschen in den **Q!***-Workshops mit Klaus und führte unzählige Einzelsitzungen. Es macht immer weiter neugierig und es begeistert mich, wie viel so ein Quäntchen Information bewirken kann. Synchronizität wird auf einmal leicht erlebbar und fühlt sich einfach nur normal an. Je mehr ich mich mit Quanten-!ntelligenz befasse, desto umfassender wird mein Verständnis für die Dinge. Lustigerweise kommt es mir vor, als wüsste ich immer weniger, und ein Verständnis, oder besser eine Ahnung von ‚Nicht-Wissen', macht sich breit.*

Was bedeutet ‚Nicht-Wissen'? Ein Beispiel dazu: Es war Sommer, heiß und schön, und so machten wir uns auf zum See, die Kinder und ich. Herumtollen, Wasser und Sonne genießen. Wieder zu Hause angekommen, ging ich duschen und erschrak, weil mein Körper mit roten Punkten über-

sät war. Nun hatte ich die Quittung: ‚Du warst halt nicht eingecremt mit Deiner hellen Haut und bist eh ein bisschen empfindlich, selber schuld.' So oder ähnlich ging es mir durch den Kopf. Eine Lösung für das Problem der ‚roten Flecken' musste her. Der Gedanke, einen Dermatologen aufzusuchen und mich in ‚professionelle Hände' zu begeben, tauchte auf: ‚Der Apotheker hat bestimmt eine tolle Pille oder eine Salbe. Oder sollte ich es vielleicht doch besser mit Bioresonanz versuchen oder mit entsprechenden Nahrungsergänzungen?' Mir fiel die Diagnose ‚Sonnenallergie' ein, die ich schon so oft bekommen hatte. Es fielen mir viele Dinge ein, die ich jetzt tun konnte, damit diese Punkte schnell wieder verschwinden. Ich malte mir bereits gedanklich alternative Szenarien, wie denn meine Zukunft aussehen konnte. ‚So kann ich mich nicht sehen lassen, ich kann wohl dieses Jahr nicht mehr in die Sonne gehen.' Als ich wahrnahm, wie meine Gedankenfabrik auf Hochtouren kam, erfüllte mich plötzlich ein tiefes ‚Ahh, ist ja spannend, was da gerade abläuft!'. Auf einmal konnte ich meine Gedankenfabrik in der Produktion neuer Gedanken beobachten! Plötzlich stellte sich ein Gewahrsein ein, das neu war. Der Impuls, der diese Kette von Gedanken anregte, war die pure Angst, ausgeliefert zu sein – ein Problem das man lösen muss!… Und was wäre, wenn das alles gar nicht wahr wäre, es nichts zu heilen gäbe und alles gut wäre, so wie es ist? Und gleich kamen wieder meine Gedanken: ‚So ein Quatsch, schau doch in den Spiegel, da siehst Du, wie es wirklich ist – nichts ist gut. Rote Flecken, das ist die Realität!' Genau an diesem Punkt stieg ich aus dem Spiel aus, das sich da in meinem Kopf abspielte. So beobachtete ich mich in diesem Moment, musste über meine Gedanken lächeln, und fühlte wieder Kraft in mir. Der nächste Gedanke war: ‚Was nehme ich denn jetzt wahr mit diesen roten Punkten, wenn ich sie einfach als Information betrachte?' Jetzt fühlte ich das, wovor ich Angst hatte, eine tiefe Trauer erfüllte mich – eine Trauer, nicht in der Gemeinschaft zu sein, nicht mit den Jungs nach draussen zu gehen, allein im Dunkeln zu sitzen. Es war mehr so ein kurzes Reinschnuppern in die Gefühle, die ich wahrnahm, als wenn man kurz auf ein Bild schaut – die Trauer, das Dunkel. Und was bildet den Pol zu der Trauer? Wo eine Einschränkung ist, muss auch eine Befähigung sein. Was, wenn Trauer der Nordpol wäre – wie hieße dann der Südpol? Diese Antwort kam sehr spontan: ‚Es ist die Freude.' Und so saß ich nun da und formulierte einige Überzeugungen. ‚Ich bin Freude, alle Teile meines Seins sind Freude,

Freude bestimmt mein Sein.' und noch einige mehr. Ich konnte jedoch nichts dazu wahrnehmen, keine leuchtenden Augen. Ich machte mir über das, was passiert war, Gedanken: ‚OK, ich habe rote Flecken, und wo ist es dazu gekommen? An der Sonne natürlich.' Zuerst empfand ich diesen Gedanken als sarkastisch, im zweiten Moment entdeckte ich die Information: Sonne. Aber was bedeutet ‚Sonne'? Öffentlichkeit! ICH BEOBACHTETE MEINE GEDANKEN und kam ins Staunen. So so, ich verbinde also Sonne mit der Öffentlichkeit, und wo passt da die Freude hin? ‚Ich darf meine Freude in der Öffentlichkeit leben.', und der Satz fühlte sich so gut an, dass ich von tiefer Dankbarkeit erfasst wurde. Ich erlebte dazu eine ‚Q!-der inneren Ruhe'.

Das ganze Thema mit den roten Flecken oder der ‚Sonnenallergie', wie es schon öfters diagnostiziert worden war, war ab diesem Moment Geschichte. Erst am Abend, als ich mich wieder im Spiegel sah, fiel mir auf, dass da keine Flecken mehr waren. Zwei Wochen später waren wir in Ligurien auf einem Workshop mit Klaus. Wir waren den ganzen Tag draussen auf dem **Q!***-Retreat, der jeden Sommer im magischen Olivenhain an den Hochufern eines Canyon in den italienischen Seealpen stattfindet. Den ganzen Tag war ich draußen bei viel Sonne. Und die Sonnenallergie? Zu keinem Zeitpunkt hatte ich seither wieder diese roten Flecken oder ähnliche Phänomene. Der Sonnenbrand, der mich seit meiner Kindheit begleitete, blieb ebenfalls aus. Und das nun schon im dritten Sommer in Folge! Gesund oder nicht-gesund, das ist hier die Frage! Doch sobald ich mir erlaube, die Ebene zu wechseln, interessiert mich diese Frage überhaupt nicht mehr.*

Das, was ich gelernt habe, ist im Fluss der sich überschlagenden Gedanken innezuhalten und einen Gedanken, der da ist, mit Offenheit und den Worten ‚Ist ja faszinierend...' zu begrüßen – egal, ob der Gedanke in unserer Bewertung ‚gut' oder ‚schlecht' ist. Der Gedanke wird dabei so zum Objekt und ich (oder das ‚Ich'?) zum Beobachter. Was in diesem Raum passieren darf, empfinde ich einfach als großes Geschenk. In diesem Modus lernen wir die eigenen Verschaltungen kennen. Und in dieser geistigen Haltung ist es wundervoll, Menschen in ihre Fülle zu begleiten.

So hatte sich neulich eine Dame bei mir gemeldet und einen Termin vereinbart. Sie hatte sich das **Q!***-Buch von Klaus gekauft und war begeistert, eine neue Art ihres ‚Seins' zu entdecken. Sie besuchte einen Vortrag und meldete sich danach zu einem* **Q!***-Erlebnistag an. An diesem Tag hatte sie*

erfahren, wie viel Entspannung in dem System ihrer 70 Billionen Zellen entstehen kann, ohne etwas zu tun, ohne es weg-zu-machen, ohne zu lösen, ohne umzuprogrammieren. All das hat natürlich auch den internen Skeptiker genährt. So drehte sich ihr ‚Gedanken-Karussell' recht flott. Beim nächsten Termin hörte ich Geschichten, die erzählt werden wollten, und mit Leichtigkeit offenbarten sich auch die Informationen, die sie brauchte, um die Befähigung zu erleben.
Die Rückmeldung nach dieser Session waren ein verändertes Erleben des eigenen Seins und eine Dankbarkeit, das so erleben zu dürfen. Nebenbei stellte sie fest, dass sich ihr Geldfluss erhöhte, was auch Teil der Geschichte war, und weitere Kleinigkeiten, die sie auf einmal verändert wahrnehmen konnte. Das nächste Mal erzählte sie von einem Missbrauch in früher Jugend, den sie schon mit allen erdenklichen Therapien ‚transformieren' wollte. Und sie spürte, wie diese schreckliche Erfahrung bis heute ihr Verhalten zu Männern prägte. Bei solchen Themen wird mit **Q!** *nichts verbalisiert. Ich fragte sie, ob sie ein Bild zu der Geschichte hätte, eine Szene, die alles in sich trägt. Die hatte sie, und nun ging es nur darum, dieses Bild wahrzunehmen. Zu diesem Bild machten wir eine* **Q!***-Verbindung – im Vertrauen, dass alles, was es braucht, in ihr ist. Als sie die Augen wieder öffnete, saß eine andere Frau vor mir. Fältchen in ihrem Gesicht glätteten sich, das gesamte Gesicht wirkte entspannter und die Augen strahlten eine Ruhe aus. Sie verabschiedete sich mit einem Lachen und einer Entdecker-Ausstrahlung, nach dem Motto: ‚Irgendwie ist es schon faszinierend, was da alles passiert.' Zwei Wochen später hatten wir wieder Kontakt und es hatte sich so einiges getan in ihrem Leben. Sie war dem Mann ihrer Träume begegnet, war frisch verliebt, und das Leben hatte eine Wende genommen, wie sie sich das nie hätte vorstellen können. Wenn das nicht spannend ist?! Natürlich kann man da als Begleiter denken: ‚Toll, was ich da wieder erreichen konnte.', und sicherlich ist das auch so. Doch ist es viel entspannter zu erkennen, dass wir ‚nur' das empfangen haben, was schon immer da war – eine Wirklichkeit, die schon immer da ist, und dass wir uns erlauben, diese wahrzunehmen."*

Christian Kindlimann lebt im Aargau, in der Region Zürich
Tel.: +41 56 616 90 00 • E-Mail: mail@freeenergy.ch

5.3 Andrea: *Ein tiefes Einverständnis mit allem, was ist*

„Meine erste Begegnung mit der Quanten-!ntelligenz war geprägt von einer großen Selbstverständlichkeit. In einer Lebenssituation, die voller Chaos und Umbrüche steckte, in der meine Ehe zerbrochen und ich gerade umgezogen war, zwei Wasserschäden im Haus hatte und mit einer Internet- und Telefonleitung lebte, die regelmäßig zusammenbrach, rief eine liebe Bekannte an. Ganz selbstverständlich funktionierte in diesem Moment das Telefon, und sie erzählte mir begeistert von den Workshops bei Klaus Medicus: ‚Das ist Deins!', meinte sie, ‚die ideale Ergänzung zu Deiner Arbeit'. Selbstverständlich bestellte ich sofort sein Buch ‚Quanten-!ntelligenz', und als ich am nächsten Tag das Buch in der Hand hielt und nur den Untertitel las: ‚Heilsein erleben statt Heilung suchen', da war mir sofort klar, dass ich solch ein Seminar auch erleben wollte. Ich wählte die im Buch angegebene Nummer, erreichte wie selbstverständlich sofort Nicole Mund und konnte gerade zwei Tage später am ersten **Q!***-Workshop teilnehmen. Begegnet ist mir bei diesem Workshop das ‚Feld der leuchtenden Augen' als Feld des Heilseins; begegnet sind mir die ersten ‚***Q!***-Tools'; begegnet bin ich mir selbst auf eine für mich neue Weise; und am Ende des Workshops standen Momente des Friedens und der inneren Ruhe sowie ein veränderter Blick auf meinen allzu bewegten Alltag, der sich nun ‚ganz normal' anfühlte – es fühlte sich so an, als wäre alles so, wie es sein soll.*

Und so wollte ich selbstverständlich weitermachen, denn mir war schnell klar, dass ich hier nicht nur eine ganz entscheidende Bewusstseinsarbeit für mich selbst erleben konnte, sondern auch eine ideale Erweiterung und Ergänzung meiner begleitenden Arbeit finden würde. So folgten weitere Workshops, die alle bisherigen **Q!***-Werkzeuge, vor allem die* **Q!***-Beziehungsaufstellung, erlebbar machten. Es folgten* **Q!***-Erlebnisabende, um Erfahrungen zu sammeln, und dann das* **Q!***-Coaching, das heute im Zentrum meiner beruflichen Tätigkeit steht.*

Bevor ich mit **Q!** *in Kontakt kam, waren die wichtigsten Eckpfeiler meiner Arbeit die Farbtherapie und die ‚Systemischen Aufstellungen'. So war es mir schon früher vertraut, auf Zellinformationsebene – denn hier wirken Farben und Licht als auch im ‚Morphogenetischen Feld', der Voraussetzung ‚Systemischer Aufstellungen' – zu arbeiten. Schon während der Farbtherapieausbildung hatte ich gelernt, nicht von ‚Patienten' zu sprechen,*

sondern von ‚Klienten'. Die Quantenintelligenz aber machte den ‚Klienten' nun zum ‚Partner', zum ‚Gegenüber', was auf der Basis vollständiger Wertfreiheit jede einengende Rollenzuweisung wegnahm. Ein großer Unterschied zwischen **Q!***-Beziehungsaufstellungen und herkömmlichen Aufstellungen besteht auch etwa darin, dass die* **Q!***-Beziehungsaufstellung die ‚Storyebene' vollständig verlässt und die Lösung sich im Feld der Wertfreiheit und des ‚Nicht-Wissens' findet. Und es ist nicht einmal die ‚Lösung', die gesucht wird, sondern es sind Informationen, die von einem Menschen zum anderen wandern und aus dem Feld des Heilseins stammen. Dieses Feld wird direkt erleb- und spürbar. Von Anfang an war mir klar, dass ich eine solche Tiefe bei hunderten von Aufstellungen bisher nicht erlebt hatte.*
Doch was habe ich mit **mir** *erlebt? Da waren Beziehungsaufstellungen mit meinem Ex-Mann, die unser angespanntes Verhältnis spürbar leichter gemacht haben. Vor allem der Satz ‚Ich gebe Dich frei.' hat hier lösende Wirkung gezeigt. Da waren Beziehungsaufstellungen mit verschiedenen Familienangehörigen, bei denen Veränderungen umgehend spürbar waren, seien es Telefonate, die in Folge der* **Q!***-Beziehungsaufstellung völlig anders verlaufen sind oder Begegnungen mit neuem Wortlaut.*
Da war eine Aufstellung mit meinem Sohn, die ich mit Nicole Mund gemacht habe. Mein Sohn wär zu dieser Zeit sehr unzugänglich, hatte wenig Achtung für mich übrig und erlebte eine Phase der Orientierungslosigkeit. Der Satz, den ich in der Beziehungsaufstellung von ihm hören wollte war: ‚Mama, Du bist genau richtig, so wie Du bist.' Der Satz, den er – in Stellvertretung von Nicole – von mir hören wollte, war: ‚Ich kann alle Fünfe grade sein lassen.' Ich war erstaunt über diesen, wie ich dachte, eher banalen Satz. Nicoles Arm testete aber fest, und schon während wir die Sätze dann sprachen, fühlten sie sich richtig an. Eine große neue Leichtigkeit machte sich in mir breit. Am Abend nach der Aufstellung war mein Sohn gesprächiger denn je, wollte meine Meinung wissen zu dem, was ihn bewegte, worauf ich ihm zu verstehen gab, dass er sowieso nur macht, was er für richtig hält. Er dann: ‚Wollte nur wissen, ob Du das verurteilst. Ich glaube nämlich, dass ihr mit eurer **Q!** *so was nicht richtig findet.' Ich dann: ‚Genau das Gegenteil ist der Fall… und weißt Du was: Ich habe heute mit Nicole eine Aufstellung gemacht – Du und ich. Und weißt Du, was ich von Dir hören wollte? Es war: ‚Mama, Du bist genau richtig, so wie Du*

bist.' Da hat er gegrinst, mich umarmt und gesagt: ,Mama, Du bist genau richtig, so wie Du bist.'
Dies ist eines der Beispiele, das zeigt, wie Veränderung nach einer **Q!**-*Beziehungsaufstellung innerhalb weniger Stunden erlebbar wird. Und die Leichtigkeit, die schon während der Aufstellung spürbar war, ist in unserem Verhältnis geblieben. Aus der ,unglücklichen Liebe', die mich noch bewegte, als ich* **Q!** *neu kennenlernte, ist heute eine erfüllte Partnerschaft geworden. Da waren Beziehungsaufstellungen mit meiner weiblichen und meiner männlichen Seite, Beziehungsaufstellungen mit meinem Partner: ,Ich sehe Deine Größe.' und ,Ich liebe und schätze Dich, so wie Du bist.'. Und es fühlte sich alles so selbstverständlich an, wohin mich diese Form von Bewusstseinsarbeit brachte.*
Dann war da noch das Thema mit meinen Gelenkschmerzen, deren emotionale Botschaft ich heute verstanden habe. Ich habe gelernt, nicht mehr alles ,Schlechte' wegmachen zu müssen, sondern mein Leben als eine fortwährende Reise in mein Inneres zu erleben. Sobald ich all das, was emotional noch integriert werden will, einfach annehme, wie es ist, eröffnen sich oft wie aus dem Nichts ganz neue Räume und Perspektiven.
Gerade auf die Gelenkschmerzen möchte ich etwas ausführlicher eingehen, weil ich mit ihnen so viel lernen konnte: Seit 2003 hatte ich zunehmend heftige Gelenkschmerzen. Zuerst zeigten sie sich bei starker Belastung, wechselnd an verschiedenen Gelenken, dann kamen die letzten Jahre Schmerzschübe mit Schwellungen dazu, die sich vor allem an Händen und Füssen sowie den Kniegelenken bemerkbar machten. Diese Schübe brachten mich manchmal bis zur Bewegungslosigkeit. Oft musste ich abends auf allen Vieren die Treppen ins Schlafzimmer kriechen und konnte kaum schlafen, wegen der Schmerzen, die erst gegen Morgen wieder nachließen. Die **Q!**-*Workshops waren eine willkommene Gelegenheit, auf dieses belastende Thema zu schauen. So haben sich Arbeiten zum Thema ,Beweglichkeit' ergeben, die mich sehr berührten, denn ich hatte noch nicht in dieser Konsequenz wahrgenommen, wie schwer mir das ,in Bewegung kommen' fallen kann und wie sehr es damit zu tun hat, das Leben voll eigenverantwortlich in die Hand zu nehmen. Hier konnte ich viel über mich lernen, aber durchgreifend besser waren die Schmerzen nicht geworden. Natürlich kamen dann immer wieder Gedanken auf, wie: ,Das bringt doch alles gar nichts...' Aber zunehmend kam ich auch in die Lage, solche*

Gedanken einfach zu beobachten und darüber zu lächeln. Sobald ich bemerkte, dass sich meine Gedankenfabrik einschaltete, wurde mir zunehmend bewusst, dass ich mich entscheiden kann, welche Ebene ich wahrnehmen möchte.

Aus dem Gedanken heraus, Q!*-Verbindungen zu üben, ging ich öfter zu* Q!*-Aufstellungsabenden. An einem solchen Übungsabend hatte ich Gelegenheit, mit Klaus intensiv die Informationen anzusehen, die hinter meinen Schmerzen standen. Hier durfte eine Identifikation mit meinem gichtkranken verstorbenen Vater abgelöst werden. In einem zweiten Schritt begleitete Klaus mich zu einer klaren Sicht auf mein Bild von ‚beruflicher Tätigkeit', die auf der Ebene meiner Glaubenssätze und Überzeugungen mit Stress und Druck verbunden war. Mir wurde auf einmal klar, was für einen Stress ich mir immerfort gemacht hatte. In der inneren Klarheit wahrzunehmen, was ich tue und in dem, wie ich mir jetzt in liebevoller Selbstannahme begegnen konnte, wurde wieder dieses innere Lächeln spürbar – ein Lächeln zu mir und all meinen Fehlern und Unzulänglichkeiten. Das sind Momente, in denen einfach alles da sein darf. So wie es ist, ist es einfach – kein ‚gut', kein ‚schlecht', kein ‚richtig' und kein ‚falsch'. Das sind Momente, die ich jedem Menschen nur wünschen möchte, sie zu erleben. Und das, was mich am meisten verblüfft hat, war ein Erleben, dass der Schmerz einfach da sein durfte. Die Folgen dieses Abends waren vollkommen schmerzfreie Wochen, ganz selbstverständlich. Und dann kam ein Impuls von außen, der die Schmerzen wieder auslöste. Ich war dem Arzt begegnet, der mich einige Wochen vorher gründlich untersucht und ‚Arthrose' diagnostiziert hatte. Als ich ihm mitteilte, momentan völlig schmerzfrei zu sein, lächelte er mich ungläubig an, denn wie sollte eine chronische Krankheit aus seiner Sicht ‚verschwunden' sein? Und so waren die Schmerzen bereits am nächsten Abend wieder da. Doch trotz der Schmerzen merkte ich, dass die Angst vor einer schmerzhaften Zukunft nicht mehr kam. Das war anders als früher. Ich hatte kein Gewahrsein dafür gehabt, dass der Schmerz und die Angst vor weiteren Schmerzen etwas Verschiedenes sind. Mir fehlte vorher das Bewusstsein, diesen entscheidenden Unterschied zu erkennen. In diesem veränderten inneren Zustand, den ich nun wahrnehmen konnte, war das ‚Wissen', dass die Schmerzen jederzeit auch wieder gehen können. Nun wusste ich, was Klaus damit gemeint hatte, wenn er mir die Möglichkeit aufgezeigt hat, den Schmerz ein-*

fach als ‚Geschichte' zu sehen. In den folgenden Tagen konnte ich ein Gewahrsein erleben, wie mein Umgang mit meinem eigenen Körper sich nachhaltig veränderte. Ich spürte, wie gut es mir tat, diszipliniert Wasser zu trinken, was sich erheblich positiv auf mein körperliches Wohlbefinden auswirkte, und ich konnte wahrnehmen, was ich brauchte, um auf den Basenhaushalt meines Körpers zu achten. Mit großer Selbstverständlichkeit konnte ich in mir eine Klarheit erleben, was ich ernährungsmäßig brauchte, ohne irgendwelche Ratgeber über die ‚richtige' Ernährung zu studieren. Vor allem aber konnte ich lernen, dass es nicht um das ‚Wegmachen' von Schmerzen geht, sondern zum einen um die Haltung dem Schmerz gegenüber und zum anderen ganz konkret darum, die Botschaften der Schmerzen zu beachten und die Freiheit zu gewinnen, einen neuen Umgang mit ihnen zu finden.

So verstand ich mit einem Mal eine ganz zentrale Botschaft von **Q!***, etwas nicht ‚wegmachen' zu müssen und zu wollen, sondern die Information zu sehen, wertfrei, und dann offen dafür zu sein, wo sie mich hinführt. Für mich war es eine große Herausforderung, in diese Haltung zu kommen, wo ich doch sowohl persönlich als auch beruflich gelernt hatte, ‚Probleme' anzuschauen und sie dann zu ‚lösen'. Wie sollte es aber möglich sein, etwas wie ‚Schmerzen' – seien sie körperlich oder seelisch – nicht als störend und überflüssig zu bewerten und sie nicht ‚weghaben' zu wollen? Ein sehr tiefes Erlebnis dazu hatte ich am letzten Tag der Coaching-Ausbildung. Ich kam in Kontakt mit einem sehr tiefen, alten, inneren Schmerz: dem Gefühl, alleine, hilflos und im Stich gelassen zu sein. Es war ein Gefühl von lebensbedrohlichem ‚Ausgeliefert-Sein'. Die liebe Freundin, die mich begleitete, fragte mich, ob ich eine* **Q!***-Verbindung zum Thema machen möchte. Die Stimmung dieses letzten Ausbildungstages war für mich aber von einer solchen Ruhe getragen, dass ich kein Bedürfnis mehr verspürte, irgendetwas zu verändern. Ein tiefes Einverständnis mit allem, was ist und wie es ist, machte sich breit in mir. In diesem tiefen Einverständnis spürte ich einen tiefen, erfüllenden Frieden, wie ich ihm noch nicht begegnet war. Ich konnte endlich vollumfänglich fühlen, was es bedeutet, sich nicht ‚aufzubäumen' in dem Moment, wo der Schmerz aufsteigt, sondern ihn einfach ‚sein zu lassen'. Und allein dadurch hatte er seine Macht über mich verloren.*

So bin ich mit **Q!** *einen Weg gegangen, der mir viel Freude und eine Menge ‚Aha-Erlebnisse' brachte und der mich in einer Weise zu mir selbst ge-*

führt hat, wie ich es nie für möglich gehalten hätte. Und genau hier beginnt ja **Q!***, nämlich im Feld der unendlichen Möglichkeiten. Es ist die tiefe Erfahrung, die wir mit* **Q!** *machen dürfen, wie sehr sich Räume von Möglichkeiten öffnen können, weiter und weiter – für uns selbst und für andere. Wir entfernen uns vom ‚wissen wollen' und wenden uns dem Raum des ‚Nicht-Wissens' zu. So können wir die Weisheit empfangen, die einfach da ist, ganz selbstverständlich. Wir nehmen uns in der Begleitung völlig zurück und bleiben bei den Informationen, die uns das Gegenüber anbietet, um seine eigene ‚innere Weisheit' zu achten.*
Das ist so sympathisch, denn alles ist erlaubt, es gibt keine Wertung. Es fühlt sich herrlich und leicht an, Schritt für Schritt in die Freiheit zu gehen, sowohl für mich als auch für die Menschen, die ich begleite.
Hatte ich mein Leben lang versucht herauszufinden, wer ich bin, und vor allem, wer ich sein möchte, so kann ich mich heute einfach annehmen als ‚die, die ich bin' – nicht jeden Tag, aber immer öfter. Sich selbst einfach im SEIN zu spüren, das bedeutet ‚Heil-Sein'. In diesem ‚so sein' steckt eine Fülle, die gefühlt werden kann, prall und voll und schön. Das zu erleben, ist das größte Geschenk von **Q!** *für mich, und es kam unerwartet und ganz selbstverständlich in mein Leben."*

Andrea Zistl lebt in der Region Starnberg
Tel.: +49-(0)8158-906236 • E-Mail: andrea-zistl-mager@t-online.de

5.4 Norbert: *Die Evolution meines Bewusstseins*

„Ich war schon immer ein wissensdurstiger Mensch. Ich wollte immer wissen, ‚wie die Welt funktioniert'. Auf dem Bauernhof meiner Eltern hatte ich bereits als Kind unzählige Möglichkeiten, viel zu lernen: Tiere, Pflanzen, Gebäude, Maschinen und Geräte interessierten mich leidenschaftlich.
Als ich erwachsen war, entwickelte sich mein Arbeitsleben rasant und ich wurde schnell in leitenden Funktionen tätig, unter anderem als Qualitätsleiter und Auditor für Qualitätsmanagementsysteme. Meine Hauptaufgabe ist es, die richtigen Fragen zu stellen und die Antworten sofort präzise und unwiderlegbar zu bewerten. Vor allem in stressigen Situationen und bei Meinungsverschiedenheiten gilt es aufmerksam, ruhig und besonnen zu

bleiben. Für mich ist der Mensch mit all seinen Gedanken und Gefühlen das Wichtigste. Und ich bemerkte, dass gerade dieses Menschsein viel Aufmerksamkeit und Fingerspitzengefühl benötigt. Infolgedessen habe ich neben meinem Beruf immer wieder Qualifikationen auf psychologischem Gebiet dazugewonnen. So absolvierte ich Ausbildungen in NLP (Neurolinguistisches Programmieren) und Hypnose. Ich besuchte über Jahre hinweg Kurse, um meine Selbstwahrnehmung zu bilden, wie zum Beispiel Progressive Muskelentspannung, Zazen, Qi-Gong, Yoga, Atemtechniken usw.. Das half mir in meinem Beruf dabei, höchste Aufmerksamkeit zu wahren, Bewertungen in Sekundenschnelle vorzunehmen und plausibel zu beschreiben sowie gleichzeitig Fingerspitzengefühl im Umgang mit Menschen in herausfordernden Situationen zu haben. Das technische Wissen blieb für mich als Basis sehr wichtig, aber immer wichtiger wurde mir das, was ich auf der psychischen Ebene gelernt hatte. Währenddessen merkte ich aber, dass irgendetwas in meinem Leben fehlte. Hypnose und NLP funktionierten super – doch immer nur bis zu einem bestimmten Punkt. An diesem Punkt kam ich einfach nicht weiter. Alles in unserem Leben wird durch unsere Gedanken beeinflusst und ich hatte bemerkt, dass die Gefühle tiefer sitzen als die Gedanken. Irgendetwas musste es doch geben, um den nächsten Schritt in die Tiefe meiner inneren Welt zu machen, ohne jahrelang zu meditieren, zu versuchen, mich selbst zu täuschen oder Dinge zu tun, die in einem normalen Leben im Berufsalltag nicht umsetzbar sind.

Auf dieser Suche bin ich auf die Themen ‚intelligente Zellen' und die uns innewohnende ‚Universelle Intelligenz' gestoßen. Und so begegnete mir dann auch das Buch ‚Quanten-!ntelligenz' von Klaus Medicus. Ich war zwar fasziniert, hatte aber dennoch eine ordentliche Portion Skepsis in mir. Das kann doch nicht einfach so funktionieren! Bewusstsein, das Materie verändern kann? Von NLP war ich sehr begeistert und einiges Schräge gewohnt, aber was ich da gelesen hatte, war für mich wie aus einer anderen Welt. Doch genau das machte mich auch neugierig: Ich wollte es wissen. Also beschloss ich, nach München zu fahren und einen zweitägigen **Q!**-*Workshop zu besuchen. Meine Skepsis war groß. Komme ich hiermit weiter? In einem sehr schönen Raum wurde ich herzlich empfangen. Wir setzten uns im Stuhlkreis um eine Klangschale, um die herum Karten lagen. Gleich zu Beginn wurde jeder eingeladen, eine Karte zu ziehen, um sich einzustimmen. Mir schossen sofort Bewertungen durch den Kopf: ‚Dieser* *esoterische Kram geht ja gar nicht, das kann ja heiter werden...' Trotzdem war ich fest entschlossen, mich auf das Neue, das anders war als das, was ich bisher kennengelernt hatte, einzulassen. Und schon nach den ersten Übungen merkte ich: Da passiert das, was ich sonst nur selten so durch NLP, Meditation oder Hypnose erreicht hatte. Ich war sofort und ohne Mühe in einem tiefen Zustand von Entspanntheit und Kraft – und ich sah Bilder, viele bunte aussagekräftige Bilder. Dazu hatte ich früher nur manchmal Zugang, und – wow – jetzt passierte es! In mir drin begann sich etwas zu öffnen – leicht und ganz von selbst, ohne Anspannung. Am zweiten Tag habe ich mit einer ‚*Q!*-Verbindung der inneren Ruhe' das Thema ‚Stress im Beruf' bearbeitet und musste plötzlich trotz geschlossener Augen laut loslachen. Ich saß auf meinem Balkon gemütlich im Liegestuhl, als in meinem Garten eine riesige Bombe einschlug und Erde, Holz und Steine durch die Gegend flogen. Obwohl ich mitten drin saß, störte es mich überhaupt nicht. Ein paar Erdkrümel, die auf meinen Ärmel gefallen waren, putzte ich einfach mit einem Lächeln weg und entspannte mich weiter. Die Bombe und was da passiert war, kümmerte mich überhaupt nicht. ‚Wahnsinn', dachte ich, ‚was ist denn das?' Diese Bilder sind genau das, was meine tiefere Ebene versteht. Und das war erst der Anfang. Es kam noch viel besser.*

Meine Wahrnehmung hatte sich verändert. Ich suchte nicht nach neuen psychologischen Techniken, wie ich es gewohnt war. Diese Techniken sind nett, sobald sich aber das Feld des Gewahrseins öffnet, wird mit einem Mal eine ganz andere Ebene relevant. Ich muss nicht mehr irgendetwas in einer bestimmten Weise denken oder versuchen, meinen Geist mit Überrumpelungstaktik, Worten oder Zielvisionen zu überlisten. Nein, ich kann einfach sein und alles geschehen lassen. Ich muss nichts ausblenden oder vermeiden. Der Satz ‚Alles darf sein.' erlaubte mir, loszulassen. Und folglich entstanden diese Bilder im Kopf, die ich vorher nie zugelassen hatte, weil ich ein bestimmtes Ergebnis erwartete. Ich erwartete nun nichts Bestimmtes und mein Geist war frei, weil er mit meinem Herzen verbunden war. Mein Herz wusste schon immer, was gut für mich ist. Ich hatte ihm bisher nur nie zugehört und mit meinem Kopf alles verhindert. Das Gewahrsein und die Haltung von **Q!** *(den wunderbaren Rahmen, den Klaus und Nicole stets geben) hatte mir erlaubt, die alte Verbindung zu meinem Herzen wiederherzustellen – eine Verbindung, die kleine Kinder haben und von*

der ich als Erwachsener zwar gelesen und gehört hatte, die ich mir aber doch nie so intensiv vorgestellt hatte. Die einladende Atmosphäre von Q! machte es allen Teilnehmern leicht, sich darauf einzulassen. Die neu entdeckte Verbindung und das offene Gewahrsein hat mir eine wunderbare Bilderwelt, verbunden mit tiefen Gefühlen, geschenkt. Nicht bewerten, nichts erwarten – nur alles geschehen lassen. Ohne Druck, ohne bestimmte Ziele – einfach sein. Alles ist, wie es ist.
Am intensivsten wirkte bei mir Q! in Form von Wachträumen. Mein erster Wachtraum außerhalb der Q!-Räume war am 5. Tag eines sehr intensiven 6-tägigen Kombikurses (Teil 1 und Teil 2 am Stück). Unter normalen Umständen wäre es für mich, wie wahrscheinlich für die meisten Menschen, ein Albtraum gewesen. Im Hotelzimmer legte ich mich aufs Bett und breitete die Arme aus, um über die Geschehnisse des ganzen Tages nachzusinnen. Vor lauter Müdigkeit fielen mir die Augen zu und mein erster Wachtraum eröffnete sich mir. Bei vollem Bewusstsein sah und spürte ich mich in einer Wüste liegend, und irgendwie war ich von starkem Unbehagen erfüllt. Ich konnte mich nicht bewegen. Mein ganzer Körper war vollkommen starr – in der Realität auf meinem Bett genauso wie in den Bildern in der Wüste. Plötzlich tauchten große schwarze Vögel auf und begannen an mir herumzupicken. Ich wollte sie verscheuchen, aber ich konnte mich ja nicht bewegen. Als der erste ein etwa 5 cm großes Stück Fleisch aus meinem Arm riss, war ich schockiert. ‚Welch ein Albtraum!' Vor lauter Angst wollte ich die Augen aufreißen. Doch meine innere Stimme meldete sich: ‚Bleib ruhig und warte ab, was passiert. Vertraue mir.' Ich zitterte innerlich vor Angst und war wie gelähmt, denn ich wusste nicht, was da noch auf mich zukam. Trotz der starken Furcht war ich doch neugierig, was da jetzt kommen sollte. Und ich beschloss, mich darauf einzulassen. Es kamen immer mehr und mehr Vögel, schwarze, hässliche Vögel, und sie zerlegten meinen ganzen Körper. Da ein Stück Haut, dort ein Finger, mein linkes Auge… Es war schauderhaft, und obwohl es nur kurz dauerte, kam es mir wie eine Ewigkeit vor. Ja, ich hatte eine Heidenangst, doch mein Vertrauen in meine innere Kraft war stärker. Infolgedessen ertrug ich es ruhig daliegend, bis mein Körper vollständig aufgelöst war. Nur noch ein paar Knochen und Staubkrümel lagen da. Dann war ein Augenblick Ruhe. Eine herrliche Stille und Frieden. Ich konnte die Umrisse meines Körpers immer noch spüren, als plötzlich ganz langsam mein Herz (meine Seele) in

meiner Körpermitte zu leuchten begann. Es war ein Licht, wie ich es vorher nie gesehen hatte; extrem hell und voller Energie – ohne dabei zu blenden und ohne jede Erwartung. Sanft wie ein Sonnenstrahl am Morgen breitete es sich weiter und weiter aus. Ich fühlte Liebe, unendliche Liebe und einen tiefen Frieden in mir. Aus meinem alten, zerfallenen Körper erstand nun ein neuer, strahlend reiner Körper. Ganz ohne Schmerz und ohne jeden Makel. Es war so schön und voller Frieden zugleich. Wie ein Phönix aus der Asche war der neue Körper voller Glanz aufgestiegen und strahlte in unendlicher Liebe und in tiefem Frieden. Ich war glücklich und wollte die Szene festhalten, doch das funktionierte nicht und meine Augen öffneten sich mit einem Lächeln. Ich blieb noch etwas in diesem angenehmen und starken Gefühl. Aber der lange Tag und dieser Traum hatten mich müde gemacht und ich drehte mich zur Seite und schlief sofort ein. So gut wie in dieser Nacht hatte ich lange nicht mehr geschlafen. Normalerweise kann man nach einem Albtraum erst einmal schlecht oder überhaupt nicht wieder einschlafen und die Angst sitzt einem in den Gliedern. Doch diesmal war es ganz anders. Dieser Frieden, den ich spürte, fühlte sich so leicht und beruhigend an. Da war nichts mehr, was es zu tun oder zu denken gab – nur dieser herrliche Frieden in jeder Zelle meines Körpers. Wenn mir das jemand erzählt hätte, hätte ich gesagt: ‚Du spinnst ja. Das gibt's nur in Märchen oder Phantasiegeschichten.'
Dass ***Q!*** *so einfach funktioniert, hätte ich nicht erwartet. Durch die* ***Q!****-Übungen hat sich meine Wahrnehmung verändert, weil mir ein Weg gezeigt wurde, alles zuzulassen und nichts zu verstecken. Wage es, durch Deine unbewussten Ängste zu gehen, nur um festzustellen, dass da nichts ist, was es zu fürchten gibt. Natürlich brauchte auch ich etwas Zeit, um das, was ich da erlebt hatte, zu verarbeiten. Doch mein Entschluss, auf jeden Fall mit* ***Q!*** *weiterzumachen, stand fest. Was ich zu diesem Zeitpunkt nicht ahnte: Dieser Traum war erst der Anfang einer ganzen Serie. Ich lernte, gewahr zu sein. Und dieses Gewahrsein hat meine Verbindung zu mir selbst wiederhergestellt.*
Was ich mit ***Q!*** *in mir erleben konnte und kann, hätte ich zuvor für unmöglich gehalten. Ich habe nachhaltige Veränderungen bei Menschen erlebt, die nach außen stark schienen, die mitten im Leben standen und denen der Kosmos zu gehören schien. Plötzlich haben sie begonnen, auf eine für sie sehr neue Art ruhig zu werden und die Welt ganz anders wahrzu-*

nehmen – Menschen, die auf einmal sich selbst entdeckten. Ich habe bestens ausgebildete Akademiker erlebt, die selbst Jahrzehnte lang mit ihrem schulmedizinischen Wissen schwerkranken Menschen geholfen haben, die aber an sich selbst vollkommen scheiterten. Aber mit **Q!** *veränderten sie auf einmal ihr Leben in der Art, dass Krankheiten keinen Raum mehr hatten. Und ich konnte erleben, dass dies nicht mit ‚machen' geschieht. Wenn ich aber nicht machen kann, dann kann ich ja nichts machen, oder...? Darüber, wie das mit dem ‚nicht-machen' geht, wollte ich mehr erfahren und so beschloss ich, auch die Coaching-Ausbildung zu absolvieren. Am Tag, an dem ich mittags mit der* **Q!***-Coaching-Ausbildung begann, bin ich am Morgen bei einer mündlichen Abschlussprüfung durchgefallen. Für diese Prüfung hatte ich zwei Jahre lang viel gelernt und es war wie ein Schlag ins Gesicht. Es war das erste Mal im Leben, dass ich bei einer Prüfung durchgefallen war. Und ich hatte schon mindestens zwanzig wichtige Prüfungen für die verschiedensten Qualifikationen gemacht. Alle hatte ich super bestanden – und jetzt? Anfangs war ich noch stinksauer auf diesen ‚arroganten Prüfer' und auf mich selbst. Zu Beginn des Coachings sagte Klaus dann, dass wir den Meister in uns selbst finden sollen. Er sei in jedem von uns immer da. ‚Ein schöner Meister ist das, wenn er mich so im Stich lässt...', dachte ich. Doch im Laufe des Tages und nach einigen Übungen legte sich meine Wut, und ich erkannte ‚welches Geschenk' das Durchfallen durch diese Prüfung für mich war. Denn wieder einmal hätte ich mich in eine starke Abhängigkeit verstrickt, ohne es zu bemerken und heute bin ich unheimlich dankbar dafür, dass ich diese Prüfung nicht bestanden habe.*

Ich wollte die für mich ‚wurmige Angelegenheit der nicht bestandenen Prüfung' mit **Q!** *betrachten. Ja, und plötzlich sah ich wieder Bilder. Ich sah vor meinem inneren Auge ganz klar einen langen, geraden Weg, der bis zum Horizont reichte. Mir war ganz klar: Das ist mein Lebensweg. Ringsum war ein sehr, sehr unwegsames Gelände. Auf dem Weg lagen riesige Knüppel und dicke Baumstämme kreuz und quer, so dass ein Durchkommen unmöglich war. Ich wollte schon umdrehen, denn da war ein Weitergehen nach irdischer Logik niemals möglich. Meine Verbindung zu meinem Inneren war aber klar wahrnehmbar und in mir hörte ich, wie meine eigene Stimme sagte: ‚Geh Deinen Weg, die Mühe lohnt sich!' Wieder ließ ich einfach alles zu und ging den Weg weiter entlang. Und plötzlich, noch bevor ich auf eines der Hindernisse stieß, stellten sich die Knüppel zu ei-*

nem schützenden Spalier auf, durch das ich mühelos schreiten konnte. Ich konnte es kaum glauben. Gibt es wohl gar keine Hindernisse und Schwierigkeiten? Machen wir sie uns mit unserem Denken und Begrenzungen selbst? Und mit unseren Ängsten? Ebnet sich der Weg, wenn wir unserem inneren Meister vertrauen?
In diesen Momenten habe ich mit allen Zellen verstanden, was Klaus meinte, als er von der ‚rezeptiv empfangenden Weisheit' sprach, derer wir einfach gewahr werden können. Alles ist schon immer da, es will nur wahrgenommen werden. Was es dafür braucht, ist empfänglich zu sein. Und es ist einfach nur schön, das Leben in dieser geistigen Haltung sich Tag für Tag entfalten zu lassen. Mittlerweile habe ich die **Q!***-Coaching-Ausbildung abgeschlossen und darf Menschen dabei helfen, ihren eigenen Weg zu finden.*

Seinen eigenen Meister in sich zu finden, ist spannend,
ihm täglich zu begegnen und die Verbindung zu halten, ist ein Abenteuer."

Norbert Schindler lebt in der Region Bayreuth-Weiden
E-Mail: Nschindler1@gmx.de

5.5 Lilette: *Was wir nähren, wächst*

„Stell Dir einmal vor, bis über beide Ohren so richtig verliebt zu sein. Wie willst Du das einem Menschen erklären, der dieses Gefühl noch nie erlebt hat? Wenn es überhaupt gelingen kann, dann nur durch eine ansteckende Begeisterung. Alle Beschreibungen und Erklärungen können das eigene Erleben nicht ersetzen. Mein Wunsch ist, Neugierde zu wecken, mit **Q!** *die Verbindung zum Potenzial, das in Dir steckt, selbst zu erfahren.*
Nach etlichen Jahren der Zusammenarbeit mit Klaus staune ich auch heute noch immer wieder, wie schnell und mit welcher Leichtigkeit Veränderungen unserer Wahrnehmung eintreten können. Oft wird dies allerdings so verstanden, dass nach einem **Q!***-Workshop oder ein bis zwei Einzelterminen alle ‚Probleme' gelöst sind. Ich gestehe, dass ich das am Anfang selbst auch glaubte. Aber inzwischen ist an die Stelle des ‚Weg-machen-müssens' ein Beobachten, ein Gewahrsein getreten, was das, was wir als ‚Problem' bewerten, in uns auslöst. Statt nach der Ursache zu suchen, frage ich mich: ‚Wie fühle ich mich JETZT?'*

Früher war ich beispielsweise irritiert, wenn die gleichen einschränkenden Überzeugungen bei verschiedensten Themen wieder auftauchten und dachte, das müsste doch längst abgehakt und erledigt sein. Das Problem müsste gelöst sein. Wenn mir heute so ein Gedanke begegnet, kann ich darüber lächeln. Ich begegne dem Gedanken mit liebevollem Gewahrsein. Und das ist genau das Gegenteil von ‚ich muss hart an mir arbeiten, um mich und schwierige Situationen, in denen ich stecke, zu ändern'. Seit ich gelernt habe, nichts an meinen Gedanken und Gefühlen verändern zu müssen, sondern ihnen mit einem liebevollen Lächeln oder Lachen zu begegnen, kann ich wirkliche Transformationen erleben. Jenseits des Drucks, den wir uns machen, stehen uns die Tore zu unseren Möglichkeiten immer offen.

Jahrelang etwa habe ich bei Schmerzen in den Schultern Tabletten geschluckt, Wärmepflaster aufgelegt und vielleicht einen Massagetermin vereinbart. Doch nicht einmal die Massage war wirklich angenehm, denn der Druck auf verhärtete Muskeln ist recht schmerzhaft. Aber immerhin war da so ein Gefühl des Mich-verwöhnen-lassens, das gut tat. Aber es fing immer wieder von vorne an. Mein Verhalten war für mich einfach normal und ich glaubte, dass es keine Alternative dazu gäbe. Heute hat sich das vollkommen verändert: Ich nehme meine physischen und psychischen Bedürfnisse wahr und gehe darauf ein, bevor die Muskeln verhärtet sind. Inzwischen muss ich weder mir noch sonst jemandem beweisen, dass ich gut genug, wertvoll, liebenswert oder sonst etwas bin und muss nicht leiden, um Aufmerksamkeit und Mitgefühl zu bekommen, um überhaupt wahrgenommen zu werden. Einschränkende Überzeugungen, die mich in Situationen ausharren lassen, bis ich verkrampft bin, sind manchmal bewusst, manchmal braucht es ein wenig, sie aufzuspüren. Es macht auf jeden Fall unglaublich viel Freude und nährt meine Begeisterung.

Mit meiner psychotherapeutischen Ausbildung im Hintergrund fiel es mir anfangs nicht leicht, mich von dem, was ich für die Vergangenheit hielt, so einfach abzuwenden und nicht dort die Ursachen zu suchen und ‚aufzuarbeiten'. Ich spürte nach den Jahren therapeutischen Denkens gar nicht mehr, was ich von meinem Herzen her JETZT brauchte und wünschte. Mir kam das geradezu als ein Desinteresse an dem vor, was ich erlebt hatte. Ich war darauf fixiert, wissen zu müssen, ‚warum' ich diese und jene Probleme hatte, die Ursache meines Schmerzes zu kennen und zu wissen, wer und was daran schuld war.

In diesem konventionellen Denkrahmen empfand ich es anfangs immer wieder als verletzend, das ‚Warum' vollkommen zu ignorieren. Den Satz von Klaus: ‚Warum ist ohne Liebe.' habe ich erst verstanden, als ich erleben durfte, welche Tore sich öffnen, sobald wir den Fokus unserer Aufmerksamkeit nur auf den Augenblick richten, wo JETZT meine Augen ins Leuchten kommen, wo ich JETZT Begeisterung und Freude in mir erleben kann. Inzwischen empfinde ich es einfach nur als schön, als diejenige wahrgenommen zu werden, die ich bin, und nicht als Opfer meiner Vergangenheit. Sobald wir erleben, dass es in unserem Gehirn immer nur die Gegenwart gibt und alle Bilder und Erinnerungen – genauso wie Fantasien – über die Zukunft nur in der Gegenwart erscheinen können, wirkt es geradezu absurd, sich um etwas anderes zu kümmern, als das, was uns JETZT erfüllt. So bin ich heute immer mehr im Jetzt, freue mich über den Weg, den ich schon gegangen bin und über das, was ich in meinem Leben alles ganz verändert wahrnehmen darf und kann. So fühle ich mich immer öfters von Liebe und Dankbarkeit getragen, unabhängig davon, was sich auf der Bühne meines Lebens gerade abspielt. Und manchmal spüre ich einfach eine Neugierde in mir, welche Überzeugungen es mir gerade nicht erlauben, mich liebevoll zu spüren. Alte, abwertende Überzeugungen werden nicht gelöscht, alle Informationen sind immer vorhanden. Aber das, was wir nähren, wächst und wird stark. Bei meiner professionellen Arbeit, einzelne Menschen mit **Q!** im Jetzt zu begleiten, genieße ich es, dass alles immer aus dem Moment heraus geschieht. Oft kommt jemand mit einem Thema zu mir und doch wird etwas ganz anderes zum Fokus der **Q!**-Verbindungen. Ganz nebenbei ist das ursprüngliche Thema dann gar kein Thema mehr. Was zählt, sind die leuchtenden Augen, das Gefühl von Leichtigkeit und Freude, das durch die veränderte Wahrnehmung entsteht.
Sofern Menschen ein Anliegen haben, das mit Scham oder Schuldgefühlen belastet ist, brauchen sie ihre Geschichte nicht wieder zu erzählen. Spannenderweise sind sie aber nach einer oder mehreren **Q!**-Verbindungen so erleichtert und in Frieden mit sich selbst und der Welt, dass sie dann oft doch noch das Bedürfnis haben, ihre alte Geschichte zu erzählen. Doch sie fühlt sich für diese Menschen augenblicklich ganz anders an. Wenn wir mit **Q!** arbeiten, verändert sich die Wahrnehmung dessen, was wir spüren, fühlen und denken. Das bedeutet nicht, dass wir Dinge, die wir getan oder unterlassen haben oder Schlimmes, das wir erlebten, jetzt für gut befinden. Ein-

zig unsere emotionale Bindung daran verändert sich. Wir können an die Situation oder eine Person denken, ohne dass es uns herunterzieht und belastet. Oder wie ein chinesisches Sprichwort sagt: ‚Du kannst nicht verhindern, dass Krähen über Deinem Kopf fliegen, aber Du kannst verhindern, dass sie in Deinen Haaren Nester bauen.'
Eine Dame kam wegen ihrer zirka dreijährigen Tochter, die Angst vor Männern und auch vor ihrem Vater hatte. Wir machten verschiedene **Q!**-*Verbindungen mit ihr selbst, der Tochter und dem Vater. Dann hörte ich ein Jahr lang nichts mehr von ihr. Als sie sich wieder meldete, ging es wieder um die Tochter. Die habe sich damals übrigens gleich, nachdem der Papa heimgekommen war, zu ihm aufs Sofa gelegt! Diesmal ging es darum, dass das Kind sehr schüchtern sei, kaum Kontakt mit anderen aufnahm und sich nicht behaupten könne. Auch auf verschiedene Anliegen der Mutter selbst sind wir eingegangen. Eine Woche später meinte sie, dies und das habe sich verändert, aber bei der Tochter habe sich eigentlich nichts getan. Aber wie sie das sagte, fing sie an zu überlegen: Doch, in der Ballettstunde, wo sie sich sonst immer nur an ein etwas älteres Mädchen geklammert hatte, nahmen andere Kinder sie bei der Hand und fragten sie, ob sie mit ihnen mitmachen will… Ja, und beim Geburtstagsfest am Samstag, da stand sie im Mittelpunkt. Ganz überrascht schaute sie mich an. Dies ist ein Phänomen, das bei der Arbeit mit* **Q!** *oft zu beobachten ist: Veränderungen werden oft gar nicht als Veränderungen wahrgenommen. Es ist, als wenn es schon immer so gewesen wäre.*
Sehr gerne arbeite ich auch mit Tieren. Tiere sind gegenüber Menschen ein wenig unkomplizierter – zumindest gegenüber denjenigen Menschen, die gerne alles anzweifeln und hinterfragen. Eine Bordeaux-Dogge lag seit Tagen nur noch apathisch in ihrem Gehege, nachdem ihr kleiner Freund, ein Chihuahua, ganz plötzlich auf einem gemeinsamen Spaziergang gestorben war. Mit der Besitzerin in Stellvertretung für den Hund machten wir eine **Q!**-*Verbindung. Anschließend gingen wir zum Hund, der gleich über die Absperrung des Geheges sprang und uns freudig entgegenrannte. Auch später war keine Spur mehr da von diesem Schock. Ein anderer Hund war von seinem Besitzer dauernd in der Wohnung eingesperrt und offenbar auch misshandelt worden. Der Tierschutzverein machte die Züchterin ausfindig und diese nahm den Hund zurück. Der Hund war völlig abgemagert, hatte überhaupt keinen Bezug zu Menschen oder anderen Hunden,*

heulte aber pausenlos, wenn er allein in einem Zimmer war. Nach der ersten Q!*-Sitzung heulte er nicht mehr, wenn er allein war und schaute Menschen ab und zu an und hatte zudem mehr Appetit. Hier brauchte es aber noch ein paar weitere* Q!*-Verbindungen, um seinen Lebenswillen, sein Vertrauen in die Menschen sowie seine Lebensfreude wieder aufzubauen. Heute ist er ein lieber, zufriedener Hund.*
Eine Katzenhalterin fütterte regelmäßig einen offenbar herrenlosen Kater. Wenn der aber mit ihrem eigenen Kater zusammentraf, dann flogen die Fetzen. Es ging auf den Winter zu und die Katzenbesitzerin ließ den fremden Kater manchmal im Keller übernachten, wenn es draußen sehr kalt war. Es war schwierig, dies einzurichten, ohne dass sich die beiden Kater begegneten. Der Geruch des fremden Katers war ja auch nicht zu verbergen. Eigentlich ist es ja das natürliche Verhalten einer Katze, dass sie ihr Revier verteidigt oder dass sie sich auf jede erdenkliche Art, also auch kämpfend, ein neues Revier erobert. Ich war deshalb nicht sicher, ob sich mit Q! *etwas an dieser Situation ändern ließe. In Stellvertretung für die Kater baute sich unter anderem das Vertrauen auf, dass sie genug Zuwendung und Nahrung bekämen, auch wenn sie zu zweit da seien. Die Katzenhalterin berichtete, dass am nächsten Tag ihr Kater freudig auf den Fremden zuging, der allerdings noch fauchte. Immerhin gab es keine Rauferei mehr. Am folgenden Tag lagen beide Kater Rücken an Rücken auf ihrem Schoß. Seither leben die beiden Kater friedlich bei ihr.*
*Heute war ich mit einer Freundin auf dem Riesenrad. Vor ein paar Tagen erzählte sie, das sei ein Kindheitstraum von ihr, aber sie habe Höhenangst und bekäme Magenschmerzen und zittrige Knie, wenn sie nur daran denke. Hinter der Höhenangst war ein Gefühl von Ausgeliefert-Sein und Ohnmacht, und zu diesem Gefühl machten wir eine ‚*Q!*-Verbindung der inneren Ruhe'. Danach konnte sie unbelastet an das Riesenrad denken und heute genoss sie es, entspannt und mit kindlicher Freude auf der Höhe der Münsterturmspitzen über Basel zu schweben. Das, was wir nähren, wächst: Angst oder Begeisterung. Die Freiheit der Wahl liegt schon immer in uns, sie will nur wahrgenommen werden! Mit einem Menschen zusammen über mein geliebtes Basel zu schweben, wirkt dann manchmal wie Magie."*

Lilette Treboux lebt in der Region Basel • Tel.: +41 61 462 11 50
E-Mail: L.Treboux@sunrise.ch • www.bereitfuerQi.ch

5.6 Michael: *Mein Leben ist Freude*

„Q! aus meinem Leben wieder wegzudenken, käme mir so abwegig vor, wie nicht mehr die Hände zu waschen oder meine Zähne zu putzen. Es gehört zur täglichen Routine meines Wohlbefindens, meines Glücks, der Leichtigkeit des Lebens und meines Erfolgs. Das Bewusstsein, mit mir und meinem Gehirn achtsam und effizient umzugehen, ist im Laufe der letzten Jahre zu einer Selbstverständlichkeit geworden. Und es ist so einfach wie alles im Leben. Zum Beispiel das Lesen und Schreiben – auch hier darf jeder Mensch üben, um zur Meisterschaft zu gelangen. Oder nehmen wir als anderes Beispiel das Autofahren: Wer kann sich nicht erinnern, wie er zum ersten Mal in einem Auto saß? Schon die Kupplung, das Gaspedal und die Bremse richtig zu bedienen, war eine Riesenaufgabe, und meist starb der Motor auch noch ab. Daran zu denken, löst etliche Jahre später bei mir noch ein leises Lächeln aus. Heute – und das schon seit vielen Jahren bzw. Kilometern – läuft das Autofahren völlig automatisch ab. Es wirkt einfach nur selbstverständlich. Was ich im Laufe der vergangenen Jahre mit Q! *erlebt habe, ist: Die Verbindung zur Intelligenz unserer Zellen zur Selbstverständlichkeit werden zu lassen.*

Ich komme aus einer Familie, in der das ‚Schaffen' und ‚Leistung zu erbringen' immer ganz vorne stand. Im Bewusstsein der Umgebung, in der ich aufgewachsen bin, war es normal und selbstverständlich g a n z, g a n z s c h w e r zu arbeiten. Und es gehörte auch dazu, bloß keinen Spaß dabei zu haben, nach dem schwäbischen Motto: ‚Schaffe, schaffe, Häusle baue.', oder auf Oberbayerisch würde ich sagen: ‚Do muas ma buckeln, damit ma überhaupt a Geld verdient...' Als ich dann vor zwei Jahrzehnten meine eigene Firma gründete, war ganz klar ersichtlich: ‚Ich muss schaffe, schaffe, schaffe...' Und so wurde ich selbst mein bester Antreiber. Im Klartext: Ich hatte bis vor wenigen Jahren mindestens 70 Stunden pro Woche im Durchschnitt gearbeitet. Urlaube waren eher die Ausnahme, daher konnte man mich einen klassischen ‚workaholic' bezeichnen.

Das, was mich auch im Nachhinein so beeindruckt ist, dass ich nie eine bewusst formulierte Zielsetzung hatte, davon wegzukommen. Wie denn auch? Ich hatte mich ja selbst nie als ‚workaholic' gesehen. Das stellte ja meine normale Identität dar, von der ich überzeugt war, dass ich das bin und nichts anderes. Auch wäre Klaus nie auf die Idee gekommen, mich als

‚workaholic' zu bezeichnen oder mich nach meiner wirklichen Vision zu fragen. Wenn mich in dieser Zeit jemand nach meiner Vision gefragt hätte, wäre vermutlich eine Vision mit noch mehr Arbeit entstanden. Was **Q!** *bei mir bewirkt hat, ist jedoch, ein Gewahrsein dafür zu entwickeln, was mir wirklich gut tut. Innerhalb weniger Monate habe ich ein vollkommen neues Lebensgefühl entwickelt, weil ich spüren konnte, was adaptierte Überzeugungen sind und womit ich mir wirklich Gutes tue. Die Wahrnehmung meiner selbst hat sich so ganz nebenbei grundlegend verändert. Ganz andere Dinge wurden mir im Leben wichtig. Nur das, was mir wichtig wurde, stammte nicht aus äußeren Systemen, sondern war genau wahrzunehmen, wenn ich in Verbindung und im Einklang mit meiner inneren Weisheit und der Universellen Intelligenz war.*

Das Ergebnis kann sich sehen lassen: Innerhalb eines Jahres bin ich von einer 70-Stunden-Woche zu einer 45-Stunden-Woche gekommen. Und ganz nebenbei kann sich meine Firma nicht mehr retten vor Arbeit und Aufträgen. Ich dürfte jetzt schon normalerweise keine Aufträge mehr annehmen, was ich auch teilweise bereits getan habe, einfach, weil es nicht mehr geht. Das ist im Dienstleistungssektor ein nettes Luxusproblem. Und für die nächsten zwei Jahre bin ich mir sicher, eine weitere Expansion meiner Firma zu schaffen, während ich ab dann nur noch 30 Stunden pro Woche in meine Firma gehen werde.

Während ich mich mit Gewahrsein, Veränderung meiner Wahrnehmung und unbewussten Überzeugungen beschäftige und dabei meine Arbeitszeit deutlich reduziere, wird sich vielleicht der eine oder andere fragen, wie es denn nun mit dem wirtschaftlichen Erfolg aussieht. Die Frage ist sehr berechtigt! Ich habe nicht nur ein vollkommen neues Lebensgefühl, sondern auch ganz nebenbei das fantastischste Geschäftsjahr, seit ich Unternehmer bin und mit Abstand den besten Zahlen seit 10 Jahren.

Anhand einiger Beispiele möchte ich noch verdeutlichen, was es im täglichen Leben bedeutet, **Q!** *einzusetzen:*

Im Alltag meines Unternehmens stoße ich immer wieder auf Einschränkungen, sei es bei meinen Mitarbeitern oder bei mir selbst. Und manchmal beginnt es einfach damit, überhaupt wahrzunehmen, zum Beispiel mit bestimmten Kunden nicht so gut ‚zu können'. Wenn ich so zurückdenke, hat sich innerhalb weniger Monate mit **Q!** *in meinem Leben ein Gewahrsein*

entwickelt, wann ich mich im Schutz- oder Adrenalin-Modus befinde, und wann im Schöpfungs- oder Endorphin-Modus. Beide Funktionen sind extrem wichtig: Der eine oftmals zum Überleben, der andere, um Spaß, Freude und Kreativität zu erfahren. Begeisterung kann aber nur aus dem Schöpfungsmodus heraus erwachsen. Und je mehr Zeitanteile meines Lebens ich im Schöpfungsmodus verbringe, desto besser geht es mir und um so ‚ansteckender' wirkt sich meine Begeisterung auf meine Kunden und meine Mitarbeiter aus. Diese Begeisterung, die meinem Herzen entspringt, ist wirklich ansteckend. Das ist etwas ganz anderes als diese aufgesetzte Begeisterung, wie wir sie aus Vertriebsschulungen von Motivationstrainern kennen. Äußerlich mag es manchmal ähnlich aussehen, wir spüren aber sofort, aus welcher inneren Ebene es kommt.
Doch wie macht es sich nun im Unternehmen bemerkbar? Mit einer Mitarbeiterin gab es immer wieder Probleme wegen einer zu hohen Fehlerquote. Sehr schnell war klar, dass es nicht an ihrem Fachwissen lag, sondern daran, dass sie sich ständig Selbstvorwürfe machte und deswegen immer wieder nicht schlafen konnte. Ich sprach sie einfach an, ob sie vielleicht einmal etwas ausprobieren wolle. Und so bot ich ihr an, dass wir mit **Q!** *zusammen am Thema ‚Wahrnehmung und Gewahrsein' arbeiten. Und diese Arbeit hat uns beiden richtig Freude bereitet. Innerhalb kürzester Zeit konnte ich sie in ihrem Gewahrsein zu eigenen, einschränkenden Überzeugungen begleiten: ‚Ich darf auch Fehler machen.', ‚Ich bin genau richtig, so wie ich bin.' und ‚Ich bin willkommen.' haben bei ihr eine vollkommen neue Wahrnehmung ihrer selbst bewirkt. Ich konnte geradezu beobachten, wie sie in die Lage kam, ihre eigene innere Identität verändert zu erleben. Seitdem hat diese Mitarbeiterin sichtbar viel mehr Spaß bei der Arbeit. Ganz nebenbei ging ihre Fehlerquote quasi auf Null zurück. Und das macht das scheinbare Paradox so deutlich: Indem sich die Mitarbeiterin innerlich erlaubt, Fehler zu machen, arbeitet sie viel entspannter und reduziert dadurch ihre Fehler. Solange man den inneren Mechanismus nicht erlebt, der dem zugrunde liegt, wirkt es wie Magie. Doch ist es keine Magie, sondern schlichtweg reine Programmierlogik in unserem inneren Steuerungssystem!*
Ein anderes für mich sehr eindrucksvolles Beispiel war das Thema ‚Empfang' in meiner Firma. Die Tätigkeit macht nur einen Teil der Arbeitszeit aus. Am Empfang arbeitete über Jahre eine sehr engagierte Mitarbeiterin,

der diese zusätzliche Arbeit, neben der Sachbearbeitung, spürbar lag. Da sie aus persönlichen Gründen in eine andere Region umgezogen ist, wurde die Stelle frei und keiner meiner Mitarbeiter wollte sie übernehmen. Gleichzeitig kann die Position nur von jemandem übernommen werden, der richtig fit in der Materie ist. Da sich niemand freiwillig meldete, suchte ich die aus meiner Sicht beste Lösung und setzte es per Arbeitsanweisung um. Was ich damit tat, wurde mir erst nach einer ganzen Weile klar. Im Moment der Neubesetzung richtete ich meine Wahrnehmung nicht wirklich auf das, was ich tat. Ich habe über Wochen nicht registriert, dass der Mitarbeiterin am Empfang diese Tätigkeit weder Spaß noch Freude bereitete. Ein guter Freund, auch Kunde und selbst Unternehmer mit Mitarbeitern, hat mich dann dezent darauf hingewiesen: ‚Wie kannst Du nur…, das ist Deine Visitenkarte. Denk mal darüber nach.' Sobald ich dann den Fokus meiner Aufmerksamkeit darauf richtete, war mir sofort klar, dass mein Freund vollkommen recht hatte. Also fragte ich die Mitarbeiterin, ob sie sich die aktuelle Situation einmal mit mir anschauen möchte. Und wir kamen zum Thema ‚Selbstsicherheit', ‚es sich zuzutrauen', ‚sich zeigen' und den Glauben an sich selbst, mit Kunden umgehen zu können. Uns beiden war sehr schnell klar, dass es ‚nur' am fehlenden Vertrauen in sich selbst lag, auch dieser Aufgabe gewachsen zu sein. Innerhalb kürzester Zeit merkte ich, wie sich in ihr eine Freude entwickelte, an der neuen Aufgabe innerlich zu wachsen. Mittlerweile habe ich sogar schon einige Lobeshymnen von Kunden über die Mitarbeiterin erhalten. Manche Kunden bestätigten ihr auch direkt die Frische in ihrer Stimme am Telefon und wie viel Spaß es mache, bei meiner Firma anzurufen. Auch dieses Beispiel verdeutlicht, was sich mit einer veränderten geistigen Haltung, Gewahrsein und einer Prise Technik alles ermöglichen lässt.

Mittlerweile fühle ich mich so sicher in der Materie innerer Überzeugungen, dass ich auch zunehmend mit Kunden damit arbeite. Ein Kunde beispielsweise erzählte mir so nebenbei, dass er zusammen mit seiner Frau bereits seit fünf Jahren erfolglos eine Immobilie suche. Innerhalb weniger Minuten wurde klar, dass eine bisher unbewusste Angst vor der eigenen Immobilie das Finden eines Hauses unmöglich gemacht hatte. Und diese Angst blockierte das Leben der beiden scheinbar schon über Jahre mit allen Störmöglichkeiten, die man sich nur denken kann, vom ‚Wegschnappen' des Objektes – kurz vor der bereits mündlich vereinbarten Zusage – durch jemand anderen, bis ‚die Immobilie wird nicht mehr verkauft', etc., sodass sogar ein Immobilienmakler schon zu ihnen gesagt hatte, sie seien ein hoffnungsloser Fall und er gäbe ihnen das Mandat zurück. Ich finde es immer wieder beeindruckend, welche Wirklichkeiten wir entsprechend unserer Überzeugungen erleben dürfen. Die Angst war nur der Wegweiser in das ‚Feld der leuchtenden Augen' dieses Kunden, wobei es um sein Selbstvertrauen ging. Innerhalb von dreieinhalb Wochen meldeten sich die beiden wieder: ‚Wir haben endlich unser Objekt gefunden, nun können wir für die Finanzierung einen Termin vereinbaren.'

Solche Beispiele ergeben sich aus reinem Gewahrsein und Gegenwärtigkeit. Alles ist immer vorhanden. Es braucht nur, die richtigen Informationen wahrzunehmen. Und das kann man lernen und es ist reine Übungssache, so wie lesen oder schreiben.

All das, was ich bei mir selbst anwende, bei meinen Mitarbeitern und meinen Kunden, funktioniert selbstverständlich genauso in der Familie. Die Basis für **Q!** *ist die geistige Grundhaltung, wie wir uns selbst und dem, was wir ‚Probleme' nennen, begegnen. Beispielsweise gab es vor zwei Jahren ein eindrucksvolles Erlebnis mit meiner Frau: Innerhalb weniger Wochen bildete sich ein Ganglion, ein ‚Überbein' auf der rechten Hand, das ihr starken Schmerz verursachte. Der Hausarzt schickte sie zum Chirurgen, der als der Beste gilt zwischen der Isar und dem Mississippi. Und er sagte ihr, dass man so etwas nur durch eine Operation wieder entfernen könne. So ein Ganglion könne sich nicht von selbst zurückbilden.*

Mit **Q!** *arbeiteten wir dann natürlich nicht am Symptom, sondern was das Symptom, also das Ganglion, emotional bei ihr auslöste. Es wurde ein hoch emotionaler Abend. Ich dachte mir nur: ‚Interessant, wo einen so ein Ganglion hinführen kann...' Ob es die* **Q!***-Verbindungen waren, kann ich natürlich nicht sagen, aber drei Tage später war es von selbst wieder weg. War das ein Wunder oder wieder nur simple Logik unseres Unbewussten? Ich weiß es nicht. Es ist einfach nur sagenhaft schön und bereichernd, so etwas zu erleben. Ganz nebenbei verändert sich die Qualität dessen, was wir ‚unser Leben' nennen. Und das macht Spaß und weckt immer wieder aufs Neue Begeisterung!*

Wenn ich an meine Kinder denke, könnte ich so seitenlang über Erfahrungen schreiben. Vermeintliche Schulprobleme, die keine mehr sind oder auch Krankheiten, die keine mehr sind. Mit unserem jüngsten Sohn gibt es seit seinem Babyalter immer wieder spannende Erlebnisse. Meine Mutter erzählte so ganz nebenbei, dass in unserer Familie das Zähnebekommen sehr schmerzhaft sei: Bei mir selbst sei kein Zahn ohne hohes Fieber gekommen. Fast zeitgleich standen bei unserem kleinen Jakob die ersten Zähne an. Die Erzählungen meiner Mutter klangen nach Überzeugungen. Und wenn es Überzeugungen sind, dann lassen sie sich leicht und mühelos verändern. So war es auch. Unser Jakob zumindest hat seine weiteren Zähne ohne Schmerzen bekommen. Für Eltern ist das eine Freude."

„Folgen Sie Ihrer Freude, und das Universum wird Türen für Sie öffnen, wo bisher nur Mauern waren."

Joseph Campbell, amerik. Mythologe (1904-1987)

Michael Christl lebt im westlichen Alpenvorland Oberbayerns
Tel.: +49-(0)8841-61740 • E-Mail: info@synergieleben.de

5.7 Nicole: *Vertrauen ins Nicht-Wissen*

„Die ersten 15 Jahre meines Berufslebens arbeitete ich in einer Apotheke, und schon damals habe ich mir immer und immer wieder die Frage gestellt, wie es möglich ist, dass wir Menschen immer kränker und unglücklicher werden, obwohl doch die wissenschaftlichen Errungenschaften der letzten Jahrzehnte, die Angebote an Arzneien, Büchern, Therapien, Heilern, Seminaren und spirituellen Meistern so riesig sind.
Seit 2002 bin ich selbstständig, zuerst im Direktvertrieb mit Gesundheitsprodukten und seit 2005 mit Persönlichkeitsbegleitung. In diesem Jahr besuchte ich einen der ersten Vorträge von Klaus über ‚intelligente Zellen' und ich weiß noch genau, was mich seinerzeit am meisten beeindruckt hat, denn ich habe es noch am selben Abend aufgeschrieben: Die öffentlich gültige und publizierte Meinung der Wissenschaftler lautet, dass sich unsere Gehirnzellen nicht erneuern, sondern im Gegenteil – es scheint so, als ob sie im Laufe der Jahre sogar absterben. Tatsächlich sei dies jedoch nur die halbe Wahrheit, denn unsere Zellen besitzen eine Intelligenz, mit der sie innere, emotionale Zustände erkennen, um dann unterschiedlich reagieren zu können.

Die Erklärung dafür, warum die wissenschaftliche Überzeugung einheitlich ist, ist denkbar einfach: Es wurden alle Studien an Versuchstieren unter Laborbedingungen durchgeführt. Das bedeutet, dass sich alle Tiere in einem unnatürlichen Umfeld befanden. Sie wurden in Käfigen gehalten, es gab nur Neonlicht und Menschen in weißen Kitteln um sie herum. Die Tiere hatten Angst, und dieses Szenario versetzte ihre Zellen in einen dauerhaften Stresszustand. Nun ist es wichtig zu wissen, dass sich Zellen bei Stress in einem sogenannten ‚Überlebensmodus' befinden. Das heißt, hier geht es gefühlt ums blanke Überleben. Es werden Stresshormone wie Adrenalin und Cortisol ausgeschüttet, das Immunsystem wird heruntergefahren und die Zellen nehmen weder Nährstoffe auf, noch geben sie Schadstoffe ab. Gleichzeitig werden in diesem Zustand auch keine neuen Gehirnzellen produziert bzw. in einem Stress-(Angst)-Dauerzustand sterben Gehirnzellen sogar ab.

Dann berichtete Klaus von einer Wissenschaftlerin namens Elizabeth Gould, die bereits in den 1990ern auf die geniale Idee kam, Versuchstieren zu ‚verheimlichen', dass sie Versuchstiere sind. Es wurde ein großes, naturgetreues Gehege angelegt, es gab Sonnenlicht und die Tiere wurden nur punktuell für Untersuchungen herausgenommen. Und siehe da, bei diesen Tieren wurden neue Gehirnzellen nachgewiesen! Ist es nicht interessant, dass es scheinbar einen deutlichen Unterschied ausmacht, in welcher Umwelt sich die Tiere befinden? Vielleicht denken Sie jetzt gerade: ‚Nein, das ist doch völlig logisch, sobald es Tieren in einer Umgebung gut geht, können sich ihre Zellen überwiegend in ihrem Wachstumsmodus befinden!' Ja genau! Und übertragen auf uns Menschen hieße das, sobald wir in einer positiven Umgebung sind, haben wir automatisch gute Gefühle und Gedanken. Es würden Glückshormone wie Dopamin und Serotonin ausgeschüttet und die Zellen wären durchlässig und in Verbindung, um Nährstoffe aufzunehmen und Schadstoffe abzugeben. Oder?

Für mich war das ein echtes Aha-Erlebnis und der Anstoß, noch viel mehr auf meine innere Wahrnehmung zu achten und ihr zu vertrauen, ohne verstehen zu müssen und ohne wissen zu müssen, denn ich erahnte darin die Antwort auf meine eingangs erwähnte Frage: ‚Nicht obwohl, sondern gerade **weil** *wir immer mehr wissen, geht es uns zusehends schlechter!' Unsere Umgebung kann wunderbar sein, und trotzdem können Menschen ungute Gefühle und Gedanken haben. Ich würde es so ausdrücken: Paradoxerwei-*

se sind wir Labormäuse, die zwar überzeugt davon sind, in einer natürlichen Umgebung zu leben, doch das, was sie um sich herum erleben, versetzt sie häufig in sorgenvolles Grübeln, Bewerten und Vergleichen: Schlagzeilen +++ Nachrichten +++ Achtung! +++ Gift +++ Krebserreger +++ Sonne +++ Krieg +++ Attentat +++ Pegida +++ Arbeitslosigkeit +++ Altersarmut +++ Atomkraft +++ Chemtrails +++ Nestlé +++ Hochfinanz +++ Finanzkrise +++ IS +++ usw...

Ist etwas davon mit Ihnen in Resonanz gegangen?
Meine Überlegungen gingen noch weiter und ich spürte in mir, dass ich auch bei so manchen neuen, spirituellen, heilerischen, esoterischen, therapeutischen, natürlichen Produkten und Verfahren ein ‚komisches' Gefühl bekam. Ja genau, auch hier merkte ich plötzlich, dass oft die gleichen, bereits geschürten Ängste bedient wurden, um die Verkaufsargumente zu untermauern. Heute verstehe ich, dass die Botschaften, die dadurch immer und immer wieder zu uns gelangen, unsere Überzeugungen nähren, um nicht zu sagen ‚zementieren'. Denn gemeinsam erschaffen wir daraus unsere Erfahrungen und Geschichten und erkennen diese als die absolute Wahrheit an.
Die rasende Informationsverbreitung unterstützt und beschleunigt diesen Prozess zusätzlich, denn eine Überzeugung, die vermutlich beinahe jedem bekannt ist, und die wieder zu meiner ersten Frage passt, lautet: ‚Wissen ist Macht.' Das Fatale dabei ist, dass wir seit geraumer Zeit unsere menschlichen, emotionalen Themen auf die gleiche Weise behandeln. Wir suchen nach Antworten und Lösungen im Außen und stützen uns dabei begeistert auf Erklärungsmodelle von Experten. Wenn es jedoch stimmt, dass jeder Mensch einzigartig ist (Fingerabdruck und DNA), wie kann es dann möglich sein, dass ein anderer mit Sicherheit weiß, was für Sie und mich gut und richtig ist? Und kann es in diesem Zusammenhang ‚gut' und ‚richtig' überhaupt geben?
Hier kommen einige Überzeugungen auf, die Botschaften der Angst treffen:

- *‚Ich muss vergeben, mein Herz öffnen, liebevoll und positiv sein!'*
- *‚Ich muss perfekt sein!'*
- *‚Ich muss aufpassen und kämpfen!'*
- *‚Ich muss stark sein und hart arbeiten, das Leben ist kein Kinderspiel!'*

- *‚Ich muss diszipliniert sein, immer besser werden und immer mehr wissen!'*
- *Eine krebskranke Dame, die bei einigen Heilern war, formulierte das einmal so: ‚Bevor ich sterben darf, muss ich noch möglichst viel Karma abarbeiten!'*
- *‚Ich bin schuld! Die anderen sind schuld!'*
- *‚Ich glaube nur, was ich sehen und verstehen kann.'*
- *‚Ich muss alles kontrollieren und im Griff haben.'*
- *‚Auf jeden Fall bin ich noch lange nicht richtig und wichtig, genau so, wie ich bin!'*

Überzeugungen und Botschaften der Angst erschaffen Erfahrungen und Geschichten. Und da wir diese als ‚Wirklichkeit' erleben, bestätigen wir sie uns gegenseitig und sind zunehmend sicherer in unserer Annahme, dass dies DIE absolute Wahrheit ist!

Das ist unfassbar, denn so verbringen wir Tage und Nächte damit, uns vor irgendetwas oder um irgendjemanden Sorgen zu machen, zu kämpfen, zu fliehen oder manchmal sogar uns tot zu stellen. Mit anderen Worten: im Überlebensmodus unserer Zellen zu sein. Das war für mich absolut erhellend und wahnsinnig mitreißend.

Mit Klaus bin ich erst drei Jahre später persönlich in Kontakt gekommen, doch die Erkenntnisse dieses Abends veranlassten mich, den Vertriebsaufbau zu beenden. Mir war einfach klar geworden, warum ich mich zusehends schlechter fühlte: Meine Arbeit bestand darin, permanent darüber zu sprechen, was alles ***nicht*** *gut war. Dabei ging es um Schadstoffe und mangelnde Vitamine in Lebensmitteln, um Krankheiten, unsichere Arbeitsplätze, zu wenig Zeit, Altersarmut, Abhängigkeit usw... Ich hatte für all das zwar eine ‚Lösung' parat, nichtsdestotrotz musste zuerst der Mangel plakativ dargestellt werden. Ja, so funktioniert Werbung am besten: Erzeuge ein Defizit, Angst und/oder Sorgen und dann biete strahlend Deine großzügige Hilfe an. Doch genau das wollte und konnte ich nicht mehr.*

In den folgenden drei Jahren nahm ich mir Zeit, meinen geschäftlichen Schwerpunkt auf Persönlichkeitsbegleitung zu legen. Mir war wichtig, Menschen zu ihren inneren Werten zu begleiten und sie zu ermutigen, ihren eigenen Weg zu gehen. In dieser Zeit besuchte ich weiterhin Seminare und

Vorträge zur Fortbildung. Außerdem war ich aufgeschlossen, ein Werkzeug zu finden, das mir meine Arbeit erleichtert. Ich habe sicher überall etwas gelernt, aber dennoch fühlte ich mich wiederholt in meiner inneren Freiheit beschränkt oder bevormundet. Manchmal war es mir zu kategorisch oder ich empfand die Grundhaltung gar übergriffig.
Im Herbst 2008 war ich dann wieder in einem Vortrag von Klaus. An diesem Abend wurde es sehr konkret erlebbar, wie einschränkende Überzeugungen als dicke Hinweisschilder fungierten und sich zwei Minuten später etwas völlig verändert hatte. Anschließend habe ich mich noch eine Weile mit Klaus unterhalten und dabei ist der **Q!***-Funke übergesprungen. Klaus hatte ja eine ganz andere Art und Weise sich auszudrücken, doch irgendwie fühlte es sich so an, als ob wir einfach das Gleiche meinten und wollten:*

1. *Veränderung geschehen zu lassen statt permanent zielorientiert zu sein;*
2. *Leichtigkeit, Einfachheit und Freude an einer sofort erfahrbaren Wirkung zu erleben, ohne dass dafür die ganze Vergangenheit aufgearbeitet werden muss;*
3. *Aufgabe jeglicher Konzepte, um Menschen kraftvoll und frei zur eigenen inneren Weisheit zu führen.*

Ja, genau das waren meine Gedanken und Gefühle, und eine einfache Technik dazu zu bekommen, reizte mich sehr. Also buchte ich noch am selben Abend den **Q!***-Workshop. Nach den ersten zwei Workshop-Tagen war ich schon total begeistert, doch dann geschah noch etwas sehr Bemerkenswertes: Ich hatte einen extrem plastischen Traum. In der Nacht nach dem Grundlagenkurs träumte ich von kleinen Wichtelmännchen, die sich an mir bzw. an meinem Inneren zu schaffen machten. Gut gelaunt und tatkräftig verschoben sie Teile von links nach rechts und von oben nach unten. Ich war im Aufwachen und dachte, wenn ich jetzt die Augen aufmache, dann kann ich sie sehen... Dem war natürlich nicht so, doch für mich war es eine zusätzliche Bestätigung, dass da gerade etwas sehr Tiefgreifendes in mir passierte und auf eine sanfte Art etwas in seine ganz eigene Ordnung kam. Da freute ich mich natürlich noch mehr darauf, dass ich gleich mit dem Aufbaukurs weitermachen würde. Nach den sechs Tagen war meine Begeisterung ungebrochen und so bot ich mich gleich als Unterstützung an.*

So kam es, dass ich den nächsten Workshop wiederholte und von da an in den Münchner Workshops als Assistentin dabei war. Ein Jahr später wurde eine konkrete Zusammenarbeit daraus.
Das Besondere, das mich immer wieder aufs Neue begeistert und bewegt, ist die große Freude und Freiheit, die ein Feld der unendlichen Möglichkeiten öffnet, in dem alles willkommen ist und alles geschehen darf. Und je mehr ich aus der inneren Motivation heraus keine Probleme ‚weghaben' will, sondern mich voll und ganz auf meine ‚leuchtenden Augen' konzentriere und mich dort hinziehen lasse, wo es sich einfach gut anfühlt, umso leichter und wundervoller wird es.
Ein ganz persönliches Erfolgserlebnis hatte ich beispielsweise, als ich eine Tarot-Karte zog. Es war die Karte ‚Zwei Kelche', welche die Bedeutung ‚Versöhnung' hat. Damals war ich ehrlich gesagt zunächst etwas verwirrt, denn ich richtete meine Gedanken auf das Außen. Ich war dabei, mich im Verstand zu verrennen, weil ich überlegte, mit wem ich mich denn versöhnen sollte. Ich kam zu keinem Ergebnis, bis ich mich mit einem guten Freund unterhielt und dieser mich ganz unbedarft fragte: ‚Wie wäre denn eine Versöhnung mit Dir selbst, Nicole?' Wow, ich spürte sofort die Resonanz in meinem ganzen Körper. Mein Herz fing an zu schwingen und schon der Gedanke daran fühlte sich wundervoll weich und warm an. Ich kenne ja durchaus Vergebungsrituale aus verschiedenen Verfahren, doch niemals hatte mich etwas derart berührt. Gefühlt – getan! Ich vereinbarte einen Termin, denn ich wollte das nicht alleine machen und fieberte diesem, wie bei einem ‚Date', mit großer Vorfreude entgegen. Es war im höchsten und besten Interesse, mich jetzt mit mir selbst auf allen Ebenen versöhnt zu erleben, und nachdem ich bereit war, freudig eine andere Wirklichkeit zu erleben, war der gesamte Prozess nach etwa 25 Minuten abgeschlossen.
In den folgenden Tagen beobachtete ich eine sagenhafte innere Ruhe und eine große innere Freiheit, Gedanken einfach denken zu dürfen. Nach fünf Tagen bemerkte ich dann jedoch eine spannende ‚Überraschung'. Seit über 25 Jahren hatte ich nämlich eine stark juckende Neurodermitis an meinen Händen, Armen, am Hals und am Rücken. Das Erscheinungsbild war schwankend, doch es war immer an irgendeiner Stelle zu sehen und vor allem zu spüren. Plötzlich und für mich völlig überraschend war meine Haut abgeheilt. Ich hatte doch überhaupt keinen Gedanken an meine Haut, als

ich den Termin für die Versöhnung ausgemacht hatte! Es fühlte sich einfach nur so richtig gut an. Außerdem hatte ich wegen meiner Haut schon des Öfteren erfolglos Überzeugungen bearbeitet, und für mich war das Thema eigentlich abgehakt. Umso größer waren nun mein Erstaunen und meine Dankbarkeit dafür, erleben zu dürfen, wie harmonisch sich ‚Haut' anfühlen kann.

Zu dieser Zeit wurde mir immer klarer, wie wichtig die innere Haltung ist. Natürlich ist es legitim und normal, etwas weghaben zu wollen, was als störend empfunden wird. Und doch könnte es ja sein, dass genau darin der Hase begraben liegt. Wir befinden uns häufig in einer Energie des Mangels, und fokussieren dabei auf das Negative. Doch mal angenommen, nur den bloßen Worten ‚Heilung' oder ‚Erleuchtung' Glauben zu schenken, führte uns automatisch in eine Sackgasse. Schließlich teilen wir damit kollektiv die Überzeugungen, dass etwas an uns nicht stimmt und dass wir genau so, wie wir heute sind, auf keinen Fall bleiben können, oder? Deswegen suchen wir ja auch nach Heilung, Erlösung oder Rettung für uns und eine bessere Zukunft. Leider ist es dabei ebenfalls ganz egal, ob wir im Außen oder in uns selbst suchen. Solange wir dabei auf unsere Defizite fokussieren und gedanklich davon ausgehen, dass uns etwas fehlt und wir Hilfe von einem Profi, einem Fachmann oder einer Expertin benötigen, befinden wir uns scheinbar auf dem Holzweg.

Es werden weltweit große Werbekampagnen veranstaltet, die uns motivieren sollen, zu Vorsorgeuntersuchungen zu gehen. Wieder liegt das Augenmerk auf einem Defizit, das identifiziert werden soll. Nehmen wir statt des Apfels, den Klaus mehrfach in diesem Buch zu Diagnosen gebracht hat, ein Bild vom Mond. Ich sehe mir diesen wunderschönen Vollmond an und denke: ‚Und morgen fehlt Dir bereits ein kleines Stück!' Ja genau, wüssten wir es nicht alle besser, dann würden wir vielleicht denken, dass der Mond sich auflöst. Der Mond und die Erde drehen sich und wir sehen zyklisch ein anderes Bild. Der Mond hat auch Einfluss auf uns und die Erde, und in einem Mondkalender können wir nachlesen, wann es besser ist, die Haare zu waschen, die Nägel zu schneiden oder etwas anzupflanzen. Komisch, dennoch werden ‚Diagnosen' statisch betrachtet und behandelt. Was wäre denn, wenn Tumore auch ganz ‚normal' wären? Können wir unserem Körper erlauben, sich zyklisch zu verändern? Welche Bedeutung hat eine ‚Diagnose'? ‚Krebs' ist doch zunächst nur ein Wort. Doch dieses Wort

hat eine unglaubliche Macht, es erzeugt Angst, Schrecken, Hilflosigkeit, Verzweiflung, Trauer und Wut. Wow, wenn ein Wort eine solche Macht hat, wie wäre es denn dann, wenn wir bewusst Informationen (Worte) dazugeben würden, um der Veränderung eine Richtung zu geben?
Und trotzdem geht es keinesfalls darum, alles positiv zu sehen. Wieder ist es die eigene oder kollektive Bewertung, die etwas zu etwas ,Positivem' macht. Wir sind damit jedoch nicht unbedingt ehrlich zu uns selbst, sondern setzen die eigene Wahrnehmung oftmals herab, was uns von uns selber wegführt.
Q! bedeutet für mich in der Essenz, dass wir alles sein dürfen! Erst mit dieser Erlaubnis sind wir wahrhaft frei, und es öffnet sich das Feld der unendlichen Möglichkeiten. Jetzt und hier können wir individuell auswählen, was das eigene Herz zum Schwingen und die eigenen Augen zum Leuchten bringt. Und wenn wir dann wirklich in das Feld unserer leuchtenden Augen eintauchen, geht es eben nicht mehr darum, besser zu funktionieren, mehr leisten zu können, resilienter und innerlich stärker zu sein. Es geht darum, die eigene Verletzlichkeit zu spüren und damit auch anderen die zarte Seite des Menschseins zu gönnen. Zu leben und lebendig zu sein, bringt ständig Veränderung. Und zu unserer Lebendigkeit als Mensch gehören Gefühle. Wie wäre es denn, wenn wir mit allen Gefühlen möglichst viele Zeitanteile im Wachstumsmodus unserer Zellen verbringen könnten? Meine Erfahrung ist: Es entsteht Platz für Neues, Klarheit und ein tiefes Verbundensein.
Deswegen an dieser Stelle ein herzliches Dankeschön an Klaus! Die Jahre der Zusammenarbeit haben mir sehr viel Freude und einen wertvollen Freund geschenkt. Unsere Unterschiedlichkeit erlebe ich als eine große Bereicherung und aus unseren Gemeinsamkeiten entsteht wohl die harmonische Leichtigkeit. Es ist eine neue Lebensqualität vom zarten Pflänzchen zu einem soliden Baum herangewachsen und ich bleibe weiterhin neugierig, was das Leben mit Q! für uns und unsere Teilnehmer noch bereithält.“

Nicole Mund lebt im Süden Münchens
Tel.: + 49 (0)8104-887150
E-Mail: nicole.mund@quanten-intelligenz.de

5.8 Die Geschichte vom kleinen Regenwurm

...oder Meisterschaft einmal ganz anders....

Ein kleiner Regenwurm ist ganz furchtbar unglücklich und schimpft mit seinen Eltern: *„Ich wäre so gerne ein Adler. Ein Adler kann fliegen, er ist frei und wunderschön anzusehen. Ich aber bin nur ein kleiner, nichtsnutziger Regenwurm, und hässlich bin ich obendrein.“*

Die liebenden Eltern sind ratlos. Die Mutter aber fasst sich ein Herz. Sie drückt sich liebevoll an ihren Sohn und spricht voller Stolz: *„Mein Sohn, Du bist kein Adler, das ist wahr, denn Du bist ja unser geliebter Sohn. Du siehst auch nicht aus wie ein Adler, denn Du bist ein wunderschöner Regenwurm. Deine Aufgabe wird nie das Fliegen sein, aber Du machst die Erde locker und weich. Würde es Dich nicht geben, dann hätten es die Bäume und Pflanzen sehr schwer. Ich wünsche Dir von Herzen: Erkenne Dich, sei Du selbst und stolz auf Deine Leistung, denn dann wird auch Dein Herz fliegen wie das eines Adlers!“*

Plötzlich vernehmen sie ein Rauschen im Wind. Ein kleiner Adler kommt angeflogen, setzt sich zu dem kleinen Regenwurm und sagt: *„Ich saß ganz in der Nähe in einem Baum. Von dort konnte ich Dich schimpfen hören und ich habe euch verwirrt belauscht.“* Familie Regenwurm ist sehr überrascht über diesen besonderen Gast. Sie getrauen sich kaum zu atmen vor Spannung und so erwarten sie neugierig, was der Adler zu sagen hat. Der kleine Adler spricht weiter zu dem kleinen Regenwurm: *„Weißt Du, kleiner Regenwurm, dass es mir ähnlich wie Dir gegangen ist? Schau, ich kann fliegen und ich sitze sehr gerne in den höchsten Gipfeln der Bäume. Ich danke den Bäumen jeden Tag dafür und so habe ich vor einiger Zeit gefragt, wie sie es denn schaffen, so groß zu wachsen und trotzdem so fest in der Erde verankert zu sein. Zur Antwort bekam ich, wir haben gute Freunde in der Erde. Sie heißen Regenwürmer und sie machen den Boden für uns so locker und weich. So finden unsere Wurzeln mit Leichtigkeit neue Wege und Halt. Wir sind froh und dankbar dafür, so gute Freunde zu haben. Von diesem Moment an habe ich Dich sehr beneidet, denn ich wollte auch so eine wertvolle Aufgabe haben wie Du!“*

Der kleine Regenwurm ist sprachlos und seine kleine Kinnlade steht offen. Deswegen fährt der Adler fort: *„Ich möchte Dich bitten, flieg mit mir eine Runde. Ich zeige Dir mein Revier und bringe Dich gleich wohlbehalten wieder zurück. Hast Du Lust?"*

Der Regenwurm kann das alles gar nicht fassen, aber natürlich hat er Lust. Die beiden fliegen los und ziehen weite Kreise in der Luft. Beide sind begeistert, der eine davon, sich zeigen zu dürfen, und der andere genießt es unendlich, dieses wunderbare Geschenk zu erleben.

Ihre Herzen fliegen vor Begeisterung um die Wette und sie haben sehr viel Spaß dabei. Zurück bei den erleichterten Eltern bedankt sich der kleine Adler und zum Abschied sagt er zum kleinen Regenwurm: *„Danke, dass Du mir gezeigt hast, dass auch ich eine wunderbare Aufgabe habe. Meine Aufgabe ist eben nur eine ANDERE als Deine. Ich bin sehr stolz, Dich als Freund zu haben. Schön, dass Du da bist!"*

Schön, dass Du anders bist!

Nicole Mund

Je mehr ich mich selbst liebe,
desto mehr Liebe kann ich mit anderen teilen!

Epilog

Über die Früchte des *Baums der Erkenntnis* hinaus – oder „*...wie war das damals mit Adam und Eva?*"

„*...Da sprach die Schlange zur Frau: Ihr werdet keineswegs des Todes sterben, sondern Gott weiß: An dem Tage, da ihr davon esst, werden eure Augen aufgetan, und ihr werdet sein wie Gott und wissen, was gut und böse ist. Und die Frau sah, dass von dem Baum gut zu essen wäre und dass er eine Lust für die Augen wäre und verlockend, weil er klug machte. Und sie nahm von der Frucht und aß und gab ihrem Mann, der bei ihr war, auch davon und er aß. Da wurden ihnen beiden die Augen aufgetan und sie wurden gewahr, dass sie nackt waren...*"(42)

Genesis, 1. Mose 3

Dieser Text aus der Genesis gehört vermutlich zu den kulturprägendsten Texten in Europa und etlichen anderen Teilen der Welt. Beschreibt dieser Text in bildhafter Sprache einen essentiellen Teil der Evolution unseres menschlichen Gehirns? Der Neocortex, mit dem wir denken und bewerten, ist der „jüngste" Bereich unseres Gehirns – im Laufe von Jahrtausenden der menschlichen Entwicklung. Wir wissen heute, dass die Menschen als Wesen dieser Erde lange Entwicklungsphasen erlebt haben, in denen sie ohne den heutigen Neocortex in ihrem Kopf ausgekommen sind. Die Schlussfolgerung liegt nahe, dass Adam und Eva und etliche ihrer Nachkommen sich für lange Zeit in einer anderen hirnphysiologischen Entwicklungsstufe, in einer anderen Wirklichkeit befunden haben – ohne bewusstes Denken, Bewerten und in einem Zustand jenseits der Gedankenfabriken, die heute für *unsere Wirklichkeiten* im Kopf sorgen. Nach den ersten Baureihen von Adam und Eva hat *Gott*, die *kosmische Kreativität* oder wer auch immer, erst später den Neocortex „nachgerüstet" und in Betrieb genommen und so für unsere Gedankenfabriken gesorgt. Diese „Nachrüstung" des Neocortex hat jedoch erst den *Sündenfall* ermöglicht. Ohne Neocortex kein Sündenfall. Wird im Buch Genesis in einer bildhaften Sprache die hirnphysiologische Entwicklung der Menschheit von einem einfacheren zu einem komplexeren Gehirn beschrieben?

Aber schauen wir uns doch den *Sündenfall* noch einmal genauer an: Da hat sich doch tatsächlich ein Übersetzüngsfehler – vielleicht ja nicht ganz unabsichtlich – im Laufe der Jahrhunderte eingeschlichen: Das griechische Wort *Hamartia* (ʽμαϱΤία), das mit *Sünde* übersetzt wird, bedeutet eigentlich *einen Fehler machen*, *nicht treffen* oder *ein Ziel verfehlen*. Beispielsweise mit einem Dart-Pfeil nicht ins Schwarze zu treffen. Haben wir während der letzten Jahrtausende der menschlichen Evolution bisher nur unser Ziel verfehlt – das Ziel, wie wir die in unserem Gehirn angelegten Potentiale nutzen könnten? *„...und da wurden ihnen die Augen aufgetan und sie wurden gewahr, dass sie nackt waren...“* Fällt Ihnen auf, welche essentielle Aussage in dem Satz fehlt? Es wird zwar davon gesprochen, dass Adam und Eva ein *Gewahrsein* entwickelten für ihr Nacktsein. *„Na und...?“*, können wir jetzt fragen. Doch darum geht es: Die Bewertung, dass das *Nacktsein* schlecht ist, die nimmt der Neocortex vor. Ohne Neocortex keine Bewertung – also kein Problem mit dem Nacktsein. Es ist, wie es ist. Steckt darin das Geheimnis des Paradieses?

Wir haben spätestens seit Evas Apfel aus dem Buch Genesis in unserem Gehirn die Möglichkeit des Bewertens. Nur sind wir scheinbar gerade erst an der evolutionären Schwelle angelangt, *unser Nacktsein* trotz Neocortex einfach nur wahrzunehmen, ohne zu bewerten, ohne zu benennen. Liegt darin die Erklärung für den so fatalen Umgang mit Symptomen versteckt, an dem wir leiden? Arbeitet *Gott* oder die *kosmische Kreativität* noch an der Entwicklung der fehlenden Software für unsere Köpfe, um uns das Erleben der in uns angelegten Potentiale zu ermöglichen? Oder ist schon alles da und unsere Aufgabe ist es, zum Erkennen und Erleben unserer eigenen Schöpferkraft vorzudringen?

Letzteres ist meine persönliche Meinung dazu. Es geht um das Bewusstsein unserer Schöpferkraft. Und einen ganz wesentlichen Schritt gehen wir, wenn wir beginnen, präzise den Botschaften der Symptome zu folgen. So können wir unsere Schöpfungsprozesse losgelöst von unseren Bewertungen stehen lassen. *Nacktsein* ist dann einfach *Nacktsein*, ohne Bewertungen ist es weder *gut* noch *schlecht*. Es ist einfach. Genau dazu sind wir in der Lage, unser Gehirn zu nutzen: beobachten, ohne zu bewerten. Es führt uns nicht zurück ins Paradies. Nein. Dort hat es kein *Gewahrsein* und kein Reflektieren gegeben. Doch können wir uns losgelöst von Bewertungen dafür öffnen, neue Welten in uns wahrzunehmen. So kommen wir in die Lage, das Paradies in uns im vollen Bewusstsein der Fülle, Schönheit, Anmut und Liebe zu betreten. Das alte unbewusste Paradies von Adam und Eva ist durch den Neocortex verloren gegangen. Das neue, bewusste Paradies wartet in der Gegenwärtigkeit des Augenblicks darauf, in uns wahrgenommen zu werden. Der entscheidende Schritt der Evolution des menschlichen Geistes findet genau *jetzt* statt! Dieses Jetzt ist ewig und unendlich! In ihm offenbart sich alles, was uns als unsterblicher Teil der Fülle unseres Universums erfahrbar werden kann. An die Stelle der *Erbsünde* tritt die *Freiheit*, die über Generationen weitergereichten *Überzeugungen des Ziel-Verfehlens* mit Begeisterung in befähigende Überzeugungen zu transformieren: In uns ist alles dafür angelegt, ein Leben in Begeisterung zu leben statt in Sünde!

Q! – die Schlüsselkompetenz für ein neues Bewusstsein!

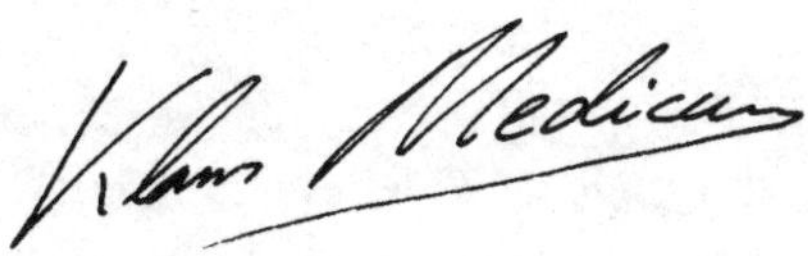

Dank

Die *Universelle Intelligenz*, die allem Leben innewohnt, ist ein überaus interessantes Phänomen. Auch dieses Buch ist aus der Verbindung und dem Erleben des Einsseins mit dieser *inneren Weisheit* entstanden. Es gab Augenblicke, in denen ich während dieses Schöpfungsprozesses inspiriert und geradezu beflügelt gewesen bin, aber auch Augenblicke des Zweifelns, der Erschöpfung und erfüllt mit sorgenvollen Gedanken. In den letzten zwanzig Monaten habe ich mit dem Schreiben dieses Buches eine Reise über hohe Gipfel und tiefe Täler, endlose Wüsten, saftige Weiden und durch etliche Flüsse erlebt. Es sollte *nur* ein Buch zu inneren Überzeugungen werden und wie wir einen leichten Zugang zu kraftvollen inneren Wirklichkeiten erreichen. Doch bereits beim Schreiben wurde immer klarer, dass es nicht möglich ist, mit inneren Überzeugungen zu arbeiten, ohne unseren gesellschaftlich-kulturellen Kontext mit einzubeziehen. Doch das machte so ganz nebenbei das Buch gesellschaftspolitisch hochbrisant. Viele gutgemeinte Ratschläge habe ich von Kollegen und von Verlegern bekommen, mich doch einfach nur auf *innere Überzeugungen* zu beschränken, weil alles andere zu *„heiße Themen“* seien, die nicht angesprochen werden dürfen. Von einem wirklichen Paradigmenwechsel im Denken, Fühlen und Handeln wolle doch niemand etwas wissen, sagte man mir. *„Schreiben Sie einfach ein weiteres Buch im heutigen gesellschaftlichen Paradigma...“*, meinte ein Verleger, *„...alles andere wollen die Leser nicht wissen. Regelmäßig muss einfach nur ein scheinbar neues ‚Tool' auf den Markt kommen. Auch Bücher und Therapien sind doch nur Konsum. Schlagen Sie sich den Gedanken nach Transformation einfach aus dem Kopf.“* Ein anderer Verlag konnte gar nicht schnell genug den bereits abgeschlossenen Vertrag wieder lösen, als der Verlagsleiterin die Brisanz des Themas bewusst wurde.

Doch waren es in erster Linie die vielen Menschen, die mich etwas anderes gelehrt haben, die vielen Menschen, mit denen meine Kollegen und ich in unseren *Q!-Workshops* und *-Coachings* konkret zu ihren Lebensthemen arbeiten durften: Um eine nachhaltige Transformation unserer Überzeugungen erleben zu können, müssen wir unseren kulturellen Kontext miteinbeziehen, mit all den Überzeugungen und dem gesellschaftlichen Glauben, den uns unsere Medien, unser Gesundheitswesen und die etablierte Wissenschaft vermitteln. Jedesmal, wenn ein Mensch in die Rolle des passiven Patienten schlüpft, ist dies ein kultureller Lernprozess, sich selbst als Maschine zu identifizieren, die repariert werden kann. Und das verändert schon wieder ein klein bisschen unser Gehirn und festigt die Ketten in unseren Köpfen, an denen wir hängen. Und für diesen Erkenntnisprozess bedanke ich mich aus tiefem Herzen bei all den Menschen, die ich während der vergangenen Jahre begleiten durfte. Danke! Danke! Danke!

Ganz besonders bedanke ich mich auch bei all meinen Lehrern. Insbesondere ohne die Inspirationen von Bruce Lipton, Rob Williams, Rupert Sheldrake und Gerald Hüther wäre dieses Buch nicht entstanden. Daneben gehört mein besonderer Dank meiner Kollegin Nicole Mund, ohne deren unermüdliche Mitarbeit und Unterstützung es die in diesem Buch beschriebene Arbeitsweise gar nicht geben würde. Ebenso bedanke ich mich bei Christian Kindlimann, Kessy Schwenzer, Norbert Schindler, Lilette Treboux, Michael Christl, Andrea Zistl und Elke Jorosch, die selbst Beiträge zu diesem Buch geschrieben haben. Und einen besonderen Dank auch an Manuela Kindlimann für ihre langjährige Unterstützung in der Schweiz und für die vielen Anregungen, die sie beigesteuert hat, und an Heliodora und Udo Jakobitsch aus Innsbruck, mit denen ich eine tiefe Herzensverbindung erleben darf. Und auch an Catherine André und Rolf Zimmermann vom *Platypus Institute* im Kanton Luzern für unsere Zusammenarbeit und das konstruktive Feedback. Und der Verlegerpersönlichkeit Jan Holey einen ganz herzlichen Dank für unsere Zusammenarbeit.

Daneben gibt es noch viele Menschen, die ich gar nicht alle erwähnen kann, denen ich einfach einen tiefen Dank aussprechen möchte: Ohne Euch wäre dieses Buch nicht entstanden! Wichtige Teile dieses Buches sind in den italienischen Seealpen entstanden, insbesondere im Valle di Bevera, das mich wie kein anderer Fleck dieser Erde die Verbindung zur Magie der Erde lehrte und lehrt. Dort ein herzliches Dankeschön an das Team von Torri Superiore, ohne dem der alljährige *Q!-Retreat* mit seinem spirituellen Erleben nicht möglich wäre (www.torri-superiore.org). Die Gruppe von Menschen ist eine wundervolle Gemeinschaft, die im Stande ist, Mut zu nicht ganz alltäglichen Denk- und Lebensweisen zu machen. Zum Abschluss auch einen tiefen Dank an Pia, meine Frau, für alles, was uns seit 1980 verbindet und an Marie-Isabelle, Leo und Ingraban. Ihr seid einfach Spitze!

Über den Autor

Klaus Medicus ist Gründer und Leiter des *Q!-Instituts* in München. Seine Begeisterung liegt darin, innovative Wege zu entdecken und einschränkende Überzeugungen in kraftvolle innere Programme zu verwandeln. Mit *Q! – Quanten-!ntelligenz* ist eine phänomenale Methode für Lebenskraft, Gesundsein und gelebte Spiritualität entstanden. Mit ihrer Hilfe werden Menschen befähigt, die in ihnen angelegten Potentiale voller Leichtigkeit und Freude zur Entfaltung zu bringen. Innerhalb kurzer Zeit erleben viele der Kursteilnehmer grundlegende Veränderungen in ihrem Leben: Gesundheit, Erfolg, Begeisterung und Wohlbefinden. Klaus Medicus' erstes Buch *Quanten-!ntelligenz – Heilsein erleben statt Heilung suchen* erschien im KOHA-Verlag, 2012.

Vita

Regelmäßige Meditation begleitet Klaus Medicus seit seiner Jugend. Bis heute öffnet sie ihm immer wieder Tore zu neuen Dimensionen des Bewusstseins. Neben und nach seinem Studium in Tübingen und in München und anschließend zwei Examen absolvierte er mehrjährige Ausbildungen zum Yoga- und Meditationslehrer sowie zum Systemischen Therapeuten. Berufliche Stationen waren nach einem zweijährigen Trainee-Programm in einer Versicherung: Vorstandsassistent, Leiter der Führungskräfteentwicklung in einem Industriekonzern, Personalentwickler und Personalleiter. Mit 37 Jahren machte er sich als Spezialist für Potentialanalysen und Coach für Führungskräfte selbstständig. Im Rahmen dieser Tätigkeiten entwickelte er die Arbeit mit Überzeugungen zu seinem Schwerpunktthema.

Klaus Medicus lebt mit seiner Frau Pia in Oberbayern. Sie haben zusammen drei erwachsene Kinder. *Medicus* ist kein Künstlername. Der Name *Medicus* ist ein normaler Familienname, der seinen Ursprung im Zeitalter der Reformation hat. Mit *Q!* scheint sein Name zur Berufung geworden zu sein.

Per E-Mail können Sie ihn unter KM@Q1x1.com erreichen. Telefonisch erreichen Sie im *Institut für Quanten-Intelligenz* für alle Fragen rund um die *Q!-Methode* seine Kollegin Nicole Mund unter Telefon +49 (0) 8104-887150. Alle weitergehenden Informationen finden Sie auf seiner Internetseite: www.Q1x1.com

Literaturverzeichnis

(1) Gregory Bateson, *Ökologie des Geistes*, Suhrkamp, 1992
(2) Ulrich Beck, *Weltrisikogesellschaft*, Suhrkamp, 2015
(3) Gregg Braden, *Der Realitäts-Code*, KOHA-Verlag, 2008
(4) Pascal Bruckner, *Verdammt zum Glück*, Aufbau-Verlag, 2002
(5) Paulo Coelho, *Auf dem Jakobsweg*, Diogenes, 1999
(6) Klaus Dörner, *Die Gesundheitsfalle*, Econ, 2003
(7) Klaus Dörner, *Helfende Berufe im Markt-Doping*, Die Brücke Neumünster, 2008
(8) Heinz von Foerster; Bernhard Pörksen, *Wahrheit ist die Erfindung eines Lügners*, Carl Auer Verlag, 2008
(9) Viktor E. Frankl, *Der Mensch vor der Frage nach dem Sinn*, Piper, 1979
(10) Amit Goswami, *Die schöpferische Evolution*, Lüchow, 2009
(11) Arno Gruen, *Der Wahnsinn der Normalität*, Deutscher Taschenbuch Verlag, 1994
(12) Tenzin Gyatso, 14. Dalai Lama, *Der Weg zum Glück*, Herder, 2004
(13) Hans-Georg Häusel, *Brain View – Warum Kunden kaufen*, Haufe-Lexware, 2004
(14) Hermann Hesse, *Iris*, Silberschnur, 1990
(15) Donald D. Hoffmann, *Visual Intelligence – How we create what we see*, W.W. Northon & Company, 2000
(16) Gerald Hüther, *Was wir sind und was wir sein könnten*, Fischer, 2013
(17) Gerald Hüther, *Etwas mehr Hirn, bitte*, Vandenhoek & Ruprecht, 2015
(18) Jon Kabat-Zinn, *Im Alltag Ruhe finden*, Fischer, 2010
(19) Jack Kornfield, *Meditation für Anfänger*, Arkana, 2004
(20) Jiddu Krishnamurti, *Die Wahrheit ist ein pfadloses Land*, Aquamarin, 1996
(21) Bruce Lipton, *Intelligente Zellen*, KOHA-Verlag, 2006
(22) Bruce Lipton; Steve Bhaerman, *Spontane Evolution*, KOHA-Verlag, 2009
(23) H. Maturana; F. Varela, *Der Baum der Erkenntnis*, Goldmann, 1987
(24) George Herbert Mead, *Geist, Identität und Gesellschaft*, Suhrkamp, 1998
(25) Klaus Medicus, *Quanten-Intelligenz*, KOHA-Verlag, 2012
(26) Anita Moorjani, *Heilung im Licht*, Goldmann, 2012
(27) Candace Pert, *Moleküle der Gefühle*, rororo, 2007
(28) Neil Postman, *Wir amüsieren uns zu Tode*, Fischer, 2008
(29) David Rock, *Brain at Work*, Campus Verlag, 2011
(30) Rupert Sheldrake, *Der Wissenschaftswahn*, Barth Verlag, 2012
(31) Jill B. Taylor, *Mit einem Schlag*, Knaur, 2008
(32) Eckhart Tolle, *Jetzt! Die Kraft der Gegenwart*, Kamphausen, 2004
(33) Paul Watzlawick, *Die erfundene Wirklichkeit*, Piper, 1981
(34) Ken Wilber, *Integrale Spiritualität*, Kösel Verlag, 2010
(35) Marianne Williamson, *Rückkehr zur Liebe*, Goldmann, 1995
(36) Anton Zeilinger, *Einsteins Schleier*, Goldmann, 2005
(37) Anton Zeilinger, *Einsteins Spuk*, Goldmann, 2007
(38) Anton Zeilinger, *Zufall als Notwendigkeit*, Picus Verlag, 2009

(39) Ivan Illich, *Die Enteignung der Gesundheit*, Rowohlt, 1975
(40) Ivan Illich, *Die Nemesis der Medizin: Die Kritik der Medikalisierung des Lebens*, Rowohlt, 1995
(41) Peter Bachmann und Kurt Zeisler, *Der deutsche Militarismus vom 17. Jahrhundert bis 1917 – Illustrierte Geschichte*, Pahl-Rugenstein, 1986

Quellenverzeichnis

(1) Heike Le Ker, *Spiegel-online*, 21.1.2014
(2) Gerald Hüther, *Was wir sind und was wir sein könnten*, S. 69
(3) dpa, London, 4.2.2014
(4) Prof. Klaus Dörner, *Die Gesundheitsfalle*
(5) Rupert Sheldrake, *Der Wissenschaftswahn*, S. 343
(6) Anton Zeilinger, *Einsteins Schleier*, S. 229
(7) Anton Zeilinger, *Einsteins Schleier*, S. 46
(8) Gerald Hüther, *Was wir sind und was wir sein könnten*, S. 73
(9) Gerald Hüther, *Was wir sind und was wir sein könnten*, S. 185
(10) Gerald Hüther, *Was wir sind und was wir sein könnten*, S. 77, 78
(11) Bruce Lipton, *Intelligente Zellen*, S. 15
(12) Peter Bachmann und Kurt Zeisler, *Der deutsche Militarismus vom 17. Jahrhundert bis 1917*, S. 296
(13) Rupert Sheldrake, *Der Wissenschaftswahn*, S. 297ff
(14) Bruce Lipton, *Intelligente Zellen*, S. 142
(15) Rupert Sheldrake, *Der Wissenschaftswahn*, S. 378
(16) Gerald Hüther, *Was wir sind und was wir sein könnten*, S. 129
(17) Anton Zeilinger, *Einsteins Schleier*, S. 231
(18) Rupert Sheldrake, *Der Wissenschaftswahn*, S. 15ff
(19) Gerald Hüther, *Was wir sind und was wir sein könnten*, S. 92
(20) Gerald Hüther, *Was wir sind und was wir sein könnten*, S. 186
(21) Anita Moorjani, *Heilung im Licht*, S. 155
(22) Mahatma Gandhi, www.zitate.de/kategorie/Friede
(23) Gerald Hüther, *Was wir sind und was wir sein könnten*, S. 189
(24) Gerald Hüther, *Was wir sind und was wir sein könnten*, S. 69
(25) Ivan Illich, *Die Enteignung der Gesundheit*, S. 203
(26) Leo Nikolajewitsch Tolstoi, *Krieg und Frieden*
(27) Prof. Hans-Peter Dürr in seiner Rede auf dem Globart-Kongress, *Weil es ums Ganze geht*
(28) Rupert Sheldrake, *Der Wissenschaftswahn*, S. 88
(29) Prof. Dr. Klaus Dörner, *Die Gesundheitsfalle*
(30) Gerald Hüther, *Was wir sind und was wir sein könnten*, S. 63

(31) George Herbert Mead, *Geist, Identität und Gesellschaft*, S. 177
(32) Paulo Coelho, *Auf dem Jakobsweg*, S. 250
(33) Eckart Tolle, *Jetzt! – Die Kraft der Gegenwart*, S. 95
(34) Hermann Hesse, *Iris*, S. 13
(35) Uwe Albrecht, *Ja/Nein – Das Leben kann so einfach sein*
(36) Gerald Hüther, *Was wir sind und was wir sein könnten*, S. 14
(37) Bruce Lipton, *Intelligente Zellen*, S. 26
(38) www.aphorismen.de/zitat/342
(39) Gerald Hüther, *Was wir sind und was wir sein könnten* S. 187ff
(40) www.dr-mueck.de/HM_Denkhilfen/Rainer-Maria-Rilke-Geduld.htm
(41) Paulo Coelho, *Auf dem Jakobsweg*, S. 287ff
(42) Luther-Bibel, 1984

CD: MEDITATIONEN UND BEFÄHIGENDE ÜBERZEUGUNGEN

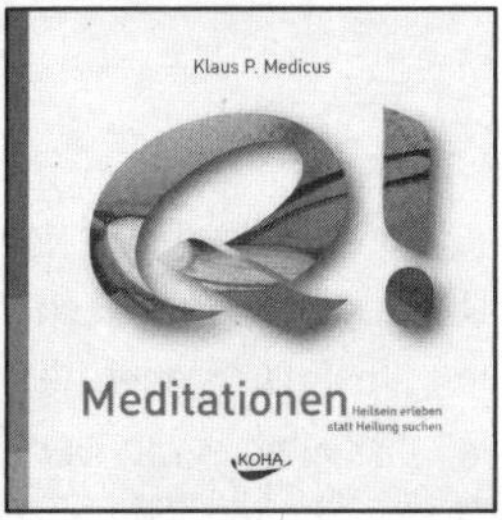

Klaus Medicus

Klaus Medicus hat Meditationen und befähigende Überzeugungen zusammengestellt, die es jedem Menschen ermöglichen, einen leichten Zugang zur eigenen inneren Weisheit zu finden. Die CD ist eine ideale Ergänzung für alle, die mit dem wundervollen Ansatz der Quanten-!ntelligenz bereits vertraut sind. Darüber hinaus ist sie hervorragend für Menschen geeignet, die durch die Verbindung mit ihrer inneren Weisheit ihr alltägliches Leben bewusster und achtsamer gestalten wollen. Mit ausgewählter Meditationsmusik von Sayama können Sie sich durch die ***Q!**-Übungen* ganz entspannt von Ihrem Weg zu innerer Ruhe und zum tieferen Sinn des Lebens finden lassen.

Spieldauer: 62 Min

ISBN 978-3-86728-177-5 • 16,99 Euro

QUANTEN-!NTELLIGENZ

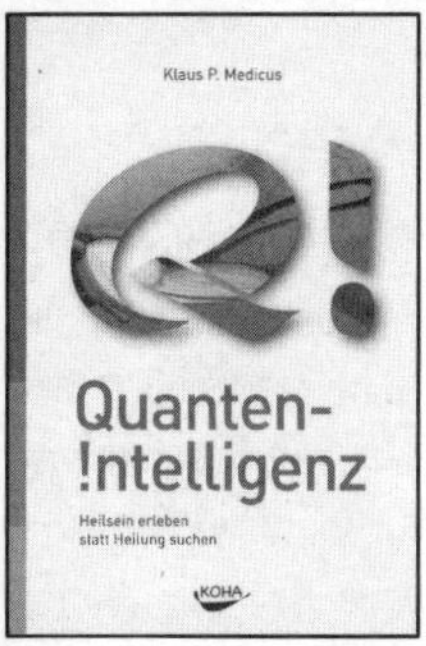

Klaus Medicus

Heilsein erleben statt Heilung suchen

Wir bergen in uns eine Quelle der Weisheit die Quanten-!ntelligenz von Körper, Geist und Seele, aus der wir schöpfen können, sobald wir den Zugang zu ihr kennen. Bislang sind wir auf wissenschaftlich überholte Konzepte fixiert – alle unsere Defizite, Krisen, Probleme und Krankheiten halten wir für die *Wirklichkeit*. Doch wir selbst bestimmen, wie wir über die Geschichten und Ereignisse in unserem Umfeld denken und fühlen. Jeden Augenblick haben wir die Macht, Wohlbefinden zu schaffen und damit den nächsten Moment unseres Daseins angenehm zu formen.
Durch die unmittelbare Wahrnehmung des Heilseins weicht der Dauerstress des *Überlebensmodus* unserem inneren *Wachstumsmodus*. Dank leicht nachvollziehbarer Schritte lernen wir, in Situationen, die uns unerfreulich berühren oder schmerzlich belasten, die reine Information wahrzunehmen und uns von ihr ins Feld der Ganzheit und des Heilseins führen zu lassen.

ISBN 978-3-86728-178-2 • 12,99 Euro

BEVOR DU DICH ERSCHIEẞT, LIES DIESES BUCH!

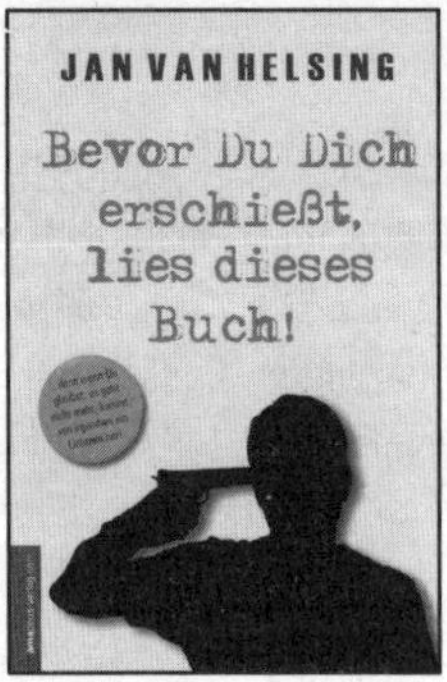

Jan van Helsing

Wie schaut's aus? Sind Sie gerade an einem Punkt angelangt, an dem Sie sich die Kugel geben wollen, weil Ihnen das Wasser bis zum Hals steht oder weil Sie keine Ahnung haben, wie Sie die aktuellen Rechnungen bezahlen sollen? Ist Ihre Ehe zerbrochen, Ihr Freund oder gar Ihr Kind gestorben, oder hat ein schwerer Unfall Ihr Leben derart verändert, dass Sie keinen Sinn mehr darin sehen? Doch halten Sie inne, Sie sind nicht alleine! Viel mehr Menschen, als Sie sich vorstellen können, sind momentan in extreme innere Prozesse verwickelt. Und es werden mehr, immer mehr – weltweit! Und das hat einen besonderen Grund! Interessiert es Sie, warum gerade jetzt so viele Menschen durch persönliche Krisen gehen? Wieso gerade jetzt in allen Ländern der Welt die Menschen auf die Straße gehen, ihren Mund aufmachen und Revolutionen anzetteln – auch in Deutschland?

ISBN 978-3-938656-48-8 • 21,00 Euro

WENN DAS DIE DEUTSCHEN WÜSSTEN...

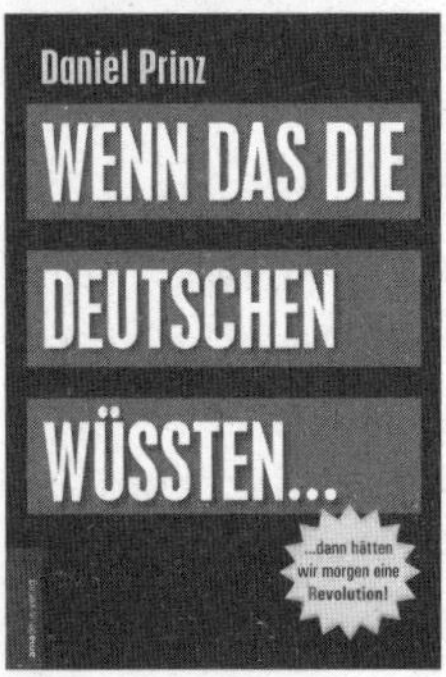

Daniel Prinz

...dann hätten wir morgen eine (R)evolution!"

Wussten Sie, dass Ihr Personalausweis oder Ihr Reisepass nicht Ihre deutsche Staatsangehörigkeit bestätigt und fast alle Deutschen in ihrem eigenen Land staatenlos sind? Nein? Es gibt tatsächlich ein Dokument, welches die rechtmäßige Staatsangehörigkeit bescheinigt, aber es ist keines der beiden zuvor genannten. Nur wenige Deutsche sind im Besitz dieser speziellen Urkunde, z.B. viele Staatsanwälte, Notare, Bundespolizisten oder Politiker. Wussten Sie zudem, dass Gerichtsvollzieher in der BRD seit 2012 keine Beamten mehr sind oder dass die BRD selbst gar kein Staat ist – und auch nie war –, sondern eine von den Alliierten installierte Verwaltung, die großteils innerhalb einer „Firmenstruktur" operiert? War Ihnen geläufig, dass wir bald in die „Vereinigten Staaten von Europa" übergehen und die Menschen in „handelbare Waren" umfunktioniert werden? Haben Sie sich nicht auch schon gewundert, wieso aus dem Arbeitsamt eine „Agentur für Arbeit" geworden ist oder warum Sie vor Gericht als „Sache" behandelt werden und nicht als Mann oder Frau? Der Autor beantwortet nicht nur diese Fragen ausführlich, sondern zeigt zudem auf, welche höchst raffinierten und hinterhältigen Mechanismen eingesetzt werden, die uns alle versklavt haben und dafür sorgen sollen, dass wir aus dem gegenwärtigen, riesigen Hamsterrad nie ausbrechen.

ISBN 978-3938656-27-3 • 21,00 Euro

HÄNDE WEG VON DIESEM BUCH!

Schon 200.000 mal verkauft in Deutschland!

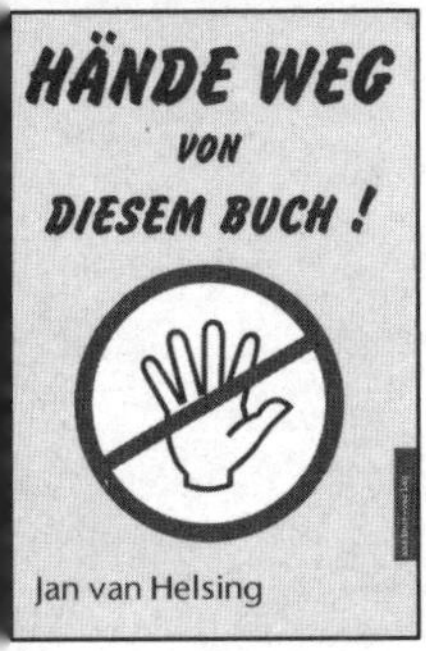

Jan van Helsing

Sie werden sich sicherlich fragen, wieso Sie dieses Buch nicht in die Hand nehmen sollen. Handelt es sich hierbei nur um eine clevere Werbestrategie? Nein, der Rat: **„Hände weg von diesem Buch!"** ist ernst gemeint. Denn nach diesem Buch wird es nicht leicht für Sie sein, so weiterzuleben wie bisher. Heute könnten Sie möglicherweise noch denken: *„Das hatte mir ja keiner gesagt, woher hätte ich denn das auch wissen sollen?"* Heute können Sie vielleicht auch noch meinen, dass Sie als Einzelperson sowieso nichts zu melden haben und nichts verändern können. Nach diesem Buch ist es mit dieser Sichtweise jedoch vorbei! Sollten Sie ein Mensch sein, den Geheimnisse nicht interessieren, der nie den Wunsch nach innerem und äußerem Reichtum verspürt hat, der sich um Erfolg und Gesundheit keine Gedanken macht, dann ist es besser, wenn Sie den gut gemeinten Rat befolgen und Ihre Finger von diesem Buch lassen.

ISBN 978-3-9807106-8-8 • 21,00 Euro

DIE KINDER DES NEUEN JAHRTAUSENDS

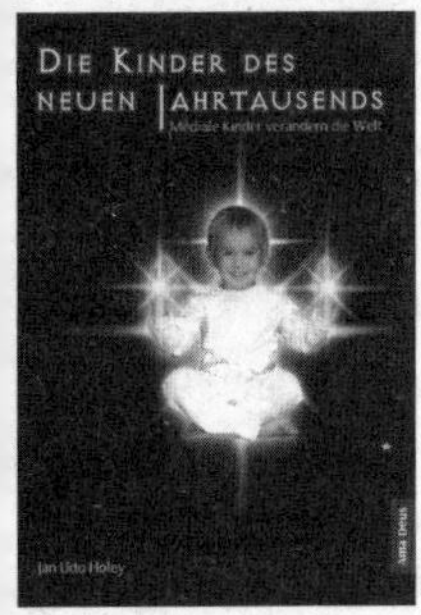

Jan van Helsing

Mediale Kinder verändern die Welt!

Der dreizehnjährige Lorenz sieht seinen verstorbenen Großvater, spricht mit ihm und gibt dessen Hinweise aus dem Jenseits an andere weiter. Kevin kommt ins Bett der Eltern gekrochen und erzählt, dass *„der große Engel wieder am Bett stand".* Peter ist neun und kann nicht nur die Aura um Lebewesen sehen, sondern auch die Gedanken anderer Menschen lesen. Vladimir liest aus verschlossenen Büchern und sein Bruder Sergej verbiegt Löffel durch Gedankenkraft.

Ausnahmen, meinen Sie, ein Kind unter tausend, das solche Begabungen hat? Nein, keinesfalls! Wie der Autor in diesem, durch viele Fallbeispiele belebten Buch aufzeigt, schlummern in allen Kindern solche und viele andere Talente, die jedoch überwiegend durch falsche Religions- und Erziehungssysteme, aber auch durch Unachtsamkeit oder fehlende Kenntnis der Eltern übersehen oder gar verdrängt werden. Und das spannendste an dieser Tatsache ist, dass nicht nur die Anzahl der medial geborenen Kinder enorm steigt, sondern sich auch ihre Fähigkeiten verstärken. Was hat es damit auf sich?

Lauschen wir den spannenden und faszinierenden Berichten medialer Kinder aus aller Welt.

ISBN 978-3-9807106-4-0 • 23,30 Euro